AF834434

Karlton Terry

Vom Schreien zum Schmusen, vom Weinen zur Wonne

Babys verstehen und begleiten

3. überarbeitete Auflage

Übersetzt von Max Peschek
Überarbeitet von Gisela Wallbruch (MSc) und Claudia Versluis
Stilistische Überarbeitung und Lektorat: Mag.ª Catherina Hoschtalek

978-3-7142-0039-3

3. Auflage: April 2023

Satz & Druck:
Druckerei Hans Jentzsch & Co GmbH, 1210 Wien, Scheydgasse 31

Erschienen im Axel Jentzsch Verlag

This Book is Dedicated to William Emerson

DANKSAGUNG

Zuallererst möchte ich meiner Frau Kathryn danken, meiner Liebsten. Sie ist der dankbarste Mensch, den ich kenne. Sie strahlt nahezu den ganzen Tag Dankbarkeit aus und es ist eine große Freude, sich davon berühren zu lassen. Ich habe von ihr gelernt, dass es einen Zusammenhang gibt zwischen Dankbarkeit als bescheidene Antwort auf die Umstände des Lebens und den daraus resultierenden positiven Ereignissen.

Kathryn ist seit vielen Jahren an der Entstehung dieses Buches beteiligt, so dass ich sie nahezu als Mitautorin bezeichnen kann. Ihre Einsichten, ihr klarer Blick für Unebenheiten, ihre Vorschläge an Stellen wo ich etwas ausgelassen hatte oder das Thema verfehlte waren genauso hilfreich wie die vielen Augenblicke, in denen sie mich liebevoll auf meine Selbstbezogenheit, Arroganz und blinden Flecke hinwies. Ohne sie wäre dieses Buch niemals ein Ganzes geworden.

Ich möchte Margaret Grant, meiner ersten prä- und perinatalen Therapeutin, danken, die mir die Tür weit öffnete zur prä- und perinatalen Welt: Manchmal mit verschmitztem Humor, manchmal lediglich mit nüchterner Präsenz. Sie war auf diesem Gebiet eine Pionierin in Denver und lud viele Lehrer ein, die für mich zu Mentoren wurden: Paul Brenner, Graham Farrant (der mich auf meiner ersten, nun, eigentlich meiner zweiten Spermienreise begleitete – Danke, dass Du trotz anfänglicher Bedenken mit mir und den Delphinen geschwommen bist) und schließlich William Emerson.

Ich möchte William Emerson für seine unentwegte Pionierarbeit auf dem Gebiet der Prä- und Perinatalen Psychologie danken. Er entwickelte grundlegende Beiträge zu einer Fachrichtung, die in höchstem Maße heilsame und sinnerfüllende Erfahrungen bereitstellt für alle, die den Mut haben, sich wahrhaftig ihrem persönlichen Wachstum zu stellen. Mag sein, dass es noch andere Forscher vor ihm gab, die auf dieser inneren Entdeckungsreise waren. Aber weder kenne ich sie persönlich, noch habe ich mich jemals mit ihnen befasst. William war für mich als Mentor und

Vorbild mehr als genug, um herauszufinden, wozu ich auf der Welt bin.

Sprache und Struktur sind für jedes neu entstehende System von grosser Bedeutung. William hat eine grosse Fähigkeit, zuvor unverstandene körpersprachliche Ausdrucks- und Verhaltensweisen zu entschlüsseln und zu benennen: er entdeckte, dass sich die ‚Blaupause' hierfür durch Traumata und Herausforderungen auf dem abenteuerlichen Weg der Verkörperung ab der Empfängnis bildet und sich dann während weiterer Stadien der vorgeburtlichen und geburtlichen Entwicklung vertieft. Emerson untersuchte mit Franklyn Sills und Ray Castelino die körperlichen Phasen der Geburt und entwickelte die psychologischen Aspekte der Geburtsphasen 1 - 4 wie wir sie heute kennen und unterrichten. Er identifizierte und benannte die primären Stadien der pränatalen Entwicklung und die Körpersprache, die auf traumatische Erfahrungen aus dieser Zeit verweist und wo sie im Körper gespeichert sind. Er benannte die Körpersprache, in der sich prä-und perinatale Bedürfnisse beim einzelnen Individuum ausdrücken. Vor allem jedoch lehrten sein Einfühlungsvermögen und seine Präsenz diejenigen von uns, die das Glück hatten, von ihm ausgebildet zu werden, dass die meisten dieser Themen geheilt werden können. Wenn es hierzu kommt, ist es so, als würde die Seele für das befreit, wozu sie hierhergekommen ist. In meinem gesamten Buch benutze ich eine Sprache, die von William entwickelt wurde. Sie ist mir zur zweiten Natur geworden und ich habe, wenn ich sie verwende, das Gefühl, als wäre sie schon immer dagewesen. Wollte ich ihn wissenschaftlich und ethisch korrekt zitieren, dann wäre sein Name überall. Ohne seinen Einfluss hätte ich nie mit Säuglingen gearbeitet und ich hätte auch nie dieses Buch geschrieben.

Es gab viele Einflüsse und Erfahrungen, die zu diesem Buch geführt haben, auch wenn der Zusammenhang auf den ersten Blick nicht sichtbar ist. Ich möchte vielen meiner Kollegen in Europa danken, insbesondere Markus Fischer, der mich als bedeutsamen Lehrer erkannte, bevor ich es selbst tat, der mir zur Seite stand, mich stützte und mir aufhalf, wenn ich stolperte und am Boden lag. Ludwig Janus führte mich in den Stand der prä- und perinatalen Diskussion in Europa ein, gab mir immer ausgezeichneten Rat sowie unermüdliche Ermutigung, gepaart mit großer Klarheit. Ich danke auch meinen vielen Organisatoren, insbesondere Margret Overdick, deren Begeisterung und Humor nur durch ihre Großzügigkeit und Gastfreundschaft übertroffen werden. Zwei Engel (die als Schüler bei mir waren in einem Land, das uns allen dreien fremd war) pflückten mich in der Schweiz und verfrachteten mich nach England, wo ich nach vielen Monaten Einbettung in der deutschen Sprache auf einmal von einem sehr merkwürdig klingenden Englisch umgeben war. Sie verwöhnten mich, warben für meine Arbeit, achteten auf mein Wohlbefinden, als meine Sicht getrübt war, heizten ihr Heim für mich und haben für immer einen besonderen Platz in meinem Herzen: Vielen Dank, Jenni Meyer und Matthew Appleton.

Bei meiner Wiedergeburt möchte ich wieder genauso sein wie ich bin, würde aber in Basel bei der Familie Schindler aufwachsen wollen und Peter wäre mein Vater, mein bester Freund und mein Mitstreiter in der Welt: Vielen Dank, Peter, Marie und Leonard Schindler. Und vielen Dank an Cornelia Gudden, die ich für mein nächstes Leben als Großmutter ausgewählt habe. Gustl Marlock war jederzeit eine sichere Zuflucht, ein charmanter Gastgeber und ein anregender Kollege. Einige Seminarhäuser wurden über die Jahre mehr und mehr zu einem Zuhause, und ich danke den guten Seelen, durch die ich mich geliebt und willkommen fühle, insbesondere Gisela vom Hof Laig sowie Paul und Tom von Wasserfallen.

Vielen Dank den mutigen und selbstlosen Seelen, die sich mit mir in die Tiefen dieses Buchs stürzten und im kalten, trüben Wasser schwammen, bis es wärmer und klarer wurde. Max Peschek für seine einfühlende Übersetzung, seine Ausdauer sowie seine gleichbleibende und heitere Gesinnung; Gisela Wallbruch für ihre Geduld, Einsicht, Sprachgewandtheit und Stärke; Rose Drescher Schwarz für ihre sanfte Weisheit, kluge Bescheidenheit, ihre Authentizität und Integrität … und ihre ewige Jugend; Tina Mares für ihr Durchhaltevermögen, ihren Blick für gutes Design, ihre Hingabe an das Buch und an die prä- und perinatale Arbeit sowie für ihre eigene Entwicklung als Frau und Mutter. Ganz besonders danke ich Claudia Versluis für ihren unermüdlichen Einsatz, das Leben der Babys dieser Welt sowie die Übersetzung dieses Buches zu verbessern. Ich danke den vielen Kolleginnen und Freunden, die mit ihren Einsichten und Rückmeldungen diesem Buch den nötigen Feinschliff gaben: Monika Steiner-März, Franz Renggli, Ursula Volz, Rupert Linder und Joachim Lichtenberg, der – als mein Schüler – zu meinem Lehrer wurde und mir sein Herz und seine Zeit schenkte.

Im Laufe der Jahre haben mich zwei gute Freunde unterstützt auf Reisen, in Workshops, bei Wanderungen, in guten und in schwierigen Zeiten ... ohne die ich es vielleicht nicht mehr geschafft hätte, zu meiner geliebten Wildnis im nördlichen New Mexico zurückzukehren ... und ich hätte mit Sicherheit weniger Spaß gehabt, vielen Dank, Duncan Fraser und Jullian Gustavson!

Zutiefst zu Dank verpflichtet bin ich Elia und Marie Barnetche für ihre Unterstützung, ihr Vertrauen und für die vielen Babys, die sie mir gebracht haben während der vielen Jahre, in denen ich am CEDI, der Klinik für Bindung und prä- und perinatale Psychologie in Mexiko City, gearbeitet und gelehrt habe.

Ich danke auch meinen Schülerinnen und Schülern, die für mich Freunde und Kollegen sind. Ich danke euch für den Mut, euren eigenen Lern- und Entwicklungsprozessen ehrlich, verletzlich, neugierig, integer, mit Einfühlung für euch selbst und eure Kollegen zu begegnen. Danke für euren Wunsch nach Heilung und persönlichem Wachstum, der leidenschaftlichen Suche nach Wahrheit und für eure Hingabe an Babys und den Frieden in der Welt.

Ein besonderer Dank geht an meine beiden Kinder Alexandra und Oliver, von denen ich so viel gelernt habe, und die mit mir weitaus mehr Geduld hatten, als ein Vater verdient hätte.

Und schließlich danke ich meinen wichtigsten Lehrmeistern. Denen, die immer die Wahrheit sprechen. Denen, die uns brauchen und ohne uns nicht überleben könnten. Denjenigen, die unser Zuhören brauchen, von denen wir lernen können, uns wieder mit dem Ort zu verbinden, von dem wir alle kommen. Vielen Dank, Babys!

DEAR READER,

And now a few words in English. I am happy to be publishing my book (which I first wrote seven years ago) in German even before it gets published in English. The people and parents, as well as healthcare practitioners in the German speaking countries are much more open than most Americans to understanding the basic principle of pre and perinatal psychology: that the events of prenatal life and birth have an impact on the personality, belief systems, and behavior patterns. So, though I do teach and lecture in the US, I have spent more time doing so in Germany, Switzerland, and Austria over the last ten years. In fact I have more friends, colleagues, and students there than I do here.

But since I do not speak or read German very well I have had some interesting challenges, as well as lots of help from my European colleagues and friends. We have had several discussions as to the use of the Sie or the Du. In America we do not have this distinction, we just say "you." My book is full of all kinds of ideas and advice that I am enthusiastic to share, but I don't want to come off as being too familiar, or pushy, or even too "American." Though I discuss many intimate situations and tender moments, I do not want to have the text feel too intimate for the reader, and I want to honor your own relationship to these ideas. So we have decided to go with the "Sie" in order to respect your engagement with the suggestions in your own way, with the spaciousness that is not as available when the word "Du" is used.

Karlton Terry

First printed 2014

ANMERKUNG DES ÜBERSETZERS

Das englische Verb ‚crying' kann sowohl mit ‚weinen' wie auch mit schreien' übersetzt werden. Weinen ist im deutschen vor allem mit dem Gefühl der Trauer assoziiert, während schreien auch die Gefühle Wut und Angst umfasst. Um der in diesem Buch beschriebenen Intensität und der breiten emotionalen Palette der Gefühlsäußerungen von Babys möglichst nahe zu kommen, wurde meistens der Begriff ‚schreien' gewählt.

Wenn Sie Babytherapeuten oder eine Beratung in Ihrer Nähe suchen oder an einer Fortbildung zum Babytherapeuten interessiert sind, können Sie mit uns Kontakt aufnehmen unter

www.ippe.info

INHALTSVERZEICHNIS

A SHORT PREFACE TO THE THIRD PRINTING

I have just finished updating and re-writing this book in English with so many changes that the new version is virtually a new book, with a new name: New Parenting Can Change Your World: More Wisdom – Less Stress – the Cure for Colic.

Meanwhile I have had so many requests for a German language version of the book that I have decided to publish this earlier version again, with my favorite publisher Jentsch Publishing, until I can get my new book translated into German. I want to thank the German speaking people who have helped me expand and appreciate many parenting skills and approaches and forms of curiosity and empathy that I have not experienced so much in some other countries. I want to thank the German speaking people for their social depth and values.

Karlton Terry 2023

Vor mehr als 10 Jahren diskutierten wir in unserer Ausbildungsgruppe über den Titel zu Karltons Buch. Es gewann der Titel „Vom Schreien zum Schmusen, vom Weinen zur Wonne". Seitdem hat das Buch nichts an Aktualität eingebüßt. Das Schreien eines Babys zu verstehen und mit Einfühlung zu begleiten, vertieft die Beziehung mit dem Baby. Im Babyweinen liegt aber auch die Chance ein tiefes Einfühlungsvermögen mit sich selbst zu entwickeln. Einfühlungsvermögen, Verständnis, tiefe Bindungserfahrungen, höhere Oxytocinwerte ist genau das, was wir in der heutigen Zeit mehr denn je benötigen. In Karltons Buch liegt genau dieses Potential.

Claudia Versluis, Vienna, 2023

Das Buch ist so wertvoll, ich werde mich sehr dafür einsetzen, denn es könnte für so viele Frauen und Kinder so hilfreich sein. Einfach großartig.

Dr. Ludwig Janus

The insight of prenatal-based psychotherapy is the accurate differentiation possibility between transgenerational, prenatal and postnatal trauma. Thus, the PP is the real bridge between generations – the missing link.

Klaus Evertz

VORWORT ZUR ZWEITEN AUFLAGE

Seit Ausgang des 18. Jahrhunderts, als die Zeit der Kindheit allmählich als eine andere, eigene Lebensform wahrgenommen und anerkannt wurde, die sich von der des Erwachsenen unterscheidet, ist eine Fülle von Ratgebern zu Schwangerschaft und Geburt erschienen, über den ‚richtigen' Umgang mit Babys, Kindern und Jugendlichen. Jedes Zeitalter formulierte es entsprechend seinem Wissensstand und seinen Bedürfnissen anders: Restriktive, Anpassung fordernde Erziehung folgte auf Zeiten, in denen man im Vertrauen auf die menschliche Natur das Kind seine Anlagen möglichst frei entwickeln und entfalten lassen wollte – und wieder umgekehrt.

Heute wissen wir aus Forschung, Säuglingsbeobachtung und Therapien sehr viel über die Abläufe und Bedingungen der kindlichen Entwicklung. Psychoanalytiker, Psychologen, Psychotherapeuten, Hirnforscher und Neuropädiater vertieften sich in die Beobachtungen von Hirnreifung, motorischer und moralischer Entwicklung, von Bindung, Spiegelungs- und Imitationsvorgängen sowie Lernprozessen. Die Bedeutsamkeit der Emotionen in Nachahmung der wichtigsten Bezugspersonen und deren allmähliche Zähmung ist ebenso hinlänglich bekannt wie das für die Autonomieentwicklung notwendige kindlich-spielerische Ausprobieren mit der beglückenden Erfahrung von Selbstwirksamkeit.

Und dennoch ist im Interesse von Erfolg in unserer Leistung fordernden wirtschaftlich-kulturellen Umwelt die wachsende Tendenz spürbar, vor allem Leistung zu fördern und den kindlichen Eifer, sein neugieriges Interesse, seine Liebesbereitschaft, seine große Anpassungsfähigkeit zu nutzen, um es früh die Sprache der Erwachsenenwelt zu lehren.

Karlton Terry jedoch will uns Erwachsene lehren, der Sprache des Säuglings zuzuhören. Eine Sprache, die anders ist als die der Erwachsenen, ganz eigen und doch Bedeutung vermittelt. Er will uns lehren, die Nuancen des Weinens zu verstehen, seiner Mimik, seiner Gestik. Diese erzählen von den jetzigen Bedürfnissen und Gefühlszuständen des Babys, aber auch, schmerzlich, von früheren Erfahrungen aus der interauterinen Zeit seiner Gestaltwerdung oder vom Geborenwerden und Ankommen in der für das Baby neuen, sehr anderen Welt. In dieser Zeit sind wir Menschen unendlich verletzbar. Alles, was uns widerfährt, prägt uns auf ähnliche Weise wie unsere Gene und wird in unserem Körpergedächtnis gespeichert. Wenn diese Erfahrungen, die sich oft in untröstlich erscheinendem Schreien ausdrücken, das im Volksmund ‚Koliken' genannt wird, empathisch gehört, anerkannt und liebevoll bezeugt sowie begleitet werden, können sie sich heilsam wandeln.

Es verblüfft, wie rasch Säuglinge oder Kleinkinder auf Menschen reagieren, die ihre Sprache zu verstehen scheinen und darin Spuren vorgeburtlicher und geburtlicher Erfahrungswelten zu erkennen vermögen. In seinen Ausbildungsseminaren für Menschen, die mit Babys und deren Eltern arbeiten, hilft Karlton Terry, die vielfältigen Signale zu erkennen und - mit Erlaubnis von Kind und Eltern - beantworten zu lernen. Es ist das Baby, das mit seinen Körpersignalen z.B. auf eine Schwierigkeit in einem Stadium seiner vorgeburtlichen Entwicklung oder während der Entbindung hinweist, um die es in den Sitzungen gehen soll. Oft entfalten sich nach schmerzlichen, von Eltern und Therapeut in sorgfältigen und mit Empathie begleiteten Prozessen berührende Momente von Neu- oder Wiederanbindung. Häufig reichen einige wenige solcher Sitzungen, dass eine gehemmte und/oder gestörte Entwicklung weitergehen kann und Eltern wie Kind somit aus einem verhängnisvollen Zirkel von Überforderung, Erschöpfung, Ärger, Schuldgefühl, Trotz, Wiederholungen, Neurotisierung etc.

herausfinden. Essen, Verdauung, Schlaf, motorische Entwicklung und geistige Entfaltung können wieder zu freudigen, liebevoll bestaunten Ereignissen werden.

Karlton Terry hat selbst zwei Kinder groß werden sehen. Aus seinen Erzählungen wird spürbar, wie sehr er bedauert, dass er damals nahezu nichts von dem wusste, was er jetzt schon seit Jahren als Lehrer weitergibt. Nach dem Studium über Jahre ein erfolgreicher Geschäftsmann, begann er in seinen 30-er Jahren, eine wachsende Unzufriedenheit mit sich und seiner damaligen Lebensform wahrzunehmen und machte sich auf die Suche. Er lernte verschiedenste Therapieformen kennen, eignete sich psychologisches Wissen an und gründete ein Therapiezentrum in Denver, Colorado, in dem ganz verschiedene Ansätze nebeneinander Platz hatten.

Prä- und perinatale Psychotherapie erlebte er mit den Pränatalpsychologen Margaret Grant, Graham Farrant und Dr. William Emerson. Das Veränderungspotential dieses Therapieansatzes, wie er es an sich selbst erfuhr, faszinierte ihn. Er wurde Teil des Ausbildungsteams, arbeitete als „senior teacher" mit William Emerson zusammen und gründete schließlich sein eigenes Institut für Prä- und Perinatale Erziehung IPPE (Institute for Pre- and Perinatal Education). Die Arbeit dort mit Babys und Kleinkindern liegt ihm sehr am Herzen. Er möchte helfen, den angesammelten Wissens- und Erfahrungsschatz weiter zu verbreiten. So wurden im IPPE Therapeuten und Trainer aus den USA, der Schweiz, Österreich, Deutschland und England ausgebildet.

Dieses Buch jedoch richtet sich nicht so sehr an die Fachleute. Es will Eltern, Großeltern, Menschen, die mit Babys den Alltag leben, unterstützen, wenn Zweifel, Verwirrung, Überforderung, manchmal auch Frustrationsärger und Schuldgefühle auftauchen. Wenn das Baby doch alles hat, was es braucht: es nicht zu warm oder zu kalt eingepackt ist, wenn es gut getrunken und sein Bäuerchen gemacht hat, die Windeln gewechselt sind, es keine Anzeichen von Krankheit oder Zahnen zeigt, wenn jemand da ist, ganz bereit, sich auf es einzustellen – dann kommt es dennoch vor, dass das Baby untröstlich weint und in einer anderen Welt zu sein scheint, unerreichbar für einfühlsame Zuwendung, Liebe oder auch Ablenkung. Und genau dann hilft es zu wissen, dass es vermutlich dabei ist, eine frühere schmerzliche oder gar traumatische Erfahrung aus seinem Entwicklungsweg oder seiner Geburt zum Ausdruck zu bringen. Damit das Erzählen dieser Botschaft heilsam wird und die im Organismus gehaltenen Informationen und Spannungen sich lösen können, braucht es Achtsamkeit und Empathie, mehr noch: die genaue Einfühlung ('accurate empathy'), wie Karlton Terry es nennt, die Bereitschaft der Eltern oder anderer vertrauter Bezugspersonen, wenn es die Umstände erlauben, liebevoll spiegelnd die schmerzlichen Gefühle genau anzuhören und geduldig dabei zu bleiben, bis die gerade jetzt durch irgendeinen Auslöser angerührte und aufgetauchte Geschichte erzählt ist.

Wie Eltern, Großeltern, Verwandte und Freunde mit solchen Herausforderungen umgehen können, hat Karlton Terry in diesem Buch beschrieben.

Rose Drescher Schwarz

EINFÜHRUNG

Als prä- und perinataler[1] Lehrer, der mit Eltern, Babys und Erwachsenen arbeitet, habe ich über viele Jahre hinweg eine wunderbare Reise erforscht, auf die wir Menschen uns in der Zeit kurz vor der Empfängnis, während unserer vorgeburtlichen Lebenszeit und der Geburt bis kurz nach der Geburt begeben. Während dieser Reise in die Welt ist das menschliche Leben äußerst fragil, verletzbar und offen für Prägungen und Einflüsse, die von außen kommen. In dieser Entwicklungsphase entscheidet sich in ganz besonders prägendem Maße – mehr als durch unsere Gene – wer wir werden und welchen Weg unser Leben nehmen wird. Jeder Mensch auf unserem Planeten hat diesen Verkörperungsprozess auf seine eigene individuelle und außergewöhnliche Weise vollzogen. Das ist nicht immer einfach.

Auf dieser Reise der Verkörperung erleben wir fast immer, wenn auch für jeden Menschen auf sehr unterschiedliche Art und Weise, lebensbedrohliche Situationen, Schocks und Traumata, die bewältigt werden müssen, wenn wir überleben wollen. So wie ein Bildhauer einem Marmorblock mit jedem Schlag seines Hammers auf den Meißel Form gibt, so prägen Schock und Trauma die Entwicklung unseres Körpers und unserer Seele. Unser Schmerz motiviert uns auch zur Heilung.

Im Laufe der Jahre habe ich herausgefunden, dass die meisten unserer hartnäckigen emotionalen, physischen oder psychischen Schmerzen ihren Ursprung in dieser frühesten Lebensphase haben. Selbst Erwachsene können die Ursache ihres aktuellen Leidens durch die Erforschung ihrer prä- und perinatalen Erfahrungen kennen lernen. Ich habe einen Beruf daraus gemacht, Erwachsenen, Kindern und Babys dabei zur Seite zu stehen.

Für Babys gilt jedoch etwas Besonderes. Weil sich ihr Gehirn noch in einer sehr intensiven Entwicklung befindet, können Babys, die durch den Prozess ihrer frühen Traumen gehen, schneller geheilt werden, sich mit ihren intentionalen Impulsen wieder verbinden und damit ihr Potential rascher und effizienter entfalten

1 Prä- und perinatal: Vor bzw. während der Geburt

– dies geschieht auf beinahe wundersame Art und Weise. Besonders bemerkenswert an dieser seelenvollen Arbeit mit Babys ist, dass neben der gesunden Entfaltung von Bindung und Mitgefühl, wodurch Babys genährt und gestärkt werden, auch eine Heilung ihrer Schreianfälle möglich wird.

Hinter einem Schreianfall verbirgt sich nichts anderes als der Ausdruck der Schmerzen des Babys, die es in der Schwangerschaft und während der Geburt erfahren hat. Nur in sehr wenigen Fällen ist die Ursache eines Schreianfalls tatsächlich im Verdauungstrakt zu finden. Ein Schreianfall wird nicht durch Medikamente oder einseitige Diäten geheilt, sondern dadurch, dass dem Baby mit sensibler Einfühlung, Achtsamkeit und Empathie begegnet wird. Das bedeutet, das eigene Bewusstsein zu schärfen, um die eigentlichen Ursachen des Schmerzes zu finden, den ein Baby durch vehementes Schreien zum Ausdruck bringt. Achtsamkeit und Empathie bedeuten warmherzige Präsenz und genaues Mitgefühl, die Spiegelung der Erfahrung einer anderen Seele. Dies gibt einem Baby die Unterstützung und den Raum, den es braucht, um seine Bedürfnisse auszudrücken, seine Geschichte zu erzählen und seinen Schmerz zu lösen.

Das gibt einem Baby die Unterstützung und den Raum, den es braucht, um seine Bedürfnisse auszudrücken, seine Geschichte zu erzählen und seinen Schmerz zu lösen. Gelingt es uns zu verstehen, was genaues Mitgefühl bedeutet und das auch zu leben, für unsere Babys, für uns selbst und für andere, ob mit eigenen Kindern oder mit anderen, so leisten wir damit einen seelenvollen Beitrag zum Glück der Menschheit.

Menschen erleben ihre Geburt wie einen epischen Übergang, eine Heldenreise, die jeder Einzelne von uns individuell bewältigen muss. Die Erfahrung der Geburt prägt uns alle auf eine Art, die den meisten nicht bekannt ist. Die psychologischen Auswirkungen unseres pränatalen Lebens sowie der Geburt können außerordentlich nachhaltig, prägend und durchdringend sein. Dennoch erleben wir auch heute noch einen starken, fast universellen Widerstand gegen die Anerkennung der Existenz früher Traumen und deren Langzeitfolgen für die Persönlichkeitsentwicklung des

Menschen. Um die wahre Bedeutung pränataler Übergänge sowie der Geburt zu erfassen, müssen wir sie als das erkennen, was sie in Wirklichkeit sind: Die bedeutendsten Ereignisse unseres Lebens – Kräfte, die uns in den tiefsten Schichten unseres Körpers und der Seele prägen und den Werdegang eines gesamten Lebens begründen. Und manche wirken traumatisch, ohne dass wir das verhindern können. Wenn wir verstehen, was uns und unsere Babys zutiefst geprägt hat, finden wir alle ein wenig Heilung und leben mit tieferem Mitgefühl.

Erwachsene wie Babys sind in der Lage, sich direkt mit den emotionalen, psychologischen und körperlichen Erfahrungen ihrer Geburt auseinanderzusetzen. Für Babys, die ihre Geburt gerade erst erlebt haben, ist das aufgrund ihrer besonderen Fähigkeiten sehr viel einfacher. Sie können ihre Empörung, ihren Aufschrei über das bei ihrer Verkörperungsreise und dem Geburtserlebnis Erfahrene noch nicht unterdrücken. Sie bringen ihre Erinnerungen und Gefühle aus der vorgeburtlichen Lebenszeit und der Geburtsphase ganz von alleine und auf natürliche Weise zum Ausdruck, wobei die damit verbundenen schmerzhaften Erfahrungen gelöst und geheilt werden, wenn wir dies zulassen und sie dabei unterstützen. Mit Erwachsenen ist die Arbeit komplizierter und schwieriger und erfordert erhebliche Schulung. Für den Umgang mit Babys ist keine eigene Ausbildung nötig, sofern Verständnis und sehr viel Liebe vorhanden sind. Vielleicht ist das der Grund dafür, warum sie so liebenswert sind?

Es liegt in der Natur der Sache, dass Eltern die natürlichen Heilungsprozesse ihrer Babys unterstützen wollen, und sobald sie gelernt haben was zu tun ist, werden sie es auch tun. Dieses Buch möchte Eltern zeigen, wie sie ihrem Baby dabei helfen können, seine Traumen aus der vorgeburtlichen Lebenszeit und der Geburt zu heilen. Genauer gesagt: Dieses Buch hilft Eltern, ihr Baby besser zu verstehen. Wenn wir Babys verstehen, können wir ihnen geben, was sie brauchen.

Jeder Mensch, der ein Baby hat, der Zeit mit Babys verbringt oder wünscht, ein Baby zur Welt zu bringen (neues Leben in die Welt zu setzen), wird aus diesem Buch erhebliche Erkenntnisse schöpfen können. Und auch Erwachsene können davon profitieren: Auch sie waren einst Babys, aber nur wenigen wurde mit Achtsamkeit und Empathie begegnet. Dabei ist es nie zu spät, tiefgehendes Einfühlungsvermögen für uns selbst und für das in der frühen Zeit unseres Daseins Erlebte zu entwickeln. ❖

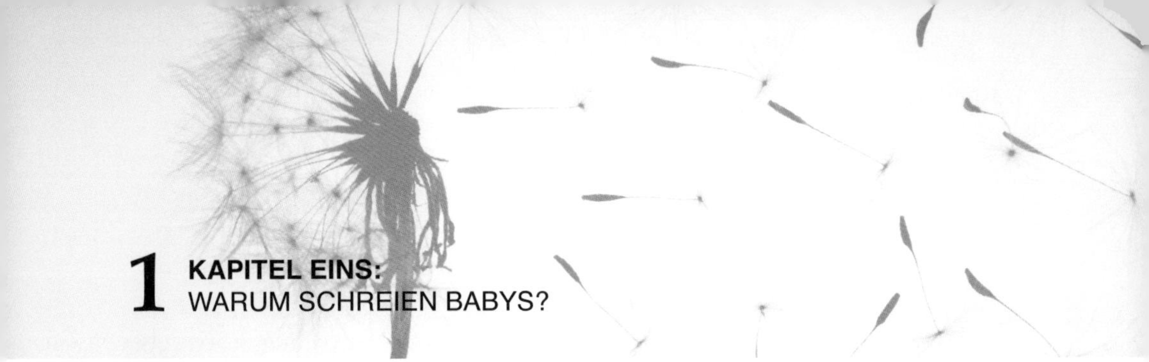

1 KAPITEL EINS: WARUM SCHREIEN BABYS?

Babys sind so verletzlich. Während der Anpassung an ihre neue Welt gibt es eine Fülle von Herausforderungen und gelegentlich können diese für das Baby unerträglich werden. Eltern können in Verzweiflung geraten, wenn sie ihrem leidenden Baby helfen wollen, denn: *Wenn ein Baby leidet, leidet die ganze Familie.* Daher verspüren die Eltern ein tiefes Bedürfnis, den Stress ihres Kindes und damit den der gesamten Familie zu verringern. Eltern sind nur allzu vertraut mit nervenaufreibenden Schreianfällen und Schlafproblemen und wünschen sich Methoden, damit umgehen zu können. Methoden sind allerdings nichts als leere Werkzeuge, wenn die tieferen Ursachen der Symptome nicht erkannt und berücksichtigt werden.

Dieses Buch beschreibt Stress im Leben von Babys und ihrer Familien, erklärt die *zugrunde liegenden Ursachen* und zeigt auf, wie die Seele in jedem Baby genährt werden kann. Erst wenn wir die Ursachen verstehen, können sich gute Lösungen entwickeln.

Babys kommen auf die Welt aus einem geheimnisvollen Universum, aus dem Mysterium, aus dem wir alle kommen und zu dem wir eines Tages zurückkehren werden. Wir können dieses Universum erspüren, wenn wir zu Babys eine bewusste Verbindung herstellen und ihre Entwicklungsphasen erfassen, durch die sie in Zeiten wichtiger Übergänge gehen. Die meisten Menschen erleben sich nach einer schockierenden oder traumatischen Erfahrung anders als vorher. Nach einem sehr schockierenden Ereignis kommt es uns so vor, als hätten wir es noch nicht geschafft, wieder ganz „nach Hause" in unseren Körper zu kommen. Das Ziel unserer Arbeit mit Babys besteht darin, ihnen nach den harten Zeiten, die sie durchgemacht haben, behilflich zu sein, ganz nach Hause zu kommen. (In den vergangenen fünfzehn Jahren haben wir einige sehr erfolgreiche und wirksame Methoden entdeckt.)

Die Geburt ist für die meisten Menschen das gefahrvollste Ereignis, dem sie jemals ausgesetzt waren. Wenn wir sagen, dass die Geburt eines Kindes die schmerzvollste Erfahrung ist, die es gibt, denken wir meistens an die Mutter und nicht an das unschuldige, verletzliche Baby. Für uns als Eltern und Großeltern ist es ernüchternd und leidvoll, uns einzugestehen, dass unsere wunderbaren, unschuldigen Babys überwältigenden Schmerzen ausgesetzt waren. Diese Erkenntnis ist besonders schwierig für Mütter, die an der schmerzhaften Erfahrung direkt beteiligt waren: Unabhängig davon, für wie natürlich wir das Geburtserlebnis halten, waren die Körper der Mütter mitbeteiligt, wenn nicht sogar die Ursache für den Schmerz ihrer eigenen Babys. Auch wissen nur die Wenigsten, dass die meisten befruchteten Eizellen vor der Einnistung in die Gebärmutterwand absterben und dass diejenigen von uns, die geboren wurden und leben, während der frühen Schwangerschaft oft dem Tod sehr nahe waren.

Die Anerkennung prä- und perinataler Traumen und die damit verbundenen Folgen sind bis heute nahezu ein Tabu. Damit ist auch die Möglichkeit, dem existenziellen Schmerz unserer Babys offen zu begegnen, wie weggesperrt in den dunklen Kellern unserer kollektiven Psyche.

Ein Baby, dessen Schmerz und Verletzlichkeit in den ersten Wochen und Monaten nach seiner Geburt erkannt und gespürt wird, findet zu seiner ihm eigenen Essenz zurück. Kinder, deren ursprüngliche Natur nicht verletzt wurde und intakt ist, haben die Fähigkeit, ihr Menschsein zu entwickeln und sich in ihrer neuen Welt zu entfalten. Unter diesen positiven Voraussetzungen müssen sie sich weniger schützen und anpassen.

Allzu oft reagieren wir unabsichtlich eher auf die Symptome als darauf, was sich hinter den Symptomen verbirgt. Damit ermutigen wir Babys unbewusst, sich mit den Symptomen zu *identifizieren*. Wenn wir die angeborene Verletzlichkeit und Würde der Babys respektieren, so erzeugen wir Bewusstheit und Seelentiefe im Kind wie auch in den Eltern. Wenn wir die Kostbarkeit des neuen Lebens achten, dann fördern wir damit die Achtung vor der Kostbarkeit des Menschseins ganz generell.

Babys: Neue Seelen in neuen kleinen Körpern

Es ist nicht immer einfach, sich darauf zu einigen, woher wir kommen. In der Hektik unseres alltäglichen Lebens vergessen wir schnell, dass wir einst alle Säuglinge waren. Aber woher kommen nun die Babys?

Einige Menschen meinen, dass sie geradewegs aus dem Himmel kommen. Andere denken eher in biologischen Begriffen wie Eizelle und Spermium oder dass Babys das Ergebnis von Genetik sind, die heutzutage so einfach zu manipulieren ist. Manche Menschen meinen, dass das Leben eines Babys erst mit der Geburt beginnt. Diese Vorstellung heute noch aufrecht zu erhalten ist allerdings schwierig, da wir schon so viel über das vorgeburtliche Leben wissen.

Babys sind bereits individuelle Persönlichkeiten, bevor sie geboren werden, sie haben im Mutterleib schon sehr viel erlebt. Vielleicht handelt es sich um Engel, die der Erde zu nahe kamen und in eine menschliche Existenz geworfen wurden. Vielleicht sind sie reinkarnierte Seelen, die bereits einige Leben auf der Erde hinter sich haben. Oder sie sind einfach biologische Wesen mit einer Seele. Vielleicht sind wir aber auch alle nur Tiere mit Bewusstsein, und so etwas wie eine Seele existiert nicht. Vielleicht kommen Babys aus einer Leere, wo nichts existiert?

Woher auch immer sie kommen mögen, es gibt wahrscheinlich doch ein paar Aspekte, auf die wir uns einigen können: Babys sind unschuldig. Babys sind wunderschön. Babys sind kleine Wunder. Babys sind verletzlich. Ein Baby sollte als individuelles, besonderes Wesen respektiert werden. Babys sind kostbar. Babys sind klein. Babys fordern Aufmerksamkeit und üben auf diese Weise ziemlich viel Einfluss aus. Wenn ein Baby in einen Raum kommt, in dem sich zehn Erwachsene befinden, verlagert sich die Aufmerksamkeit fast aller Anwesenden zu ihm hin, manchmal begleitet von „Ooohhs" und „Aaahhhs". Das geschieht nicht, wenn ein Erwachsener den Raum betritt, es sei denn, es handelt sich dabei um den Dalai Lama, einen Präsidenten oder einen Filmstar. Babys haben eine ganze Menge Einfluss.

Auf Folgendes können wir uns wahrscheinlich einigen: Geborenwerden verändert unser Leben für immer. Und ein Baby zu bekommen, verändert unser Leben auch für immer. Ich möchte außerdem darauf hinweisen, dass wir es uns zu einfach machen, wenn wir den Einfluss unterschätzen, den das vorgeburtliche Leben und die Geburt auf den Rest unseres Lebens ausübt. Was während der Schwangerschaft und der Geburt geschieht, prägt unsere Identität auf der tiefsten Ebene des Menschseins. In dieser frühen Zeit werden all unsere menschlichen Programme und Veranlagungen entwickelt: Wie wir auf Stress reagieren, wie wir mit Übergängen umgehen, wie wir Intimität leben, sogar, wie wir essen und denken. Schmerz kann sowohl ein starkes Motiv wie auch ein großes Hemmnis für Entwicklung sein und gehört damit zu den stärksten Einflussfaktoren auf menschliches Verhalten.

Babys haben während ihres Heranwachsens in der Gebärmutter Freude erlebt, sie haben in der Schwangerschaft und während der Geburt aber auch Schmerzen erfahren. Dieser Schmerz wird im Körper und in der Psyche gespeichert wie eine Narbe auf der Haut oder eine unerklärliche Angst vor Spinnen oder Höhen. Einer der Hauptgründe dafür, dass Babys ohne offensichtlichen Grund schreien, liegt darin, dass sie einen innerlich fest gehaltenen Schmerz verarbeiten, ausdrücken und auflösen wollen.

Es ist wichtig zu verstehen, dass Babys nicht absichtlich versuchen, unsere Aufmerksamkeit zu wecken. Sie sind einfach unschuldig und verletzlich und sie *brauchen* unsere Aufmerksamkeit. Sie sind auf Erwachsene angewiesen, die sich um ihre Bedürfnisse kümmern, weil sie es selbst nicht können. Babys können nicht lügen oder manipulieren, weil sie einfach zu unschuldig sind. Ihre Existenz ist pur und makellos und alles, was sie tun, ist vollkommen ehrlicher Natur. Sie sind noch nicht sozialisiert. Sie manipulieren ihre Umgebung nicht. Sie sind auf ihre Weise vollkommen natürlich, Teil der Natur und mit dieser im Einklang. Sie halten uns auf Trab, weil ihr neues Leben nicht einfach ist. Geborenwerden ist vermutlich das Härteste, das uns je zustößt.

Mir gefällt die Art und Weise der Beschreibung von Elizabeth Gilbert, wie auf Bali Babys respektiert werden[2]:

„Die Balinesen lassen ihre Kinder in den ersten sechs Lebensmonaten den Boden nicht berühren, da Neugeborene wie Götter angesehen werden, die geradewegs aus dem Himmel kommen. Man würde einen Gott nicht auf dem Fußboden herumkrabbeln lassen zwischen all den abgeschnitten Zehennägeln und Zigarettenstummeln. Balinesische Säuglinge werden daher in den ersten Monaten getragen und wie kleine Gottheiten verehrt. Wenn ein Säugling stirbt, bevor er sechs Monate alt ist, erhält er eine besondere Feuerbestattung, und seine Asche kommt niemals auf einen Friedhof, auf dem Menschen begraben sind, weil dieses Wesen nie ein Mensch war: Es war immer nur ein Gott."

Babys haben so viele Qualitäten, die wir mit dem Göttlichen in Verbindung bringen. Diese Kleinen sind: Wunderbar, wunderschön, mächtig, heilig, besonders, kostbar, pur, makellos, ehrlich, und sie leben im Einklang mit der Natur. In vielerlei Hinsicht sind Babys dem Göttlichen am nächsten. Wenn das ‚Göttliche' (was oder wer auch immer das ist) auf der Erde in menschlicher Form auftaucht, könnte es in Form von Babys sein. Ob dies nun der Wahrheit entspricht oder nicht, wir tun gut daran, so viel Ehrfurcht und Respekt aufzubringen, wie wenn es so wäre.

Die Art und Weise, in der wir mit Babys umgehen, erschafft das Umfeld unserer Welt. Wenn Babys vernachlässigt, missbraucht, verletzt, nicht respektiert oder unbewusst behandelt werden, enden wir in einer Welt voller Gewalt, Verschmutzung, Gier, Konkurrenz, Raub und Anmaßung. Wenn aber alle Babys mit Ehrfurcht, Respekt, Empathie, Geduld und Liebe behandelt werden, kann die Menschheit nicht nur den Planeten, sondern auch sich selbst retten.

Vielleicht können Babys uns aufwecken, wenn wir lernen, zuzuhören. Sie stellen unsere Geduld auf die Probe, erschöpfen uns, halten

2 Eat Pray Love: Eine Frau auf der Suche nach allem quer durch Italien, Indien und Indonesien, BTV 2007

uns wach, machen ihre Windel voll. Wenn wir aber trotz unserer Erschöpfung und Ungeduld infolge unserer eigenen Bedürftigkeit (nach Schlaf, Ruhe, Raum, Stille) jedes Baby so behandeln könnten, als ob wir von der Fürsorge und der nährenden Qualität des Göttlichen erfüllt wären, dann wären wir selbst verehrungswürdiger. Wenn wir mit Babys so umgehen, als wären sie das Zentrum des Universums und ihnen mit Empathie und Respekt begegnen, dann werden sie aufwachsen und ihrerseits anderen Menschen mit Empathie und Respekt begegnen, als wäre jeder Einzelne das Zentrum des Universums.

Allzu oft haben Eltern Angst davor, ihr Kind zu verziehen oder zu sehr zu verwöhnen. Dieses Missverständnis ist jedoch nur die Folge unseres eigenen Schmerzes und Mangels: Es ist schwierig, etwas zu geben, was wir selbst nicht bekommen haben. Die Wahrheit ist, dass Babys, die gut umsorgt und geliebt werden, als Erwachsene andere Menschen gut umsorgen und lieben. Weil sie bekommen haben was sie brauchten, haben sie ein tiefes Vertrauen, dass es immer genug geben wird. Auf dieser Basis würden wir Eifersucht, Konkurrenz und Raub als unnötiges, groteskes Verhalten erkennen. Wenn ein Baby weiß, dass es alles bekommt, was es braucht, entwickelt es Geduld, Großzügigkeit und Anmut. Dies sind Eigenschaften, die wir schätzen, und sie schaffen eine Umwelt, in der zu leben wahrlich ein Privileg ist. Man kann solch eine Umwelt nicht kaufen, nicht gesetzlich anordnen, nicht manipulieren, und man kann solch eine Umwelt nicht durch Betrug erschaffen oder erschleichen.

Als Eltern, Großeltern, Tanten, Onkel oder Nachbarn eines Babys ist es – insbesondere, wenn wir es eilig haben oder wenn wir müde und lustlos sind – manchmal das Schwierigste, dem Baby zu geben, was wir selbst als Säuglinge nicht bekommen haben. Und das trifft nicht nur in unseren Beziehungen mit Babys zu. Wenn wir abgekämpft sind, reagieren wir schnell irritiert oder nachtragend. „Ich wurde nicht wie ein Engel behandelt, warum sollte ich mich Dir gegenüber so verhalten?" „Wenn ich mich so verhalten habe wie Du, wurde ich dafür bestraft." „Das Leben ist nicht einfach, also reiß Dich zusammen."

In unseren lichten Momenten erkennen wir diese Empfindungen als das, was sie sind: unbewusste, ungeduldige Worte, die von unseren eigenen Verletzungen herrühren. In unseren lichten Momenten erkennen wir, dass Babys zu dem werden, wie man sie behandelt: gut oder schlecht, und dass wir dieses Verhalten an die nächste Generation weitergeben.

Wenn wir Babys schlecht behandeln, ist eine dunkle, eingeengte, unbewusste und gewalttätige Welt die Folge. Wenn wir selbst leiden, so bringen wir kein Opfer, indem wir mit einem Baby bewusst und fürsorglich umgehen; es handelt sich vielmehr um die Kraft gelebter Gnade. Wenn wir müde, traurig und lustlos sind, bringen wir in den wenigen Sekunden, die es braucht, einem leidenden Baby etwas Gutes zu tun, kein Opfer, sondern wir säen damit einen Samen, der ein Leben lang aufblühen und Früchte tragen wird.

Trifft es zu, dass Babys auf der Welt sind, um ihre Eltern oder die Welt zu heilen? Wenn wir sagen, dass sie genau wissen, wie man bei uns den richtigen Knopf drückt, liegt es daran, dass sie uns auf die Probe stellen. Sie fordern unsere Fähigkeit heraus, uns selbst in Augenblicken, in denen wir uns erschöpft und von der Welt betrogen fühlen, bewusst, großzügig und einfühlend zu verhalten. Dies sind Augenblicke voller Heilungspotenzial. Aber wie fühlen wir uns, wenn unser eigenes Leiden stärker als das Beste in uns ist? Wie geht es uns, wenn wir einem Unschuldigen gegenüber ungeduldig oder grob waren?

Wie fühlen wir uns andererseits, wenn wir uns besonders viel Mühe gegeben haben, jemanden zu trösten und zu lieben, der es nötig hatte? Wir *wissen*, dass wir das gut gemacht haben. Wir wissen, dass unsere Güte auf die Probe gestellt wurde. Und genau dort befindet sich uns gegenüber ein kleines Baby oder jemand, der einst eines war und sich geradeeben auch so verhält und nur darauf wartet, uns auf die Probe zu stellen. Was erreichen wir, wenn wir voll Mitgefühl sind? Wenn es sich um ein richtiges Baby handelt, bekommen wir ein kleines Bündel voller Freude, einen Engel, der uns mehr Liebe geben kann, als wir jemals in unserem Leben empfunden haben. Vielleicht ist dies die Art und Weise, wie Babys uns heilen können?

Vater werden

Als mein erstes Kind, Alexandra, zur Welt kam, hatte ich noch keine Ahnung davon, was die Geburt für sie bedeutet. Als sie endlich geboren und die Nabelschnur durchtrennt war, fing sie an zu schreien. Der Arzt zeigte sie mir etwa zwei Sekunden, und ich sah ihr kleines Gesicht voller blauer Flecken, geprellt und gequetscht vom sich Durchzwängen durch die Beckenknochen meiner Frau, blinzelnd im hellen Licht. Ich dachte mir, „Mensch, ich würde auch so schreien." Dann reichte der Arzt sie der Krankenschwester, die augenblicklich so sehr beschäftigt war, dass ich mir völlig überflüssig vorkam. Sämtliche Aktivitäten wirkten so ernst und „medizinisch", dass ich mich nicht traute, Fragen zu stellen oder gar mein Baby nur im Arm zu halten. Ich wollte fragen, „Behandeln Sie sie nicht ein wenig harsch? Führt das, was Sie gerade tun, nicht dazu, dass sie noch lauter schreit?" Ich fühlte mich hilflos.

Frustration kochte in mir hoch, weil ich sie beschützen wollte, aber ich kannte die Regeln nicht. Ich nahm an, dass diese Ärzte und Krankenschwestern wussten, was sie taten und ich hatte Angst, ihre Prozeduren in Frage zu stellen oder gar zu protestieren. Die ganze Zeit brannte ich darauf, mit meiner Frau und meiner Tochter allein zu sein. Ich konnte meine Augen nicht von meinem Baby lassen, aber die Schwester war so beschäftigt mit Wiegen und Waschen und Messen usw., dass ich nicht einmal einen klaren Blick auf sie erhielt. Irgendjemand stach etwas in ihre Ferse und nahm Blut ab. Ich musste zusehen, wie die Schwester einen Schlauch in Alexandras Hals steckte. Es war nicht bloß ein normaler blauer Gummischlauch, sondern eher eine Art Absaugrohr. Ich sah und hörte, wie mein Baby gleichzeitig würgte und schrie. Es kostete mich eine Menge Überwindung, ruhig stehen zu bleiben. Ich verstand, warum in den „guten alten Zeiten" Väter im Kreißsaal unerwünscht waren. All diese Maßnahmen fühlten sich falsch an, schienen dennoch notwendig zu sein, und ich realisierte, dass dies zu den Augenblicken der Geburt gehört, die die meisten Eltern am liebsten wieder vergessen (und es auch tun). Aber es wäre unfair, wenn wir das auch vom Baby erwarten würden.

Unser Baby schrie und schrie, und je lauter es schrie, desto schneller und harscher schienen alle zu arbeiten. Sie hielten meine Tochter fest und brachten sie in ‚professionelle' Positionen, die ihre Arbeit erleichterten. Ich erinnere mich an den Gedanken, dass ich sie einfach nur zärtlich und liebevoll in den Arm nehmen wollte, und dass ich, wenn ich an ihrer Stelle gewesen wäre, nicht auf solch eine Art und Weise in die Welt hätte eingeführt werden wollen. Nachdem sie meine Frau versorgt hatten, sagte man uns, dass wir nun zu unserem Krankenhauszimmer gehen sollten und man unser Baby dorthin bringen würde. Offenbar musste es ‚observiert' werden, aber der Grund wurde uns nicht mitgeteilt. Dabei wollten wir doch nur mit ihm allein sein und es im Arm halten.

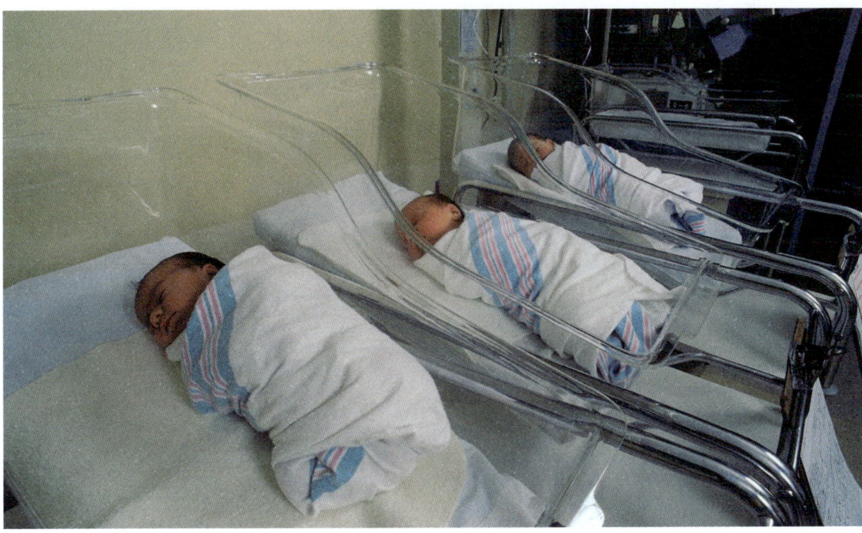

1.1 Das Produkt Baby im Krankenhaus

Nachdem wir zwanzig Minuten besorgt gewartet hatten, wurde unsere Tochter schließlich in einer kleinen Plastikbox auf Rädern in das Zimmer geschoben. Sie war fest in eine rosa Decke mit kleinen Wolken und Vögeln gewickelt, trug einen Krankenhausarmreif und ein kleines Hütchen, in dem sie aussah, als gehörte sie einem besonderen Orden von Nonnen, hundertjährigen Nonnen, an: Gequetscht, runzelig und erschöpft. Die Schwester sagte, es sei am besten, sie nicht zu sehr zu stören. Wir könnten sie im Arm halten, aber „in ihrer 'Wiege' wird es ihr gut gehen." Als die Schwester gegangen war, schauten meine Frau und ich uns hilflos an, dann schauten wir das Baby an, nicht wissend, ob wir es aufheben durften. Es sah aus wie ein eingeschweißtes Produkt für eine Krankenhausanzeige. Es schrie nicht mehr.

Ich vermute, dass wir alle drei nach dieser Erfahrung geschockt waren. Weder meine Frau noch ich verstanden, was uns erwischt hatte. Irgendwie fühlte sich das alles nicht richtig an. Aber was wussten wir schon? Schließlich waren wir Neulinge in Sachen Geburt. Und Krankenhäuser entbinden Hunderte von Babys pro Jahr. Und da war sie, sicher und hoffentlich gesund und sehr adrett. Dennoch wollten wir nichts lieber als gemeinsam zu Hause sein. Mir wurde nicht erlaubt, im Krankenhaus zu übernachten, aber es wurde darauf bestanden, dass meine gerade vergrößerte Familie über Nacht blieb, „um sicher zu gehen, dass alles in Ordnung ist, bevor sie *entlassen* werden." Fast vierundzwanzig Jahre später erinnere ich mich immer noch an diese Nacht. Ich erledigte einige der obligatorischen Anrufe, erhielt innige Glückwünsche von meiner Familie und meinen Freunden (womit hatte *ich* derlei eigentlich verdient?). Ich versuchte, heiter und begeistert zu klingen, während ich die grundlegenden Details durchging: Geschlecht, Geburtszeit, Gewicht, wie lange die Wehen waren, zehn Finger und zehn Zehen usw. Obwohl ich noch einiges mehr hätte erzählen können, wollte ich niemandem die Laune verderben. Ich hatte nicht das Gefühl, das Recht zu haben, mich zu beschweren. Ich lehnte ein paar Einladungen, in Gesellschaft zu sein, ab und beendete den Abend alleine und einsam im Bett. Warum konnte ich in der Nacht nach der Geburt nicht bei meiner Frau und meinem Baby sein? Es machte mich nachdenklich. Es musste doch einen besseren Weg geben.

Nachdem wir uns als Familie zu dritt eingerichtet hatten, verliebte ich mich in meine Tochter und in mein Vatersein. Ich wollte das Haus nicht mehr verlassen, nicht einmal, um zur Arbeit zu gehen. Nach der Arbeit konnte ich es kaum erwarten, nach Hause zu kommen und mein Baby zu sehen. Ein Baby ist etwas ganz

Neues und solch ein Wunder. Babys verlangen von uns, ihnen viel Aufmerksamkeit zu schenken. Sie rufen intensive Liebesgefühle hervor. Ich liebte meine Tochter so sehr, dass es manchmal wehtat und ich wusste nicht, wohin mit meinen starken Gefühlen. Sie war so klein und verletzlich. Wir konnten nicht miteinander spielen. Ich dachte, sie verstünde meine Worte nicht, und ich konnte sie ganz bestimmt nicht so fest umarmen und drücken, wie ich es gerne gewollt hätte. Ich hätte sie erdrückt! Heute weiß ich, dass sie wahrscheinlich den Klang meiner Stimme verstanden hätte – auch ohne meine Worte zu verstehen. Sogar Tiere verstehen den Klang der Stimme. Ich kenne einen Hund, der seine Ohren spitzt, mit dem Schwanz wedelt, leuchtende Augen bekommt und geradezu lächelt, wenn man mit einer hohen, begeisterten Stimme ausruft: „Wollen wir spazieren gehen?" Wenn man aber mit einer strengen, ernsten Stimme anordnet: „Leg Dich auf den Hundeplatz!", dann schrumpft der gleiche Hund regelrecht zu einer schmollenden, jämmerlichen, betrübten Kreatur zusammen, einsam und verlassen. Zwei Sekunden später kannst Du ihn fragen, ob er spazieren gehen möchte, und er schlägt fast ein Rad, freudig und mit glänzenden Augen. Es sind nicht die Worte, sondern der Klang der Stimme und die *Absicht*, die übermittelt werden.

An Wochenenden oder in meiner freien Zeit ermutigte ich meine Frau, einkaufen oder ins Sportstudio zu gehen oder sich mit Freundinnen zu treffen. Ich wollte sie darin unterstützen, gut für sich zu sorgen. Ich liebte es, mit meiner Tochter alleine zu sein. Ich las viele Bücher über Elternschaft und war neugierig auf ihre Entwicklung. Ich probierte verschiedene Stimmen und Töne und Pfiffe aus, um zu sehen, wie sie reagierte, und ich probierte einige der Reflextests aus, die in den Büchern erwähnt wurden. Ich pustete sanft in ihr Gesicht, um ihre witzigen Grimassen zu sehen, und ich kitzelte ihr Fußgewölbe, um zu sehen, ob sich ihr Fuß einrollt oder ausstreckt. Ich brachte sie zum Lachen und versuchte herauszufinden, wie lange sie Augenkontakt halten kann. Ich zeigte ihr Wasser und ihr eigenes Spiegelbild. Sie hatte viele Spielzeuge, mit denen ich wahrscheinlich mehr gespielt habe als sie. Manchmal waren wir sehr in Kontakt miteinander, aber manchmal schien sie gelangweilt oder abgelenkt, und natürlich brauchte sie gelegentlich frische Windeln, ein Mittagsschläfchen, etwas zu essen oder Hilfe beim Bäuerchen.

Als ich zum ersten Mal die Seele eines Babys erkannte

Eines Tages verbrachte ich Zeit mit Alexandra, machte komische Geräusche und tanzte mit ihr, realisierte aber, dass ihr nicht danach war, mir ein gutes Publikum zu sein. Es sah vielmehr danach aus, als würde es ihr nicht gut gehen. Vielleicht war sie sogar kurz davor, loszuschreien. Ich folgte den naiven Impulsen eines jungen Vaters und versuchte weiter Varieté-Ablenkungen, es half aber alles nichts. Sie begann ihre Augen mit ruckartigen, frustrierten Bewegungen zu reiben. Dabei benutzte sie ihren ganzen Körper, und ich machte mir Sorgen, dass sie sich selbst verletzen oder ihr Auge zerkratzen könnte. Sie wirkte wie ein Baby, das in seiner Müdigkeit kurz vor dem totalen Kontrollverlust stand und so frustriert war, dass ihr Gesicht nur mit Farbe ein tieferes Rot hätte annehmen können. Auf einmal wurde mir schlagartig etwas klar: Ihr momentanes Erleben hatte nichts mit mir oder mit meinen stimulierenden Impulsen zu tun. Ihr Erleben war nicht so, wie ich es in dem Augenblick gerne gehabt hätte … es ging gar nicht um ihre Beziehung zu mir. Ihr Erleben war in den wenigen kostbaren Sekunden, in denen ich es *sah,* so tief, so offen und ungeschützt. Es gab solch eine Unmittelbarkeit und eine Nähe zu etwas in ihr, das unendlich *bedeutsam* war. Ich sah in ihrem Körper eine Seele, die eine vollständig transparente und echte Erfahrung machte. Und seit jener kleinen Offenbarung habe ich nie wieder ein Baby angesehen, ohne mich zu fragen, wie sein inneres Erleben wohl aussehen mag.

Alexandra *konnte* nämlich gar nicht müde sein. Sie war wieder ganz wach nach ihrem letzten Nickerchen, so dass dies keinen Einfluss mehr auf sie ausüben konnte, und sie hatte die vergangene Nacht gut geschlafen. Ihr nächstes Nickerchen war zeitlich zu weit weg, um sie in eine beginnende Schläfrigkeit hineinzulocken. Was war also los? Sie war nicht hungrig, ihre Windeln waren sauber und nichts war ihr ins Auge gefallen. Mir wurde in dem Augenblick klar, dass sie – unabhängig davon, wie viel Clownerie und Ablenkung ich aufbringen würde – ein eigenes inneres Erleben hatte, unabhängig von all meinen Anstrengungen, und dass sie sich davon nicht abbringen lassen würde. Mir wurde ebenfalls schlagartig klar, dass ich bis zu diesem Augenblick des Erwachens immer, wenn ich mit ihr spielte, eine eigene unbewusste persönliche Agenda gehabt hatte. Wir taten dieses, wir taten jenes. Ich experimentierte damit, wie sie auf alle möglichen Reize reagierte. Bis zu jenem Augenblick *ging es in unserer Beziehung überhaupt nicht um sie*. Es ging darum, wie ich versuchte, sie dazu zu bringen, auf mich zu reagieren. Ich hatte mit ihr gespielt, als wäre sie irgendein neumodisches Spielzeug.

Und nun, in diesem entscheidenden Augenblick, hätte keine wie auch immer geartete Ablenkung sie von ihrer inneren Erfahrung abhalten können. Während sie ihre Augen rieb, saß ich hilflos und bestürzt da. Sie schlug fest auf ihre Stirn ein und durchlief mehrere Phasen intensiven Schreiens, darunter Wut, Frustration, Hilflosigkeit, Trauer und wieder Wut. Ich wollte ihr helfen, wusste aber gleichzeitig, dass ich nicht ihre Erlaubnis hatte, sie zu trösten. Damit wäre es um mich und meine Bedürfnisse gegangen. Das hätte sie *abgelenkt* von etwas, mit dem sie sich wirklich auseinandersetzen wollte. Es wäre ein Eindringen in ihren Prozess gewesen. Ich schätze, dass ich ihr ohnehin keine große Hilfe gewesen wäre. Sie erlebte etwas tiefgründiges Inneres und brachte es auf elementare Art und Weise zum Ausdruck. Ich hätte leicht die Tiefe dessen, was gerade vor sich ging, verpassen können, aber ich hatte Glück und mir wurde klar, dass ich nur aufmerksam sein musste, ohne etwas zu *tun*. Das Ereignis entwickelte ein Eigenleben und überzeugte mich davon, dass Alexandra genau das tat, was sie tun sollte und dass sie das Recht hatte, es zu beenden, ohne gerettet werden zu müssen. Sie schrie laut und es sah fast so aus, als verprügelte sie sich selbst, aber nach einigen aufreibenden Minuten beendete sie, womit sie beschäftigt war. Dann sah sie mir direkt in die Augen. Ich konnte fast hören, wie sie sagte, „Danke dafür, dass Du da warst, während ich tat, was ich tun musste." Dieses Ereignis fand im Alter von etwa vier Monaten statt. Heute weiß ich, dass ihr Schreien und insbesondere ihre Bewegungen und die Farbveränderungen ihres Körpers nicht nur Ausdruck ihres inneren Erlebens waren, sondern auch Kommunikation: Es war ihre Körpersprache. Sie erlebte etwas Bedeutsames im Inneren, was dort eingesperrt gewesen war und herauskommen wollte. Sie brachte es zum Ausdruck und löste es dadurch auf.

Diese wesentliche Einsicht half mir damals, meine Tochter als eigenständige Person wahrzunehmen. Es half mir, geduldiger mit ihr zu sein, wenn sie schrie. Sie hatte ihre eigenen Erfahrungen mit dem Leben, die kein Eingreifen meinerseits erforderten. Ich begann, andere Babys zu beobachten und stellte fest, dass auch diese oft in ihrer eigenen Welt verschwanden und dabei häufig ähnliche Dinge taten: Die Augen reiben, obwohl sie nicht müde waren, sich durchstrecken, wenn ein Elternteil sie halten wollte, mit den Füßen in der Luft strampeln, den Kopf seitwärts schütteln, als würden sie „Nein" sagen, immer wieder an einem Ohr ziehen oder Gesten und Mimik zeigen, die aussahen wie eine Reaktion auf Schmerzen. Überall schrien Babys untröstlich ohne erkennbaren Grund. Man nennt es ‚Schreianfall'. Ich erinnere mich auch an frustrierte oder sogar verärgerte Eltern am Ende ihrer Kräfte, die das Gefühl hatten, sie müssten den Prozess ihres Babys interpretieren, verstehen ja sogar unterbrechen oder unterdrücken, um das Schreien zu bewältigen. In nahezu jedem Fall war es so, dass nichts, was sie (oder wir) unternahmen, wirklich half. Das arme Baby hatte schließlich eine Brustwarze oder einen Schnuller im Mund, hustend und spuckend, weil es gar nicht hungrig war. Oder es fühlte sich vorübergehend durch die Brust getröstet, begann aber etwas später wieder zu schreien. Kommt Ihnen das bekannt vor? Ich fühle mich so beschenkt, dass meine wunderbare Tochter sich mir auf dieser Ebene gezeigt hat … im Nachhinein wünschte ich, die Bedeutung und die sich daraus ergebenden Möglichkeiten hätten sich mir damals schon tiefer erschlossen.

Tatsächlich wünsche ich mir, dass unsere gesamte Generation damals gewusst hätte, was ich heute weiß. Geburt kann sehr traumatisch sein, und unsere Babys müssen uns ihre besondere Geschichte erzählen. Viele brillante Autoren, Psychologen, Philosophen und Ärzte haben darüber geschrieben, aber unsere Kultur hat dafür noch kein tiefes Verständnis erlangt – dabei wäre es so einfach , wenn wir es nur annehmen könnten. Ich widme mein Leben dieser Arbeit und bete dafür, dass schon sehr bald immer mehr Familien ihr Wissen über die wahren Bedürfnisse jener neuen Seelen, die wir Babys nennen, vertiefen. Ich bin zuversichtlich, dass Babys auf diese Weise zu mitfühlenden und bewussten Erwachsenen heranwachsen können und sich die Welt in jeder Hinsicht zum Positiven verändern wird.

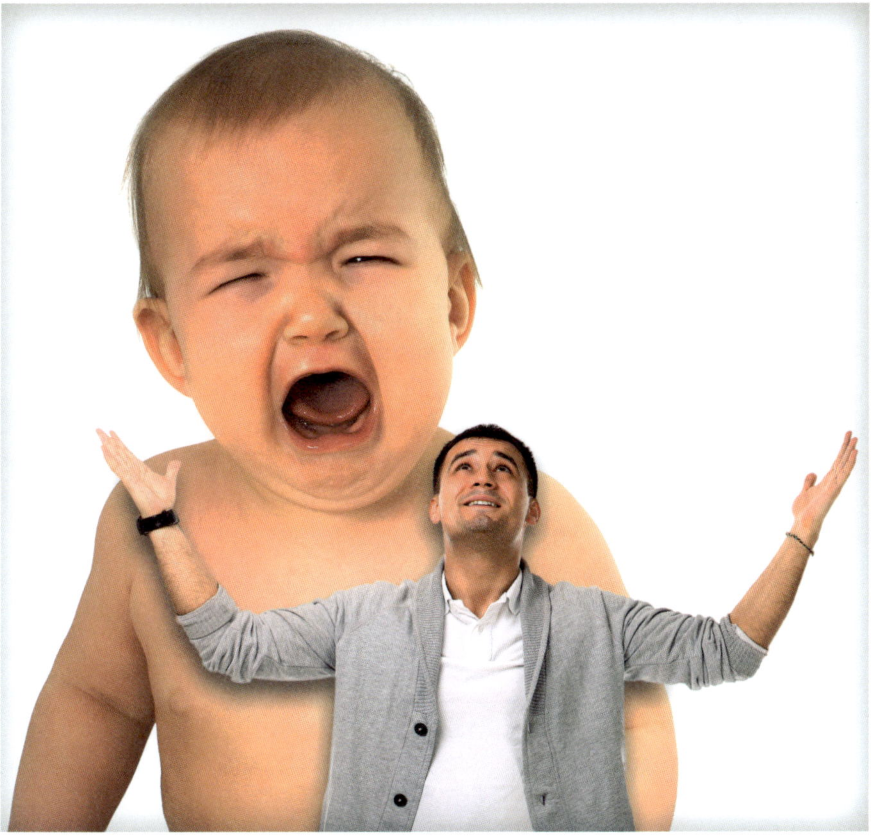

1.2 Die Angst eines Vaters davor, dass er die endlosen Bedürfnisse seines Babies nie richtig stillen kann

Die schmerzhafte Wahrheit

Wir alle wissen, dass Geburten nicht einfach sind. Wir gestehen Müttern, die ihr Kind gebären, zu, dass es sich um die schmerzhafteste Erfahrung ihres Lebens handeln kann. Aber was ist mit dem Baby? Warum ist es ein Tabu, sich einzugestehen, dass auch das *Baby* die schmerzhafteste Erfahrung seines Lebens durchmacht? Die Mutter *weiß* immerhin, was ihr geschieht. Sie kann es vorausahnen. Sie bekommt Hilfe, um die Geburt durchzustehen. Aber das Baby verlässt nicht nur – in bemerkenswerter Weise – sein Zuhause, das es sein ganzes bisheriges Leben gekannt hat. Es muss dazu auch eine Öffnung durchqueren, deren Durchmesser 2,5 cm kleiner ist als der seines Köpfchens. Dabei geht das Baby *allein und im Dunkeln* durch die Geburt - ohne Anleitung oder Karte oder Scheinwerfer. Mütter können wegen der Intensität ihres eigenen Erlebens während der Geburt oft nicht so präsent für ihr Baby sein, wie sie es gerne möchten. In vielen Fällen sind die bei einer Geburt anwesenden Personen so sehr konzentriert auf das, was die Mutter durchmacht, dass sie nicht einmal daran denken, was das Baby durchmacht, bis sein Köpfchen sichtbar wird. Das Bild einer gebärenden Mutter mit zusammengebissenen Zähnen, überwältigt und voller Schmerzen, ist weit verbreitet … Ich frage mich, wie es wäre, wenn wir einen Schnappschuss oder einen Film aus der Sicht des Babys herstellen könnten. Aber das geht nicht, weil auch die kleinste Kamera der Welt den Geburtsvorgang nicht filmen kann: da gibt es schlichtweg keinen Platz, der Geburtskanal ist erdrückend eng.

Babys schreien also „zufällig", obwohl es keinen Grund zu geben scheint, Wochen und Monate oder noch länger nach ihrer Geburt. Dieses Schreien – ich nenne es ‚Erinnerungsschreien'– tritt häufig als Folge ihrer ungelösten körperlichen und emotionalen Schmerzen, eben als Körpererinnerungen aufgrund der Geburt, auf. Eine bestimmte Positionslage, Bewegung, ein Geruch, Farben, die Stimmung im Raum und einiges mehr können die Erinnerung an die Geburt wieder auslösen. Emotional stark aufwühlende Erlebnisse werden bereits in der Schwangerschaft in den Zellen, im Bindegewebe, in der Muskulatur, im Nervensystem und in der

Amygdala abgespeichert. Die Amygdala, eine Region im Mittelhirn, die für Gefahrenreaktionen zuständig ist, registriert diese Eindrücke und löst spontane Reaktionen aus.

Wenn Erwachsene ein ernsthaftes Trauma erleben, weinen sie in den folgenden Wochen und Monaten gelegentlich oder spüren starke Unruhe. Jeder weiß, dass ein Trauma körperliche und psychische Folgen haben kann. Die körperlichen Folgen sind meistens offensichtlicher; die psychischen Folgen sind unvorhersehbar und unterschiedlich. Eine mögliche Folge ist die , Posttraumatische Belastungsstörung, kurz PTBS'. Wenn wir anerkennen, dass Babys nach der Geburt an einer posttraumatischen Belastungsstörung leiden können, dann sind wir in der Lage, ihnen bei der Verarbeitung behilflich zu sein. Nehmen wir diese Belastungsstörung jedoch nicht zur Kenntnis, leugnen oder unterdrücken wir sie, müssen unsere Babys diese alleine durchstehen, so wie die meisten von uns es mussten.

Es gibt viele Argumente, das Geburtstrauma-Tabu aufrecht zu erhalten: "Ich habe meine Geburt und meine Kindheit überlebt, niemand hat mich verwöhnt, wenn ich zu viel geschrien habe, und aus mir ist dennoch etwas geworden." „Wenn man dem Willen des Babys zu oft nachgibt, verdirbt man es und es wird ständig jammern und schreien." Ich denke darüber ganz anders! Wenn wir unserem Baby mit Mitgefühl zuhören, wenn es seine Geschichte erzählt, wird der Sumpf ungelöster emotionaler und körperlicher Schmerzen freigesetzt und aus dem System geleitet. Kontrahiertes Bindegewebe und Bänder in Gesicht und Schädel entspannen sich nach intensivem Weinen, Membranen werden gereinigt und belebt. Übermäßig verdichtete neuronale Muster lösen sich und ordnen sich neu. Aus diesen Gründen fühlen auch wir Erwachsenen uns körperlich besser, nachdem wir geweint haben.

Wenn Erwachsene einen schweren Unfall hatten, gibt man ihnen Wochen, manchmal Monate Zeit zur Genesung. Ärzte, Krankenschwestern und alle möglichen Therapeuten (für Körper, Psyche, Sprache) kümmern sich liebevoll und einfühlsam um sie. Wir erwarten nicht von ihnen, dass sie gleich wieder zur Arbeit gehen. Wir schicken ihnen Blumen, Schokolade und Karten mit Wünschen zur guten Besserung, „Lass es locker angehen," „Sei gut zu Dir," „VERWÖHNE DICH SELBST". Manchmal, insbesondere wenn der Kopf von einem Trauma betroffen ist (wie bei der Geburt), erleben Erwachsene Erinnerungsverlust, Desorientierung, eingeschränkte Seh- und Hörfähigkeit, Koordinationsprobleme, Schwindel, Klaustrophobie, Panikattacken und manchmal sogar Lähmungen. Und dies sind nur einige der *körperlichen* Folgen. Sind Erwachsene Opfer eines Schädel-Hirn-Traumas, so können sie das Vertrauen in ihr Umfeld verlieren, leiden an vermindertem Selbstvertrauen, beeinträchtigtem räumlichen Sehvermögen, Vergesslichkeit, Verwirrung, genereller Desorientierung, Schüchternheit und an jeder Menge anderer psychischer Probleme. Wir tun alles, was wir können, um für sie auf der körperlichen und psychischen Ebene zu sorgen. Vor allem aber geben wir ihnen Mitgefühl für das, was sie durchgemacht haben und sind geduldig, während sie sich wieder erholen.

Nehmen wir an, ein Erwachsener würde aufgrund des Erlebten anfangen zu weinen: Wir würden ihn oder sie nicht bitten, damit aufzuhören. Wir würden nicht sagen, „Schhhh, alles ist gut." Wenn sie ihre Geschichte erzählen wollten – und Babys erzählen ihre Geschichte, indem sie schreien – würden wir ihnen solange zuhören, wie sie es bräuchten. Wir würden sie ihren Schmerz schildern lassen, ihren persönlichen Verlust, wo und wie es immer noch weh tut, die Details dessen, was sie durchgemacht haben und wie es ihr Leben beeinflusst hat. Warum tun wir nicht planvoll und routinemäßig das gleiche für Babys? Weil Babys nicht sprechen können, wenn sie ihre Geschichte erzählen. Weil wir nicht darin geübt sind, zu verstehen, was sie uns durch ihr Schreien und ihre Körpersprache sagen wollen. Die einzigen Wege der Kommunikation, die einem Baby anfangs zur Verfügung stehen, sind Schreien und das Bewegen seines kleinen Körpers. **Schreien ist Kommunikation!**

Babys schreien nicht bloß, wenn sie etwas brauchen, sondern auch, weil sie bereits Erinnerungen haben, und einige davon schmerzhaft sind. Aber wenn sie wegen ihrer schmerzhaften Erinnerungen schreien, fällt es uns schwer, ihnen zuzuhören. Wir werden selbst ‚aktiviert'[3], wenn ein Baby ‚zu lange' schreit, also wollen wir, dass es aufhört. Aber ist das fair? Nein. Und das Problem des Schreianfalls löst man damit auch nicht.

Ich möchte betonen, dass Babys nicht nur das Bedürfnis, sondern auch ein legitimes Recht darauf haben, ihre Geschichten zu erzählen. Babys wurden bis vor kurzem und werden zum Teil auch heute noch von Ärzten behandelt, als hätten sie überhaupt keine Gefühle: ihnen werden Spritzen gegeben, als fühlten sie keinen Schmerz, Beschneidung erfolgt ohne Betäubung, sie erhalten Schläge auf den Po als Startschuss in ihr Leben. Wenn Babys keinen Schmerz empfinden, warum schreien sie dann, wenn ihre kleinen Fußsohlen angestochen werden, um eine Blutprobe zu entnehmen? Einige Menschen glauben, dass Babys keinen Schmerz spüren, weil ihre Nerven und ihr Gehirn noch nicht voll entwickelt sind, insbesondere solange sie sich noch in der Gebärmutter befinden. Ich glaube keine Sekunde daran. Stellen wir uns ein Baby im achten Monat in der Gebärmutter vor. Aus irgendeinem Grund ist es einfach, sich einzubilden, dass dieses Baby keine Gefühle oder Gedanken oder überhaupt irgendeine normale menschliche Erfahrung kennt. Aber wenn wir uns dieses Baby in unseren Armen vorstellen, einen Monat zu früh geboren, ist es ziemlich schwierig, daran festzuhalten, dass es nicht genauso menschlich ist wie wir selbst. Wir würden ihm bestimmt nicht wehtun.

Geburt tut weh. Sehr sogar. Ich möchte dazu einiges erklären, um sicherzugehen, dass man versteht, warum es ein Fehler ist, zu glauben, dass Geburt nicht weh tut (weil es „normal" sei oder weil „Babys nichts spüren"): Im Laufe der menschlichen Evolution wurden unsere Gehirne und Schädel größer und größer, und wir Menschen wurden länger und länger, was dazu führte, dass unser Becken enger und enger werden musste, um sich an unsere Länge und unsere Gewohnheit, auf zwei Beinen zu gehen, anzupassen. Gorillas, Bonobos und Schimpansen, die wie wir entweder aufrecht oder auf allen Vieren gehen können, sehen lustig aus, wenn

3 Aktiviert: Die Gefühle und Körpererinnerungen des eigenen 'inneren Babys' werden spürbar

sie sich aufrecht fortbewegen, weil sie bei jedem Schritt ihr breites Becken seitwärts nach vorne schwingen müssen. So ein Becken mag vielleicht nicht so schön aussehen, aber es ist für eine Geburt wesentlich besser geeignet: es ist geräumiger und bietet mehr Platz. Die Babys von Gorillas oder Schimpansen können sich im Vergleich zu menschlichen Babys sehr bald nach der Geburt in ihrer neuen Welt umsehen und sich sogar am Fell ihrer Mutter festklammern, wenn sie sich bewegt. Die meisten menschlichen Babys hingegen befinden sich nach der Geburt im Schock und können von Glück reden, wenn sie einige Wochen oder Monate danach in der Lage sind, eine Rassel zu greifen und zu halten. Menschliche Gehirne und Schädel sind im Verhältnis zur Körpergröße nicht nur größer als die von Gorillas und Schimpansen, Menschen sind – wegen des engen Beckens – auch die *einzigen* Säugetiere, die ihre Köpfe drehen müssen, um den Geburtskanal zu passieren. Nimmt man den Druck starker Wehen dazu, verursacht all dies zusammen ein Kopftrauma in unterschiedlichem Ausmaß. Dieses Trauma ist eine der wichtigsten Erfahrungen, die Babys ausdrücken, erklären und lösen wollen, wenn sie ‚erinnerungsschreien': "Es fühlt sich immer noch alles ganz zerdrückt an, hier in meinem kleinen Kopf !" Dabei zeigen sie uns mit Körpersprache, Mimik und Schreien, wo sie sich noch unwohl fühlen wegen all dem, was sie durchgemacht haben.

Normalerweise bewegt sich ein Baby, es sei denn es schläft, gerade. Babys schlängeln und winden sich, bewegen ihre Köpfchen (manchmal verändert sich die Farbe ihres Gesichts und ihres Kopfes) und ihre Arme, strampeln mit den Beinchen in der Luft, strecken sich durch, reiben ihre Augen, ziehen an ihren Ohren usw. Es scheint, als würden sie das insbesondere dann tun, wenn sie auf dem Schoß sitzen und man sie einfach nur in Ruhe im Arm halten möchte. Es ist nicht einfach, ein sich bewegendes Baby zu kontrollieren. Ich habe gelernt, mich zu fragen, warum wir wohl überhaupt ein sich bewegendes Baby kontrollieren möchten. Ich vermute, dass es sich dabei um ein Tabu handelt, denn es ist eher ungewöhnlich für die meisten Eltern, ihrem Baby zu erlauben, sich die ganze Zeit zu bewegen. Aber die Körper von Babys müssen sich bewegen. Auf diese Weise lockern sie sich, wenn sie zu lange in einer Position waren, verarbeiten die Eindrücke eines langen Tages oder dehnen und kräftigen vielleicht sogar Körperteile, die während der Geburt feststeckten oder gestaucht wurden.

Osteopathen und Körpertherapeuten wie z.B. Masseure oder Rolfer können tief im Körper mit Muskeln und Bändern arbeiten. Sie erzählen viele Geschichten darüber, wie verspannt Menschen in tiefliegenden Gewebeschichten sein können aufgrund der Art und Weise, wie sie sich durchs Leben bewegen, Stress im Körper halten oder ihre Muskeln und Bänder überbeansprucht werden und sich anpassen, wenn andere, nahe gelegene Muskeln und Bänder nicht einwandfrei arbeiten. Nun, Babys können sich sehr verspannen, wenn sie sich durch den Geburtskanal arbeiten, sie erfahren dabei eine ganze Menge Stress. Wenn sie also ihre kleinen Körper auf ungewöhnliche oder "zufällige" Art bewegen, tun wir gut daran, ihnen Aufmerksamkeit zu schenken, insbesondere, wenn die Bewegungen sich wiederholen.

Vielen Menschen erscheinen die meisten Bewegungen eines Babys zufällig und sinnlos, aber im Laufe der Jahre realisierte ich, dass fast keine dieser Bewegungen zufällig ist. Ich lade meine Leser für einen Augenblick ein, sich vorzustellen, dass *fast alle* Bewegungen eines Babys etwas zum Ausdruck bringen. Wenn dem nämlich tatsächlich so ist, können wir vielleicht erfassen/begreifen, was unsere Babys uns sagen wollen. Wenn wir sie besser verstehen, können wir sie genauer spiegeln und ihnen zu natürlichen Körperbewegungen verhelfen, zu Ausdrucksformen, die zeigen, was in ihnen vorgeht. Schließlich verschwinden unkoordinierte und spontane Bewegungen; koordinierte treten auf, die sich zu funktionalen Bewegungsabläufen weiterentwickeln.

Es ist nicht so, dass Babys sich bewusst für willkürliche Bewegungen entscheiden. "Hmm, mir wird ein wenig langweilig, ich glaube, ich wedel mal mit meinem rechten Arm dreimal eine wilde Acht, bevor ich mir auf die rechte Schläfe schlage." Nein, die Bewegungen, von denen ich spreche, sind nicht gewollt, was bedeutet, dass das Baby die Bewegung nicht vorsätzlich plant und dann genauso ausführt. Man könnte sagen, sie sind **‚nicht-gewollt,** aber auch **nicht-zufällig'**, d.h. sie haben eine Bedeutung, obwohl sie nicht vorsätzlich ausgeführt werden. Es handelt sich um Ausdrucksformen des Babykörpers, die eine Geschichte erzählen.

Hier ein Beispiel das sich bei fast allen Babys auf die eine oder andere Weise beobachten lässt. Kleinere Babys tun es im Liegen, ältere im Sitzen und auch bei Kleinkindern kommt es bisweilen vor: Manchmal färbt sich der Kopf des Kindes ein wenig rot. Sein Blick wendet sich von außen nach innen, was auf ein inneres Erleben hinweist, und es konzentriert sich auf diese innere Erfahrung, statt sich im Raum umzusehen. Es rudert eher ruckartig mit einem oder beiden Armen und eine Hand oder beide landen an der Schläfe bzw. in der Nähe der Augen. Es bewegt seinen Kopf von der einen zur anderen Seite, als ob es ein Jucken unter der Haut beseitigen möchte. Die meisten dieser Bewegungen sind ein wenig ruckartig und können ziemlich heftig sein, so dass sich die Eltern Sorgen machen, ihr Baby könnte sich durch das Kratzen am Auge oder am Kinn verletzen. Meistens denken sich Eltern, die das beobachten: "Oh, mein Baby reibt sich die Augen, es muss müde sein."

Erinnern wir uns: Menschen sind die einzigen Säugetiere, die ihren Kopf drehen müssen, um durch den Geburtskanal zu kommen. Wenn der Kopf sich wendet, müssen Schläfenknochen, Keilbein, Nase, Jochbein und die Knochen rund um das Auge des Babys einen großen, gewölbten Knochen der Mutter, das Promontorium[4], passieren. Dies gehört zu den schmerzvollsten Abschnitten der Geburt; zu diesem Zeitpunkt bieten Ärzte Schmerzmittel an oder Mütter bitten darum. Stellen wir uns vor, wie es dem Baby geht! Die Rotationsphase der Geburt beginnt, wenn das Promontorium der Mutter gegen die Schläfe des Babys drückt.

4 Übergang Lendenwirbel – Kreuzbein; 'lumbosacral promontorium (LSP)'

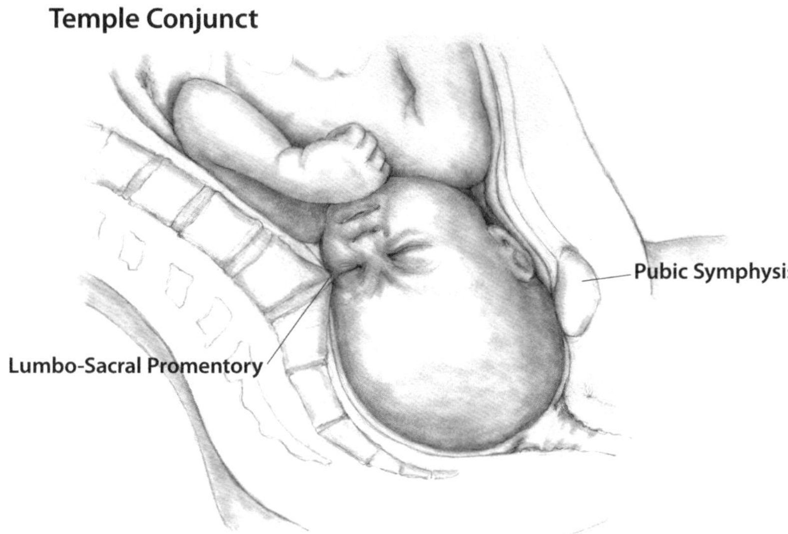

1.3 Baby in Linkslage unter der Geburt
(Zeichnung von Jocelyn Kelso)

Während das Baby sein Köpfchen dreht, überquert es das Promontorium, beginnend mit der Schläfe, dann über die Knochen der Augenhöhle, über die Nase und – weil das Kind in der Regel gleichzeitig nach unten sinkt – über das Jochbein (der Wangenknochen unterhalb der Schläfe). Damit hat sich das Baby durch die Rotationsphase der Geburt gequetscht, der kürzeste, aber engste Abschnitt, der zwischen zehn Minuten und einer Stunde Zeit braucht. Dort, wo das Gesicht des Babys gegen das Promontorium gedrückt wurde, gibt es eine ausgeprägte ‚Druckstrecke'. Dr. William Emerson hat diese Erscheinung, die man bei allen vaginal geborenen Babys findet, identifiziert und ‚Verbindungspfad'[5] genannt.

5 "Conjunct pathway"

Left-sided Lie
Conjunct Pathway

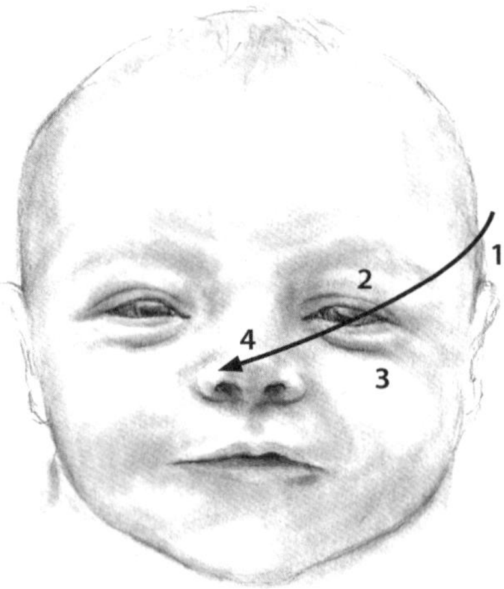

1. **Temple**
2. **Orbit**
3. **Malar/cheek**
4. **Nose**

1.4. Der Verbindungspfad (1-4) / conjunct pathway
(Zeichnung von Jocelyn Kelso)

Was bedeutet das alles nun für das Baby, das vor uns sitzt und mit seinen kleinen Händchen auf irritierte Weise seine Augen, Augenknochen, Schläfen und Wangen reibt? Es bedeutet, dass es uns etwas Wichtiges mitteilen möchte. Während seiner Geburt erlebte es einen recht heftigen Druck an diesen Stellen und es spürt die Wirkung immer noch. Auf dem Pfad, auf dem das Promontorium das Gesicht kreuzt, liegen fast 30 unterschiedliche Muskeln. Jedes Auge hat sechs, das sind bereits zwölf! Die Augenmuskeln befinden sich in der Augenhöhle und können durch die Geburt beeinträchtigt sein. Die meisten Babys erleiden Augenmuskeltraumata unterschiedlichen Ausmaßes. Das zeigt sich z.B. an Augen, die viel zu tief im Kopf zu liegen scheinen, mehr oder weniger stark in unterschiedliche Richtungen blicken oder einen trüben Glanz aufweisen, wie die Augen eines Rehs im Scheinwerferlicht.

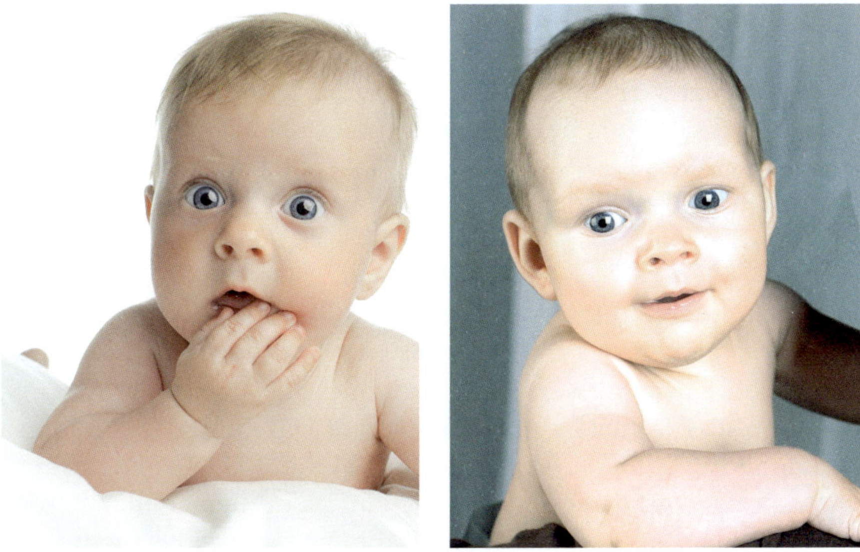

1.5 Augenschock bei Babys

Es ist ein Glück, dass Babys so belastbar sind. Ihre Köpfchen sind unter der Geburt einem enormen Druck ausgesetzt. Zwar haben sie weiche Stellen – Fontanellen – zwischen einigen Schädelknochen. So kann der Schädel auf eine Art und Weise komprimiert und zusammengeschoben werden, wie es bei einem Erwachsenen nicht möglich wäre. Das bedeutet aber nicht, dass sie keine Schmerzen empfinden und darüber hinaus: Das, worauf die dünnen Schädelknochen aufliegen und intensiven Druck ausüben, ist das Gehirn!

Je dünner und zerbrechlicher die Knochen, desto größer ist der Schaden für das Gehirn. Obwohl Babys aus Frühgeburten viel kleinere Köpfchen haben, ist das Schädeltrauma normalerweise größer. Sie brauchen mehr Intensivpflege und sind nach der Geburt weniger ansprechbar (mehr Schock) als Babys, die zum regulären Geburtstermin, zwar mit größerem Köpfchen, aber dafür mit festeren Knochen, auf die Welt kommen. Obwohl es für ein Baby normal ist, während der Geburt dem Druck auf Kopf und Gehirn ausgesetzt zu sein, entsteht dennoch eine traumatisierende Wirkung: Die Blutzufuhr ist betroffen, Gewebe wird gequetscht, Sehnen, Bänder und Muskeln erleiden Prellungen und Risse, werden zusammengedrückt oder bis an ihre Grenzen gedehnt … Gehirnzellen sterben ab! Und all das ist komplett normal. Willkommen bei der Geburt. Wir sollten aufwachen und uns auch als Kultur die Wahrheit eingestehen bzw. der Wahrheit stellen: Geburtstraumata sind tiefgreifend! Sie bewirken etwas! Sie haben Folgen, aber diese können aufgelöst werden!

Das sich entwickelnde Gehirn des Babys

Um zu überleben, müssen wir schnell und wirkungsvoll auf Bedrohungen und Traumata reagieren können. Das Gehirn ist für diese Reaktionen zuständig und arbeitet manchmal schneller, als uns bewusst ist, z.B. wenn wir unabsichtlich mit den Augen blinzeln, weil ein Insekt die Wimpern berührt hat. Einige Neurophysiologen gehen davon aus, dass die meisten der neuronalen Pfade und Verbindungen des Menschen drei Wochen vor der Geburt, während des Geburtsvorgangs selbst sowie in den drei Wochen danach gebildet werden. Wenn wir zwei oder drei Jahren alt sind, hat unser Gehirn Milliarden spezifischer neuronaler Netzwerke entwickelt, die aus bestimmten Gründen gemeinsam feuern. Stressreaktionen sind im Gehirn fest etabliert; Netzwerke, die in schwierigen Situationen gemeinsam feuern, bilden sich aus und werden bei jeder Aktivierung verstärkt. Während der Geburt entstehen die Blaupausen für eine Vielzahl unserer neuronalen Stressnetzwerke, weil wir hier zum ersten Mal einem solch intensiven mechanischen Druck ausgesetzt sind und sich das Gehirn gleichzeitig auf dem Höhepunkt der *Erschaffung neuronaler Verbindungen und Netzwerke* befindet.

Während der Geburt wird das Gehirn auf tiefgreifende Art und Weise beeinflusst . Es ist starken körperlichen Einflüssen ausgesetzt, die so intensiv sein können wie das Trauma eines Boxers, dessen Kopf oder Gesicht einen Schlag abbekommen hat, wenngleich weniger plötzlich: Es beginnt eher allmählich, ist dafür aber anhaltend. Obwohl dies bei einer vaginalen Geburt völlig normal ist, kann das Ausmaß des Drucks manchmal Gehirnerschütterungen verursachen.

Das Gehirn eines Babys vernetzt einige seiner Regionen zu neuronalen „Super-Autobahnen", weil so viel Gehirnaktivität auf konzentrierte Weise wiederholt wird, während das Baby im Geburtskanal feststeckt. Dies ist *eine* Art , wie unsere grundlegenden Reaktionen auf Stress im Gehirn verankert werden. *Viel von dem, wie wir zur Bewältigung des Lebens ‚programmiert' werden, wie wir auf Stress reagieren und Übergänge im Leben bewältigen, wird bereits während der Geburt festgelegt.*

Während sich das Baby durch den Geburtskanal kämpft, erlebt es intensive Gefühle. Die aktivierten Emotionen werden Teil eines Gesamtsystems, das sich nun etabliert: Endokrine Reaktionen (insbesondere die Hypothalamus-Hypophyse-Nebennieren-Stressachse, auch HPA Achse genannt), Kampf- oder Flucht-Verhaltensmuster, Erstarrungsmuster und psychische Blaupausen wie Glaubenssysteme und Verhaltensmuster.

Babys haben auch implizite Erinnerungen ("Körpergedächtnis") an den erlebten Druck und die Wehenkontraktionen , die in ihren Muskeln und Bändern festgelegt und gehalten werden: Körpererinnerungen an die Quetschungen von Haut, Muskeln und Knochen; asymmetrische und leicht deformierte Schädelknochen und Nasennebenhöhlen. Diese Körpererinnerungen sind gekoppelt mit ungelösten emotionalen und psychischen Aspekten, die im Zusammenhang mit schwierigen physischen Realitäten der Geburt stehen. Wenn diese belastenden Körpererinnerungen nicht gelöst werden, können sie unser Baby beeinträchtigen.

Die Körpersprache der Kinder erzählt uns, wo Trauma-Erinnerungen festgehalten werden. Manchmal ist es die Stirn, manchmal die Nase, die Lippen und das Kinn oder der Bereich um den Hals , wenn es eine Komplikation mit der Nabelschnur gab. Am häufigsten betroffen ist der Bereich Schläfe-Augen-Nasenwurzel-Wange, weil hier typischerweise der meiste Schmerz entsteht. Hier kommt die Körpererinnerung des Schmerzes zum Ausdruck, wenn dieser Bereich bearbeitet werden will.

Körper und Psyche des Babys suchen nach einer Lösung der Spannungen, und unbewusste, durch Körpererinnerungen ausgelöste Bewegungen stellen eine Möglichkeit dar, danach zu suchen.

Wenn ein Baby energisch seine Augen reibt, bedeutet das nicht immer, dass es müde ist. Aber wenn Babys müde sind, zeigen sich ungelöste Körpererinnerungen eher. Hinter diesem Phänomen steckt die Psyche, die sich nach Homöostase (innerem und äußerem Gleichgewicht) sehnt und nach Entspannung der immer noch kontrahierten, gedehnten oder auf andere Weise beeinträchtigten Körperareale, die während der Geburt traumatisiert wurden. Es handelt sich dabei gleichermaßen um physische *und* um emotionale Erinnerungen. Diese vom ungelösten Geburtstrauma verursachten, geringfügigen Störungen werden manchmal getriggert und zeigen sich später in Form von Verhaltensweisen. Bis sie gelöst sind, verlangsamen sie die Entwicklungsgeschwindigkeit des Babys. Oftmals werden Zufriedenheit und Freude geschmälert sowie das gleichmäßige, normale Wachstum, das sich ein Baby und seine Eltern wünschen.

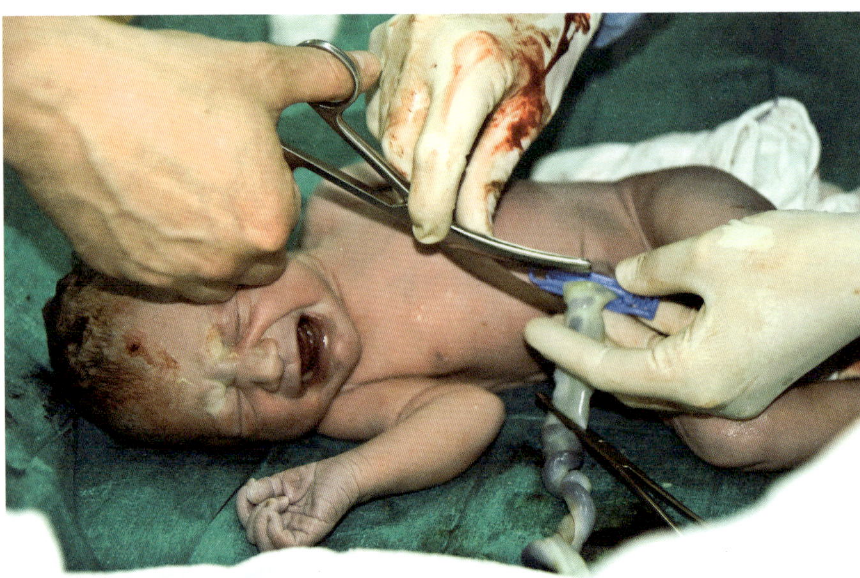

1.6. Isolation: eine Lebenserfahrung dieses Babys. Der Vater durchschneidet die Nabelschnur, aber was erlebt das Neugeborene zeitgleich?

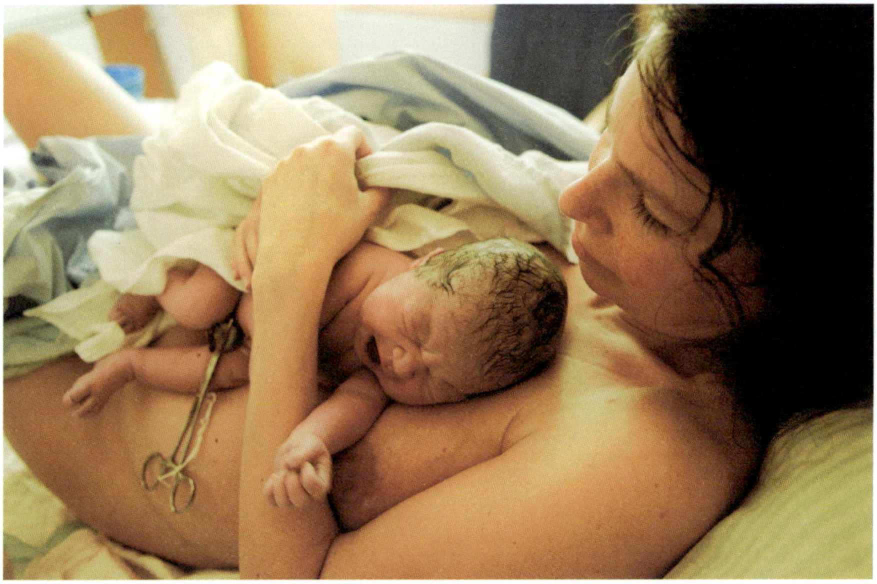

1.7. Vorangegangene medizinische Interventionen im Krankenhaus können das natürliche Bonding beeinträchtigen

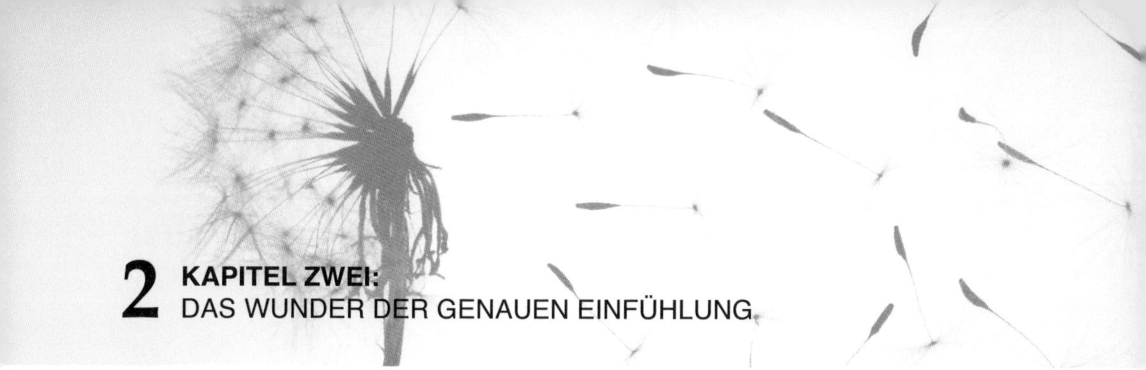

2 KAPITEL ZWEI: DAS WUNDER DER GENAUEN EINFÜHLUNG

Bedürfnisschreien

Genaue Einfühlung oder passgenaues Mitgefühl bedeuten, empathisch mit Babys umzugehen *und* genau zu verstehen, was sie sagen und worum sie bitten. Genaue Einfühlung ermöglicht es uns, die Sprache der Babys zu verstehen. Abgesehen von Weinen und Schreien verständigen sie sich mit ihrer Körpersprache. Sie kommunizieren anders als ältere Kinder oder Erwachsene. Diese wissen, wann sie etwas sagen wollen oder müssen. Dann wählen sie Gesten, Worte und einen bestimmten Tonfall, um dem, was sie sagen, Nachdruck zu verleihen. Wenn sie sprechen, machen sie bewusste Gesten mit ihren Händen und begleiten das Gesagte mit Mimik.

Babys kommunizieren anders: Mit Körpersprache, Weinen, Schreien und Mimik. Es gibt einen großen Unterschied zwischen der Kommunikation von Babys und der von Erwachsenen: Babys denken nicht in Worten und entscheiden nicht darüber, was und wie sie sich mitteilen wollen. Wenn sie nicht schlafen, zeigt ihre Körpersprache einen fließenden Ausdruck ihrer Gefühle, ihrer Identität und ihrer Bedürfnisse. Ihre Körpersprache ist genauso transparent und authentisch wie der wedelnde Schwanz eines Hundebabys. Bei Erwachsenen kann man gelegentlich unbewusste Äußerungen oder Töne wahrnehmen, zum Beispiel, wenn sie überrascht werden und hörbar einatmen, ohne vorher darüber nachgedacht zu haben. Eine solche Reaktion wird vor ihrer Ausführung nicht bewusst geplant. Viele Menschen seufzen unabsichtlich, wenn sie etwas sehr Schönes oder eine geliebte Person sehen.

Babys äußern fortwährend, wie sie sich fühlen, und je besser wir ihre Körpersprache kennen, desto tiefer können wir sie begreifen. Wenn Babys realisieren, dass wir sie verstehen, fühlen sie sich sicherer und zufriedener. Ihr emotionaler und psychischer Weg wird dann einfacher und sie wachsen in jeglicher Hinsicht auf allen Ebenen schneller und effizienter. Dabei steigert sich auch ihr allgemeines Wohlbefinden und Vertrauen.

Was also möchten Babys uns mitteilen? Meistens ‚sprechen' sie über ihre Bedürfnisse. Im Folgenden gibt es ein paar ‚typische' Aussagen. Je öfter wir Babys genau und einfühlend beobachten, desto besser verstehen wir, was diese uns sagen:

Ich habe Hunger
Ich habe Luft im Bauch und muss ein Bäuerchen machen
Meine Windel ist voll
Meine WINDEL IST VOLL und dieser Ausschlag tut sehr weh
Ich bin müde
Ich bin müde und kann alleine nicht einschlafen. Ich möchte, dass Du mich hältst und schaukelst, bis ich schlafe
Mir ist zu heiß
Mir ist zu kalt

Dies sind nur einige grundlegende Bedürfnisse, die Babys durch Weinen, Körpersprache und Mimik artikulieren. Wenn man sein Baby gerade erst kennen lernt, kann es schwierig sein, die verschiedenen Arten des Weinens voneinander zu unterscheiden. Normalerweise probieren wir als Eltern mittels Versuch und Irrtum alle Möglichkeiten durch, bis wir die Ursache für das Weinen unseres Babys gefunden haben. Vielleicht fällt uns auf, dass unser Baby lauter oder länger schreit, wenn wir die Windeln wechseln und einen Ausschlag entdecken. Wir glauben zunächst, dass unser Baby uns mitteilt, dass es hungrig ist und entdecken erst, wenn es die Flasche verweigert, dass ihm zu heiß ist und es seine Söckchen und den Pullover ausziehen möchte.

Mienenspiele während des Schreiens können uns helfen, die Bedürfnisse unseres Babys zu identifizieren. Sobald das Bedürfnis erfüllt ist, endet das gefürchtete Schreien und wir seufzen vor Erleichterung. Wenn das Schreien aufhört, ist es hilfreich, sich den Klang und die Tonlage, das Atemmuster und die Mimik des Babys zu merken. Sprechen Sie darüber mit Ihrem Partner und beachten Sie alle Details. Wenn das Weinen einen bestimmten Klang hat und wir wissen, dass dieser Klang bedeutet "Ich habe Hunger!", dann brauchen wir das Schreien nicht mehr zu fürchten. Es handelt sich nur um wichtige Informationen, auf die die ganze Familie reagieren muss. Wenn wir die Kommunikation präzise verstehen, können wir angemessen und effizient handeln und alle sind zufrieden und glücklich. Das Haus füllt sich mit Harmonie, die Bindung nimmt zu und Liebe kann fließen. Das ist es, was alle wollen – auch das Baby.

Wenn ein Baby weint, weil es etwas braucht, wird es aufhören, wenn sein Bedürfnis erfüllt ist. William Emerson, der bekannte Pionier einfühlender Babypsychologie, nannte diese Art zu schreien ‚Bedürfnisschreien'. Der Umgang mit dieser Art des Schreiens oder Weinens ist an sich einfacher, weil man nur herausfinden muss, was das Baby braucht, um es ihm dann zu geben. Die meisten Eltern werden im Laufe der Zeit immer besser darin, präzise auf Bedürfnisschreien zu reagieren. Und wenn Eltern und Baby sich darauf einigen, wie die Welt funktioniert, ist das Leben gut. Aber wie verhält es sich mit anderen Arten des Schreiens?

Selbstaktiviertes Schreien

Manche Babys verfügen über eine größere Palette an Schreivariationen als andere, wobei einige Babys emotional sehr ausdrucksstark sind. Es ist wichtig, sich daran zu erinnern, dass Babys etwas mitteilen wollen, wenn sie weinen, denn sie weinen nicht mit Absicht. Babys sind *niemals* manipulativ, dafür sind sie viel zu unschuldig und unkompliziert. Einige Babys können mehr sagen als nur "Ich habe Hunger". Sie könnten sagen, "ICH HABE HUNGER!" oder "Ich bin WÜTEND, weil ich hungrig bin und Du es noch immer nicht bemerkst!" oder "Ich bin TRAURIG, weil ich Hunger habe und Du es noch immer nicht gemerkt hast". Sie möchten Dir nicht mitteilen, dass sie traurig oder wütend sind und Dich damit manipulieren, damit Du ihnen gibst, was sie brauchen. Sie bringen in diesem Augenblick nur die ganze Wahrheit ihrer Welt zum Ausdruck.

Manchmal werden Babys so traurig oder wütend, dass ihre Frustration sprunghaft ansteigt. Dann müssen sie erst beruhigt werden, bis man herausfinden kann, was sie gebraucht hätten, bevor sie sich so aufgeregt haben. Babys können sich durch ihr eigenes Weinen gelegentlich selbst aus der Fassung bringen. Sie werden ängstlich oder ärgerlich und geraten schließlich in ein Stadium des Weinens, das noch viel intensiver ist als ihr Bedürfnisschreien. Diese neue Intensität wird als „aktivierend" bezeichnet. Schaukelt sich ein Baby durch seine Gefühle und sein intensives Schreien aufgrund unerfüllter Bedürfnisse hoch, so spricht man demnach von „selbstaktiviertem Schreien". Ist dieser Zustand erreicht, so kann selbst ein hungriges Baby keine Nahrung mehr zu sich nehmen.

In diesen Situationen kann man versuchen, das Baby mit den üblicherweise erfolgreichen Methoden zu beruhigen. Spricht das Baby darauf jedoch nicht an und nimmt die Beruhigungsversuche gar nicht mehr wahr, empfiehlt es sich, diese Bemühungen zu unterbrechen und nach Möglichkeit selbst zu entspannen.

Es kann schwierig sein, selbst aktivierte Babies zu besänftigen, wenn man sich ihres besonderen Zustands nicht bewusst ist. Ihr Weinen ist vielschichtig ebenso wie die traurigen Gefühle, die sich dahinter verbergen. Man kann sich bemühen, sie zu stillen, ihnen eine Flasche in den Mund zu schieben oder sie zum Einschlafen zu bewegen, aber es wird nicht funktionieren. Unser Unvermögen, sie zu beruhigen, wird möglicherweise ihre bereits vorhandene Frustration weiter vergrößern. Dieses Gefühl kann sehr tief gehen und entstammt einem allgemeinen, erlernten Verhaltensrepertoire, in dem das Baby wachsende existentielle Hilflosigkeit erfährt.

Hier ein typisches Beispiel für solch ein Szenario: Das Baby ist hungrig, bekommt aber nicht rasch genug zu essen. Der stechende Hungerschmerz nimmt zu, und vielleicht fängt auch sein Magen an zu schmerzen. Während der Hunger wächst und das Weinen sich verstärkt, wird das Baby immer frustrierter darüber, dass seine Bedürfnisse nicht erfüllt werden. Wenn die Frustration weiter zunimmt, fühlt es sich vielleicht verzweifelt , als könnten seine Bedürfnisse nicht erfüllt werden, als funktioniere die Welt nicht richtig, als wäre Gefahr in Verzug. Weil es sich nicht selbst um seine Bedürfnisse kümmern kann und sich nicht zu helfen weiß, wird sein Verzweiflungsniveau schneller und stärker ansteigen als bei jemandem, der sich selbst etwas zu essen zubereiten oder eine heilende Salbe auf seinen Ausschlag auftragen kann. Wenn der Grad der Verzweiflung zunimmt, verstärkt dies die Hilflosigkeit des Babys, wodurch sich auch sein Leiden intensiviert. Dieses Gefühl großer Hilflosigkeit verstärkt den Erregungszustand und damit die Intensität des Weinens. Das Schreien kann soweit eskalieren, dass es dem Baby schwer fällt, zwischendurch noch Luft zu holen.

Sobald ein Baby selbstaktiviert ist, müssen wir uns damit und mit seiner Frustration auseinandersetzen. Auch dies kann heikel sein. Wir wissen, dass es in diesem Augenblick weder essen noch schlafen kann. Manchmal ist es in seinem eigenen frustrierenden Erleben so aufgewühlt, dass es nicht einmal mehr unsere Bemühungen, es zu beruhigen, wahrnehmen kann. Auch als Eltern können wir aktiviert werden und uns verzweifelt darum bemühen, unser Baby zu beruhigen. Man kann ein Baby aber nicht *zwingen*, mit dem Weinen aufzuhören! Jedes Bemühen, die Aufmerksamkeit eines selbstaktivierten Babys zu erlangen, ist invasiv und verletzend und macht alles nur noch schlimmer.

Wenn das Baby selbstaktiviert schreit, müssen wir unsere Bemühungen es zu beruhigen einstellen und uns selber gut entspannen, sonst könnten wir das Ausmaß seiner Frustration noch vergrößern. Wenn wir unser Baby drücken, streicheln, liebkosen oder schaukeln und es davon keine Notiz nimmt, dann müssen wir unsere Strategie ändern. Wenn wir eine Brustwarze oder einen Schnuller in seinen Mund zwängen und es lehnt beides ab, dann müssen wir ebenfalls unsere Vorgehensweise anpassen. Das Beste, was wir dann tun können, ist, unsere aufgeregten Bemühungen zu beenden und liebevoll und geduldig zu warten, bis sich der Zyklus des selbst aktivierten Schreiens von allein beruhigt. Bald wird es eine Möglichkeit geben, um Dein Baby körperlich zu trösten. Wir könnten das Baby sogar hinlegen, solange wir mit Augen und Herz präsent bleiben. Lasse *niemals* ein selbstaktiviertes Baby allein. Solange wir keine Forderungen stellen, sondern das Baby spiegeln, können wir mit ihm sprechen.

Hier ein Beispiel für das Spiegeln: "Ach mein Liebling, es tut mir so leid, was Du gerade durchmachst, Du siehst so __________ aus." Die Leerstelle ist durch das passende Wort zu ersetzen: Wütend, traurig, ängstlich, frustriert, müde, verzweifelt ... was auch immer. Man muss dabei bemüht sein, es richtig zu sehen, *genaues* Spiegeln ist wichtig.

Eine unangebrachte Forderung wäre beispielsweise: "SCHHHHH! Sei still! Es gibt keinen Grund, so zu weinen! Alles ist gut!"

Wichtig ist, so gut man kann, mit offenem Herzen präsent zu bleiben, auch wenn das Baby intensiv schreit. Indem man mit Einfühlung präsent ist, tut man bereits alles, was möglich ist. Das Baby erwartet und wünscht sich nichts anderes in solch einem Moment, es könnte auch nichts anderes annehmen. *Das vielleicht Wichtigste, was man sich merken sollte: Man ist nicht verantwortlich dafür, das zu ändern, was das Baby durchmacht. Man kann die innere Erfahrung des Lebens nicht verändern und man sollte es auch nicht versuchen.* Wäre man bei derlei Bemühungen erfolgreich, so würde man dem Baby lediglich dabei helfen, das zu vermeiden, zu unterdrücken oder zu leugnen, was es als wirklich empfindet. Die Flasche oder die Brust können ein hungriges Baby beruhigen und trösten, aber zu viel Flasche oder Anlegen, wenn das Baby nicht wirklich hungrig ist (und nur gefüttert wird, damit es ruhig ist), führt zu einem überernährten, reizbaren, entmachteten Baby. Wenn ein Freund aus Frust oder Trauer weinte, würde man ihn weinen lassen und zuhören. Man würde keinesfalls versuchen, ihm ein Butterbrot in den Mund zu stecken. Das sollte man auch seinem Baby nicht antun.

Man sollte versuchen, sich nicht von den Gefühlen seines Babys anstecken zu lassen. Ein aufgewühlter Mensch ist genug. Bleiben Sie geerdet und geduldig, wenn Ihr Baby selbstaktiviert weint, und hören Sie ihm zu. Geben Sie ihm die *Erlaubnis*, die Erfahrung, die es gerade durchmacht, zu erleben und beobachten Sie Ihr eigenes inneres Erleben. Es könnte sein, dass Sie sich ebenfalls hilflos fühlen. Sie könnten sich ohnmächtig fühlen oder sogar wütend sein, weil Ihr Plan für diesen Teil des Tages völlig über den Haufen geworfen wurde. Auch wenn Ihr Baby wie verrückt schreit: Nehmen Sie einen tiefen Atemzug und spüren Sie Ihren eigenen Körper. Entspannen Sie sich in der Gewissheit, dass Sie bereits alles tun, was Ihr Baby braucht: Einfühlendes Zuhören. Wenn Sie sich nicht entspannen können, ist es völlig in Ordnung, in solch einem Moment die Fassung zu verlieren. Wenn Ihnen die Tränen kommen, weil Sie diese nicht mehr zurückhalten können, erlösen Sie Ihre frustrierten, aufgestauten Gefühle. Damit legen Sie den Sumpf trocken, in dem Sie und Ihr Baby sich gemeinsam befinden. Wenn zwei Menschen im gleichen Augenblick aufgewühlt sind und einer davon sich nicht beruhigen oder seinen Tränen freien Lauf lassen kann, ist der Sumpf größer. Dann braucht es viel länger, ihn auszutrocknen und wieder zur Ruhe zu kommen. Wenn aber einer der Anwesenden geerdet und in seiner Mitte ist, dann ist es für die aktivierte Person, insbesondere wenn es sich dabei um ein Baby handelt, viel einfacher, eigene Gefühle zum Ausdruck zu bringen, den Sumpf trockenzulegen und allmählich wieder ruhig und friedlich zu werden. Wenn Sie selbst nicht geerdet und zentriert bleiben können, trocknen Sie den Sumpf aus, indem Sie die Gefühle der Frustration mit Ihren eigenen Tränen abfließen lassen.

In unserer Kultur gibt es dieses verrückte Tabu, dass Erwachsene, insbesondere Männer, ihre Gefühle nicht öffentlich oder in ihrer Familie zeigen dürfen. Diese Tabuisierung von Emotionen schleicht sich sogar in die Beziehungen zwischen Mutter und Baby sowie Vater und Baby ein. Warum müssen wir uns zusammenreißen, wenn unser Baby weint? Wenn uns nach Weinen zumute ist und wir es zurückhalten, dann ist das fast wie eine Lüge. Ich bin mir absolut sicher, dass Babys in der Lage sind, das zu bemerken. Wenn der emotionale Zustand und der Gefühlsausdruck nicht übereinstimmen, ist etwas faul. Babys wissen das, sie nehmen es wahr!

Ob man geerdet geblieben ist oder die eigenen Gefühle hat fließen lassen, man kann sich darauf vorbereiten, dass das Baby sein intensives Schreien beenden wird. Während man darauf wartet, dass es sich beruhigt, hält man die Augen geöffnet, so dass es die Präsenz des Erwachsenen bemerken kann. Wenn man das Kind noch im Arm hält, während es sich beruhigt, kann es sein, dass es für aktives Trösten zu früh ist. Wenn man es hingelegt hat, möchte es vielleicht noch nicht gehalten werden, auch wenn Sie es am liebsten auf dem Arm hätten. Wenn man zu früh versucht, es aufzunehmen, wird es sich nicht hinreichend gesehen fühlen und das Schreien wird wieder eskalieren. Das möchte keiner von Ihnen beiden.

In solch einer Situation die Geduld zu bewahren erfordert Disziplin, aber es zahlt sich aus. Selbstaktivierte Babys finden immer einen Weg, sich zu beruhigen, aber es ist leichter für sie, wenn man mit Herz und Augenkontakt einfühlend präsent ist, sie jedoch *noch nicht körperlich zu trösten versucht*. Einige Eltern befürchten, dass ihr Baby keine Luft mehr bekommen und zu atmen aufhören könnte. Selbstaktivierte Babys bekommen *immer* genug Luft. Bleiben Sie einfach so ruhig, wie Sie können. Seien Sie geduldig und warten Sie ab. Irgendwann wird das Schreien Ihres Babys beginnen sich aufzulösen, und irgendwann wird es in der Lage sein, Ihre Anwesenheit zu bemerken. An dieser Stelle ist liebevoller Augenkontakt entscheidend. Liebevoller Augenkontakt unterscheidet sich von forderndem Augenkontakt. Liebevoller Augenkontakt sagt: "Du meine Güte, mein Liebling, Du hast so heftig geweint … Du siehst so traurig aus." Ob traurig, wütend oder ängstlich, seien Sie präzise, auch wenn Sie die Wörter nur in Gedanken sagen. Fordernder Augenkontakt sagt: "Du hast zu lange und zu heftig geweint!" oder "Das wurde aber auch Zeit, dass Du Dich beruhigst!"

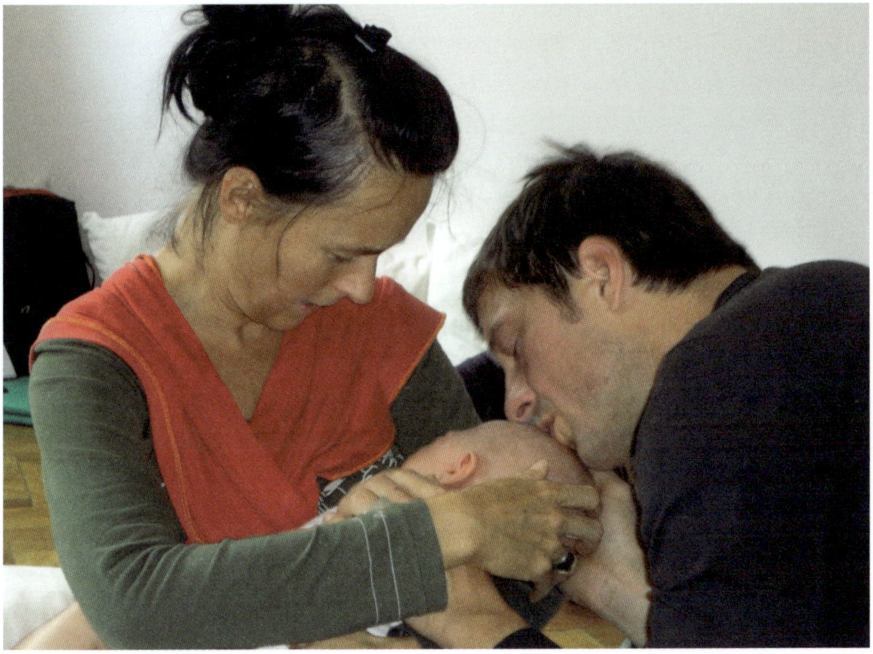

2.1 Das Umfeld dieses Babys ist elterliche Liebe

Ihr Baby wird wissen wollen, ob Sie wirklich die ganze Zeit emotional da gewesen sind und ob Sie seinen Prozess gespiegelt haben. Das ist ein wunderbarer Moment. Augen und Herz sind in Kontakt und behutsam spiegelnde Worte werden ihren Zauber entfalten. Den Herzkontakt kann man unterstützen, indem man das Brustbein leicht berührt. Man sollte bereit sein, körperlich zu trösten, aber lernen, körperlichen Trost nicht aufzuzwingen, wenn er nicht gewollt wird oder nicht hilft. Der Zeitpunkt wird kommen, an dem Ihr Baby Ihnen signalisiert, dass es wieder nah gehalten werden möchte. Es könnte sogar zu müde sein, um zu seinem ursprünglichen Bedürfnis zurückzukehren, was auch immer das gewesen sein mag: Essen, Schlafen oder Wechseln der Windel. Wenn Sie Ihr Baby in diesem Augenblick geduldig trösten, wird es Ihnen stärker vertrauen und mit Ihnen jetzt und in Zukunft genauer und tiefer kommunizieren. Sie werden gemeinsam ein tiefes Bindungserlebnis erschaffen haben.

Ich kenne viele Eltern, die gelernt haben, auf diese Weise mit selbst aktiviertem Schreien umzugehen, und alle berichten, dass die Episoden selbst aktivierten Schreiens abgenommen haben. Es ist, als ob das Baby im Laufe der Zeit begreift, dass es so viel schreien kann, wie es braucht und dadurch weniger schreien muss.

Präsent zu sein, ohne einzugreifen ist sogar noch wichtiger, wenn es sich um Erinnerungsschreien handelt.

Erinnerungsschreien

Ein Schreianfall ist nichts weiter als der Ausdruck von Schmerz aufgrund traumatischer Erfahrungen in der Zeit der Schwangerschaft und Geburt.

Wir haben uns mit dem Bedürfnisschreien und dem selbst aktivierten Schreien beschäftigt. Es gibt jedoch eine weitere Art des Schreiens. Neben selbst aktiviertem Schreien ist diese Form für Eltern am frustrierendsten und die am wenigsten verstandene. Manche Menschen möchten nicht erfahren, worum es wirklich geht oder es nicht glauben, wenn man es ihnen erzählt. Andere wiederum verstehen, worum es geht und dass es vollkommen einleuchtend ist, aber dann wollen sie alles vergessen, weil es ihnen unangenehm ist, genauso wie ich das Schreien und die Geräusche des Würgens meiner Tochter beim Absaugen nach ihrer Geburt vergessen möchte.

Sie könnten sich die Frage stellen: „Wenn alle körperlichen Bedürfnisse meines Babys erfüllt sind, wir liebevoll und empathisch zu unserem Baby sind, so dass vermutlich auch alle seine emotionalen Bedürfnisse befriedigt sind, gibt es dann überhaupt noch Gründe, weshalb es schreien sollte?“ Die Antwort lautet: Jede Menge. Babys haben gerade den härtesten und schmerzvollsten Übergang ihres Lebens hinter sich.

Ich möchte an dieser Stelle allerdings auch betonen, dass eine Geburt ein absolut normaler Vorgang ist. Es geschieht jeden Tag auf der ganzen Welt. Wir sind da alle durchgegangen. Was auch immer geschieht, wie auch immer die Geburt abläuft, es ist ein

Wunder, ein besonderes Übergangsritual und in diesem Sinne wunderbar. Wir neigen jedoch dazu, darin eine glückliche und schöne Erfahrung sehen zu wollen - und zwar ausschließlich. Allzu oft ist das nicht der Fall. Es gibt Momente, in denen es eine schwierige und anstrengende Erfahrung ist.

Häufig erleben die Eltern die Geburt anders als das Baby. Sobald sie vorüber ist, neigen wir dazu, die Geburt in einem positiveren, weniger intensiven Licht zu sehen. Wir möchten mit dieser Projektion eine bestimmte Erinnerung an die Geburt unseres Babys erschaffen, aber um die bestmöglichen Eltern zu sein, müssen wir stattdessen versuchen herauszufinden, wie unser Baby das vorgeburtliche Leben und die Geburt tatsächlich erlebt hat. Unsere Aufgabe in den ersten Monaten und Jahren besteht darin, so gut wie möglich zu verstehen, wie unser Baby tatsächlich seine Geburt erlebt hat. Wenn wir seine Sprache verstehen lernen, *wird* es uns alles erzählen.

Es gibt jedoch einige nicht so schöne Details der Geburt, die wir bewusst oder unbewusst vergessen und vergessen wollen, als Individuen und als Gesellschaft. Warum? Vielleicht, weil es einfach zu viel ist sich vorzustellen, dass solch ein hilfloses Wesen so große Schwierigkeiten und Traumen durchmacht. Wir sollten die schmerzhaften Details tatsächlich anerkennen, besonders wenn es sich um unser eigenes Baby handelt, oder um uns selbst. Vielleicht *ist* es zu viel, sich vorzustellen, dass es *uns selbst* widerfahren ist. Das würde bedeuten, dass uns etwas Schreckliches, Schmerzvolles und Prägendes widerfahren ist, und wir müssten uns über die Konsequenzen Gedanken machen. Warum sollten wir die Büchse der Pandora öffnen? Aus folgendem Grund: Wenn wir die Büchse nicht öffnen, sind die Würmer dennoch da und nagen an unserem Inneren. Wenn wir keinen Blick in Pandoras Büchse werfen, dann bleibt deren Inhalt bis auf Weiteres erhalten und kann auch im späteren Leben jede Menge unerwünschte Auswirkungen haben. Meistens wächst dieser Inhalt einfach vor sich hin, wird größer und hässlicher, bis er von alleine einen schrecklichen Ausweg findet, so dass wir *gezwungen* sind, uns damit auseinanderzusetzen.

Auch wenn es unerfreulich ist, müssen wir den Realitäten ins Auge sehen. Ich las eines Tages die Wahrheit zum Thema Geburt im Zitat eines Arztes, das etwa so lautete: „Die Geburt ist für die meisten Menschen die gefährlichste Erfahrung, der sie je ausgesetzt werden und kann sogar unter den idealsten Bedingungen zerstörerische Folgen haben."

Um bestmögliche Eltern zu sein, müssen wir nicht nur anerkennen, wie ernst eine Geburt in Bezug auf Schmerz und Trauma für das Baby ist, sondern auch verstehen, wie das Baby davon geprägt wird und was wir tun können. Indem wir die Körpersprache des Babys verstehen lernen und erkennen, wann es wegen einer schmerzhaften Erinnerung schreit, ist es möglich, das Problem ‚Schreianfall' für immer zu lösen.

Das Körpergedächtnis

Wenn ich den Begriff ‚Erinnerungsschreien' verwende, meine ich damit nicht die normale kognitive Erinnerung eines Erwachsenen: „Ach, gestern hatte ich einen Splitter in meinem Finger und deswegen schmerzt er heute." Ich meine ein *Körpergedächtnis* bzw. das ‚implizite Gedächtnis'. Unser Körper erinnert sich an Schmerzen, er ist sogar in ständiger Wachsamkeit, was gefährlichen Schmerz oder emotionale Bedrohungen angeht. Er wird für uns handeln, ohne dass wir auch nur darüber nachdenken müssen. Wenn wir beispielsweise versehentlich unsere Hand auf eine heiße Herdplatte legen, zuckt sie zurück, bevor wir in unserem großen Frontalhirn realisieren, was wir getan haben. Erwachsene verfügen auch über andere Formen der Körpererinnerung: Ein schwacher oder hartnäckiger Schmerz aufgrund eines Unfalls ist eine Körpererinnerung Wenn man von zuviel Zuckerwatte ernsthaft erkrankt ist, wird sich einem der Magen beim nächsten Anblick davon umdrehen. Schmerzen und Beschwerden nach dem Skifahren, nach Wandertouren oder anderen zu anstrengenden Sportarten sind Körpererinnerungen an die physische Erfahrung, die wir erlebt haben. Je intensiver, gefährlicher, schmerzhafter und physisch zerstörerischer die Erfahrung, desto tiefer und langfristiger ist die Erinnerung. Wie würden wir uns fühlen, wenn Schmerzen und Beschwerden von etwas, das wir erlebt haben, fortwährend andauern oder Wochen bis Monate später scheinbar wahllos wiederkehren würden? Für Babys ist dies nach der Geburt Realität.

Die gute Nachricht ist: Wenn wir erkennen, wann unser Baby wegen seiner Erinnerungen schreit, können wir etwas Hilfreiches tun. Wenn wir uns damit behutsam und bewusst befassen, wird es für immer verschwinden. Manchmal werden auch andere Erinnerungen auftauchen und zum Ausdruck gebracht werden, um Heilung zu erfahren. Wenn wir uns damit befassen, wird auch das damit verbundene Schreien für immer vorbei sein.

Können Sie sich vorstellen, wie glücklich ein Baby ist, dessen inneres Erleben ausgeglichen und friedlich ist? Es muss dann nur schreien, wenn es etwas braucht. Die meiste Zeit ist es glücklich, schläft und isst gut. Und wenn es glücklich ist, schläft die ganze Familie gut und ist glücklich.

Wenn wir jedoch ein Baby vom Erinnerungsschreien abhalten, gerät alles außer Kontrolle. Was hinaus geschrien werden muss, wird stattdessen zurückgestopft. Der zurückgehaltene, unerlöste Inhalt führt ein eigenes emotionales und psychologisches Leben, brodelt vor sich hin und wartet nur auf eine Gelegenheit, sich zu äußern. In diesem Fall werden sich die Schreiattacken wegen zurückgedrängter Inhalte ständig wiederholen. Das Baby wird ständig das Bedürfnis haben zu schreien, bis es schließlich hinausschreit, was zum Ausdruck gebracht, gelöst und geklärt werden will.

Was wir für Babys im Zustand des Erinnerungsschreiens, bei Schreiattacken, tun können

Wir können Babys bei ihrer Heilung durch Erinnerungsschreien genauso helfen, wie wir Erwachsenen helfen würden. Hören Sie geduldig zu, beobachten Sie die Details und den Klang seiner Stimme, spiegeln Sie das Baby: „Oh, mein Liebling, Du hörst Dich gerade so wütend, traurig, ängstlich an." Lassen Sie es seine ganze Geschichte erzählen, so lange es will und so oft es das braucht, um schließlich einen Zustand inneren Friedens zu erreichen.

Wenn ein Baby sich im Erinnerungsschreien befindet, gibt es ein ausgeprägtes Gefühl von Im-Fluß-Sein und Zum-Ausdruck-Bringen, weil das Baby zurückgehaltene Energie, Schmerz, Wut, Trauer oder Angst auflöst. Hören Sie einfach geduldig zu, es sei denn, es gerät darüber hinaus in selbstaktiviertes Schreien oder bittet um körperlichen Trost. Ermutigen Sie es sogar, mehr zu sagen oder auszudrücken. Man kann es laut oder im Herzen sagen: „Ich höre Dich, ich höre Dir zu."

Wie auch beim Bedürfnisschreien kann sich ein Baby beim Erinnerungsschreien selbst aktivieren. Für die meisten Babys ist selbstaktiviertes Schreien zusätzlich zu Erinnerungsschreien zu viel. Wenn dies passiert, hört es sich nicht mehr fließend und befreiend an, sondern so, als stecke das Baby in einem sich wiederholenden Kreislauf fest. In diesem Fall ist es wichtig, sofort alles zu unternehmen, was es braucht, um das Baby zu trösten, damit es sich nicht noch mehr aufregt. Dies ist einer der wenigen Fälle, in dem ein weinendes Baby, das sich nicht im Bedürfnisschreien befindet, Trost als Intervention braucht. Es ist eine gute Gelegenheit für das Baby zu erfahren, dass es beruhigt werden und sich selbst beruhigen kann. Hier ist es in Ordnung, die Brust oder einen Schnuller oder einen Finger zu nehmen, beruhigende Töne verlauten zu lassen und beruhigend zu streicheln.

Mütter können manchmal einen Zusammenhang zwischen verschiedenen Arten des Erinnerungsschreiens und bestimmten Augenblicken der Geburt herstellen. Der emotionale Inhalt des Erinnerungsschreiens ist in Resonanz mit einem bestimmten Ereignis, nämlich demjenigen, welches die Erinnerung verursacht hat. Ich habe es oft erlebt, dass einer Mutter bewusst wurde, worum es beim Erinnerungsschreien genau ging. In so einem Augenblick findet ein gegenseitiges Erkennen zwischen dem Baby und seiner Mutter statt. Häufig wird die Mutter dann ebenfalls weinen, weil sie zum ersten Mal versteht, was ihr Baby sagen möchte oder wie das Baby einen bestimmten Abschnitt der Geburt erlebt hat. Dies kann ein sehr heilsamer Augenblick sein, in dem das Erinnerungsschreien häufig endet. zumindest für diesen Abschnitt der Geburt. Friede, Bindung und Liebe kehren ein.

Hartnäckige und schmerzhafte emotionale und körperliche Spannungen können gelöst werden, wenn es uns gelingt, mit Einfühlung und offenem Herzen unseren Babys im Erinnerungsschreien zuzuhören. Friede und Bewusstsein gewinnen dann die Oberhand im inneren Erleben des Babys und damit in seinen Beziehungen zu Eltern und Geschwistern. Die Schreiattacken werden aufhören, wenn das Baby in der Lage war, seine Geschichte zu erzählen und zum Ausdruck zu bringen und wenn seine Eltern diese verstanden haben.

Über den Umgang mit Erinnerungsschreien

Unsere menschlichen Gehirne reagieren auf die Töne eines weinenden Babys mit großer Aufmerksamkeit. Aus diesem Grund ist das Schreien eines Babys für die meisten Menschen *äußerst* aktivierend. Das Gehirn signalisiert Alarmstufe Rot. Unsere Hypophyse alarmiert die Nebennieren, die unserem Körper, unserem autonomen Nervensystem und sogar unserer Psyche signalisieren, dass etwas nicht stimmt und wir uns bereithalten sollen. Wenn wir das Baby kennen und besonders lieb haben, steigert das die emotionale Intensität beträchtlich. Wenn wir darüber hinaus eigene ungelöste emotionale und psychologische Themen in uns tragen, was natürlich bei uns allen der Fall ist, können diese bereits vorhandenen Probleme und Schmerzen tief in unserem Inneren durch das Schreien aktiviert werden. Sind wir nach einem langen Tag oder einer anstrengenden Woche müde oder erschöpft, macht uns das sogar noch anfälliger für emotionale Aktivierung. Ist das der Fall, müssen wir selbst getröstet werden. Wir benötigen Ruhe, Frieden und Entspannung. Wir brauchen definitiv kein schreiendes Baby. Die alten Gefühle, die in uns aktiviert werden, sitzen tief. Sie sind häufig zu lange begraben und wir spüren, wie wir uns die Intensität des Babys vom Halse halten wollen, um weiter funktionieren zu können. Der Impuls, der das Baby zum Schreien bringt, kann aus einer vergleichbaren Tiefe seines Körpers oder seiner Seele kommen, wobei die geteilte Realität vorhandenen Leids schockierend sein kann.

Tatsächlich kann es einfacher sein, sich über Krieg, Flugzeugabstürze und Mord zu unterhalten, als sich hinzusetzen und einem schreienden Baby zuzuhören. Die meisten dieser anderen Geschichten ereignen sich weit weg, wir erfahren davon im Fernsehen oder es betrifft den Freund eines Bekannten oder einen entfernten Verwandten. Unser Mitgefühl wird durch die Entfernung abgefedert. Es trifft uns nicht so tief. Aber präsent und aufmerksam neben einem schreienden Baby zu sitzen, kann uns innerlich tief berühren. Wir empfinden es auf einer anderen Ebene der Realität in einer derart intensiven Wirklichkeit, als befänden wir uns buchstäblich mitten im Schlachtgewühl eines Krieges, als würde unser Flugzeug abstürzen oder jemand versuchen, uns zu töten. Wir können kaum anders, als in einen Schockzustand zu geraten. Wenn wir aber in einem Augenblick, in dem wir für ein Baby präsent und unterstützend sein sollten, in Schock geraten, hilft dies offensichtlich niemandem.

Versuchen wir, für ein Baby im Erinnerungsschreien präsent zu sein, so besteht die größte Schwierigkeit darin, nicht aktiviert zu werden. Wie können wir offen bleiben und nicht in Schock geraten? Einige Menschen sind wegen des ungelösten Schmerzes aus ihrer eigenen Babyzeit sehr anfällig dafür, in Schock zu geraten, wenn sie ein weinendes Baby hören. Den meisten von uns wurde beigebracht, nicht zu weinen. Wir wurden bestraft und beschämt, wenn wir weinten. Die Gefühle und Bedürfnisse zu diesem absolut natürlichen Gefühlsausdruck wurden ausgeschaltet, unterdrückt und tief in unserer Psyche vergraben. Diese Gefühle und Bedürfnisse sind aber nicht verschwunden und können durch das Weinen eines Babys heraufbeschworen werden. Einige Menschen glauben tief in ihrem Herzen, dass Weinen *grundsätzlich* schlecht ist. Sie spüren in ihren Knochen, dass jedes Weinen so schnell wie möglich beendet werden sollte. Sie haben sogar eine furchtbare Angst davor, dass die ganze Situation in Chaos und Entsetzen enden wird und alle verrückt werden, wenn das Weinen zu lange andauert. Diese Ängste sind tatsächlich unberechtigt und verzerrt, aber die dahinterliegenden Gefühle, ob irrational oder nicht, sind echt. Weil diese Gefühle und die damit verbundenen Neuropeptide, die unseren Körper überfluten, absolut real sind, müssen sie anerkannt und ernst genommen werden, auch wenn es übertrieben scheint, wenn wir darüber sprechen oder schreiben. Es macht dabei keinen Unterschied, ob die Emotionen auf einen gegenwärtigen Schmerz oder eine aktuelle Gefahr hinweisen, ob es sich um eine Erinnerung handelt oder um eine Befürchtung, die Zukunft betreffend. Was empfunden wird, ist real. Gefühle sind real, ob die Situation nun tatsächlich gefährlich und lebensbedrohend ist oder nicht. Eine Sitzung mit Erinnerungsschreien sollte niemals begonnen oder fortgesetzt werden, wenn das Risiko besteht, selbst in einen aktivierten Zustand zu geraten.

Dieses Risiko existiert, wenn ein schreiendes Babys uns zu sehr aufwühlt. Das ist kein guter Zeitpunkt für eine Sitzung mit Erinnerungsschreien. Im Babytherapietraining und in unseren Babykliniken bilden wir unsere Teilnehmer darin aus, präsent zu bleiben, ohne selbst aktiviert zu werden. Dadurch können sie Eltern als Vorbild dienen. Unsere Fachkräfte nehmen an verschiedenen Ausbildungsmaßnahmen teil, um ihre eigenen prä- und perinatalen Themen zu entdecken und aufzulösen. So können sie offen, unterstützend und einfühlend bleiben, ohne selbst in die Nähe eines Schockzustands zu geraten. Für Babys ist das ein großes Geschenk. Einige Eltern können dies ganz von alleine. Aber was ist mit den Eltern, die Gefahr laufen, in Gegenwart eines Babys, das gerade mit Erinnerungsschreien beschäftigt ist, in hohem Maße aktiviert zu werden? Was ist mit den Eltern, welche nicht die Möglichkeit haben, eine erfahrene Fachkraft aufzusuchen? Wie können sie ihre Babys im Erinnerungsschreien unterstützen, damit sich diese aus der Hölle ihrer Schreiattacken befreien?

Am besten macht man sich allmählich mit Erinnerungsschreien vertraut. Wenn alle Bedürfnisse des Babys erfüllt sind und es trotzdem schreit, dann erlauben Sie ihm, solange zu schreien, bis Sie beginnen, sich unwohl zu fühlen. Dann trösten Sie es so, wie Sie es gewohnt sind. Im Laufe der Zeit kann man die Zeiträume, in denen man dem Baby erlaubt zu schreien, verlängern, ohne selbst aktiviert zu werden.

Ein weiterer Vorschlag, der aber für einige schwieriger umzusetzen sein wird: Erlauben Sie dem Baby zu schreien und hören Sie ihm zu. Wenn Ihre eigenen Gefühle hochkommen möchten, dann erlauben Sie ihnen, zu fließen. Es schadet dem Baby im Erinnerungsschreien nicht, wenn Eltern zu weinen beginnen, denn sie vergessen auch inmitten ihrer eigenen Gefühle den Prozess des Kindes nicht. Die Sicherheit und das Wohlergehen des Babys hat jedoch jederzeit Vorrang.

Die kraftvollsten Sitzungen, die ich erlebt habe, waren jene, in denen das Baby und beide Eltern sich erlaubten, ihre Tränen fließen zu lassen. Wenn schließlich alle mit dem Weinen aufhörten, wurde Erleichterung und eine bleibende Veränderung in der Familienkonstellation spürbar. Viele Eltern, die an Sitzungen teilnahmen, weil sie von den Schreianfällen ihres Babys geplagt wurden, berichteten anschließend, dass diese danach dauerhaft verschwanden!

Schließlich ist es hilfreich, anfangs Unterstützung zu haben, falls man sich in Bezug auf Erinnerungsschreien unsicher fühlt. Der Partner oder die Partnerin, eine beste Freundin bzw. ein bester Freund oder Großeltern können eine große Hilfe sein, wenn man sie zu einer Sitzung mit dem Baby im Erinnerungsschreien einlädt. Jemand, der objektiv bleiben kann, sich durch das Schreien nicht aktivieren lässt und den Unterschied zwischen dem sich lösenden, heilenden Erinnerungsschreien und dem statischen, sich wiederholenden selbstaktivierten Schreien erkennen kann. Erinnerungsschreien sollte man am besten laufen lassen, bis es von alleine wieder aufhört. Selbstaktiviertes Schreien dagegen ist eine Form des Bedürfnisschreiens und erfordert Trost und Beruhigung anstelle von Ermutigung.

Sitzungen mit Babys im Zustand des Erinnerungsschreiens

Wie kann man nun Erinnerungen an das Geburtstrauma, das sich in der Körpersprache des Babys ausdrückt, auflösen, wenn ein Säugling uns die zuvor beschriebenen Zeichen gibt? Die meisten Eltern versuchen natürlich, das Schreien ihres Kindes zu kontrollieren und zu verringern. Wenn das Baby sich die Augen reibt, interpretieren die meisten Eltern dies als ein Zeichen von Müdigkeit und versuchen, das Kind so rasch wie möglich hinzulegen. Andere Eltern, die sich Sorgen darüber machen, dass ihr Baby sich verletzen könnte, sagen zu ihrem Baby: „Nein, mein Süßes" und versuchen vielleicht sogar, seine Händchen von den Augen wegzunehmen. Keine dieser Herangehensweisen hilft dem Baby jedoch, die Lösung zu finden, die es braucht. Viele Eltern unterdrücken in bester Absicht das natürliche Bedürfnis des Babys, seinen Schmerz zu äußern und ihn damit aufzulösen. Nur so konnte es geschehen, dass Schreianfälle zu einer um sich greifenden ‚Krankheit' wurden, die weltweit Kinderärzte, Psychologen und Eltern beschäftigt.

Eltern helfen ihrem Baby am besten dadurch, dass sie den Wortschatz, mit dem das Baby kommuniziert, erlernen und gleichzeitig verstehen, dass Weinen und Schreien hilfreich sein können. Auf dieser Grundlage können sie ihrem Baby zuhören und es beobachten, wenn es in seinen Prozess geht. Wenn wir Vertrauen haben und mutig genug sind, statt wie oben beschrieben, den natürlichen Prozess des Babys zu unterbrechen, fühlt das Baby den Raum und die Erlaubnis, in einen tiefen und heilenden Prozess einzusteigen. Wenn die Eltern bei diesem Prozess einfühlend gegenwärtig und während des sich entwickelnden Erinnerungsschreiens geduldig und geerdet bleiben, wird das Baby die restliche Arbeit selbst erledigen.

Vermutlich wird dann folgendes geschehen: Das Baby wird den betroffenen Körperteil, Augen, Nase, Wangen oder Kopf durch Reiben, Kratzen oder Stoßen weiter aktivieren. Üblicherweise wird es das irgendwann für einen Augenblick unterbrechen, um zu sehen, ob man mit ihm in einfühlendem Kontakt ist und es die Erlaubnis hat, fortzufahren. Wenn es die Erlaubnis wirklich erhält, wird es zu seinem inneren Prozess zurückkehren. Normalerweise wird die Aktivierung der Erinnerung sich vertiefen und an Intensität zunehmen, so dass die aufgestaute oder feststeckende Erinnerung sich ‚lösen' kann. Diese ‚Erlaubnis' ist ein wichtiger Bestandteil unserer empathischen Unterstützung, Babys brauchen das. An einem bestimmten Punkt wird das Schreien einsetzen, mit einer Fülle von Ausdrucksmöglichkeiten: wütend, traurig, ängstlich, scharf, klagend, nachtragend oder frustriert. Hören Sie dem

Schreien sorgfältig zu, und Sie werden die Details der Geburtsgeschichte des Kindes erfahren. Oder es erzählt eine andere tief emotionale Geschichte, so dass das Trauma aus seinem Körper befreit werden kann. Man sollte darauf vorbereitet sein, dass Babys sich sehr tief und sehr lange mit Schreien und der Lösung des Traumas beschäftigen können. Vielleicht übersteigt das Ihre Toleranzgrenze oder das Baby wechselt durch das Weinen zu selbstaktiviertem Schreien, so dass das Weinen nicht länger lösend ist, sondern statisch wird oder sich in einer Schleife bewegt. In beiden Fällen muss man eingreifen und das Baby trösten, so gut man kann. Es kann sein Weinen dann in einer anderen ‚Sitzung' fortsetzen und abschließen.

Für manche Menschen mag es sich seltsam anhören, wenn sie lesen, dass die beste Art, ein schreiendes Baby zu unterstützen, darin besteht, geduldig und einfühlend präsent zu bleiben. Das ist mir bewusst. Ich weiß auch, dass einige, die das Grundprinzip und die Beweggründe hinter diesem Vorschlag erkennen können, sich dennoch sehr schwer damit tun, diese ‚Methode' der einfühlsamen Präsenz auszuprobieren und so lange dabei zu bleiben, wie das Baby es braucht. Üblicherweise können Babys viel länger schreien und dabei Traumen auflösen, als die meisten Eltern es aushalten können. Energie und Lautstärke nehmen an Intensität solange zu, bis eine ‚Lösungsschwelle' erreicht ist. An genau dieser Stelle des Schreiens lässt das Baby die letzten Details seiner Geschichte los. Möglicherweise ist dies die Schwelle, an der es am schwierigsten ist, zuzuhören, aber wenn ein Baby diese Lösungsschwelle erreicht, dann lösen sich auch die durch das Trauma verursachten neuronalen Verbindungen. Die betreffende ‚Datenautobahn' verringert sich zu einem kleinen Pfad oder verschwindet schließlich ganz. Das Baby steckt nicht länger in einem neuronalen Netzwerk fest, das sich immer wieder in ungewollter Körpersprache äußert: der Be- oder Verhinderung von Schlafen, Essen oder Krabbeln. Unerklärliche oder übertriebene emotionale Aktivierungen hören auf. *Der Schreianfall ist geheilt.*

Darüber hinaus gibt es noch eine wunderbare Zugabe. Die Neuronen, ihre Axone und Dendriten, welche an der Trauma-Datenautobahn beteiligt waren, sind befreit und können andere Verbindungen eingehen. Die Gehirnkapazität des Babys wird damit verbessert: Kreativität, Freiheit und Selbstvertrauen nehmen zu. Neue Optionen und großartige Möglichkeiten tun sich auf.

Babys haben eine erstaunliche seelische Stärke in Bezug auf das Schreien und die tiefe emotionale Arbeit. Sie übertreffen darin häufig ihre Eltern. Väter und Mütter, für die Erinnerungsschreien neu ist, neigen dazu, die Sitzung mit ihrem Baby zu beenden, weil sie selbst aktiviert wurden. Die Eltern kommen dann zu dem Entschluss, das Baby habe lange genug geschrien, oder sie verwechseln lösendes Erinnerungsschreien mit selbstaktiviertem Schreien und beenden den Prozess. In beiden Fällen kann das Baby seinen Lösungszyklus nicht abschließen. Dann haben wir ein ‚halboffenes' Baby. Bei halboffenen Säuglingen sickern die Erinnerungen durch. Sie werden häufig so lange weinen, wimmern und unruhig sein, bis sie den begonnenen Prozess beenden können. Manche Eltern sind dann enttäuscht, verlieren die Hoffnung oder denken, dass Erinnerungsschreien nicht funktioniert. Sie sagen, sie hätten es versucht, aber es hätte die Schreianfälle nicht behoben. Dieses Problem tritt jedoch nur dann auf, wenn ein Kind beim Erinnerungsschreien zu früh unterbrochen wird.

Wenn Sie und Ihr Baby sich auf eine Sitzung mit Erinnerungsschreien einlassen, werden dabei eine Menge eigener Gefühle ausgelöst. Sie könnten sich Sorgen darüber machen, dass Sie und Ihr Baby es nicht bis zum natürlichen Ende schaffen könnten, in dem das Baby alles bekommt, was es braucht, um das Weinen in seiner eigenen Zeit und seinem eigenen Rhythmus zu beenden. Ich schlage vor, dass Sie es dennoch ausprobieren. Es funktioniert. Einige einfühlende Mütter und Väter haben intuitiv herausgefunden, dass es eine gute Idee ist, ihr Baby, wenn es gesund ist, so oft im Erinnerungsschreien zu belassen, wie es dieses benötigt. Die Ergebnisse bestätigen ihre Intuition: Ein glücklicheres Baby, das weniger schreit, besser schläft und sich schneller entwickelt. Und was den Rest der Welt betrifft: Warum ist es ein solches Tabu, dem Baby beim Schreien zuzuhören? Weil man dafür auf einer emotionalen Ebene etwas investieren und sich verbindlich einlassen muss. Für viele Menschen ist es viel einfacher, die Brust oder einen Schnuller in den Mund zu schieben oder das Baby mit Tönen wie „schhh" zu beruhigen.

Nachdem ich nun dazu ermutigt habe, mit dem Baby behutsam Sitzungen mit Erinnerungsschreien durchzuführen, möchte ich einige Richtlinien mit auf den Weg geben, damit die Erfahrung vollständig und befriedigend wird. Zunächst: Man sollte keine Sitzung beginnen, wenn man dafür nicht genügend Zeit und Unterstützung hat, selbst wenn das Baby sich ‚in den Startlöchern' befindet. Es ist nicht ratsam, eine Sitzung zuzulassen, wenn man irgendwo hin muss, das Essen zubereiten soll, müde ist oder sich emotional instabil fühlt. Einige erfahrene Eltern fühlen sich sicher genug, die Sitzung mit ihrem Baby alleine durchzuführen. Es ist jedoch für viele sinnvoll, sich am Anfang Unterstützung zu holen.

Der Raum muss geöffnet werden, um einen tiefgehenden emotionalen Prozess zu ermöglichen. Es ist ein heiliger Moment. Er hat seine eigene Dynamik, die wir nicht kontrollieren können. Dreißig bis fünfundvierzig Minuten an Zeit sind meistens ausreichend. Machen Sie sich keine Sorgen: Ihr Baby wird nicht die gesamte Zeit schreien. Vielleicht sind Sie schockiert, wenn Sie mich sagen hören, dass es ok ist, einem Baby relativ lange Schreiphasen zu erlauben. Ich ermutige kein Baby, ohne Unterbrechung fünfundvierzig Minuten zu schreien, aber manchmal können sich zehn Minuten anfühlen wie fünfundvierzig. Ich möchte Sie auch nicht dazu auffordern, das Weinen Ihres Kindes zu provozieren. Ich möchte nur dazu anregen, Babys dabei zu unterstützen, wenn sie Erinnerungsschreien benötigen. Manchmal schreien Babys etwa fünf Minuten und hören dann auf. Die Sitzung ist damit vielleicht beendet. Oder sie blicken um sich, um festzustellen, ob sie einfühlend unterstützt werden. Wenn sie merken, dass dies der Fall ist, können sie tiefer in ihre Körpererfahrung hineinspüren. Dies erkennt man an einem nach innen gekehrten Blick des Babys, und manchmal zieht sich sein Körper auch ein wenig zusammen, während es in die betroffene Körperregion hinein spürt. Danach können sie wieder mit dem Schreien beginnen. Im Laufe einer dreißig bis fünfundvierzig Minuten dauernden Sitzung kann es daher mehrere Episoden geben, jede mit ihren eigenen Besonderheiten, in der Regel mit zunehmender Tiefe, während das Baby seinen Container für einfühlende Ressourcen austestet, bereitgestellt durch die begleitende Person. In vielen Fällen schreit das Baby nur zehn Minuten richtig laut, schließt ab, was es sagen wollte, schaut dann auf und bittet um eine kurze Umarmung, dankt für die Unterstützung während der Sitzung und ist bereit für alles weitere, was der Tag noch so bringen mag.

Als zweite wichtige Richtlinie sollte man zurückhaltend darin sein, die Sitzung zu beenden, wenn man selbst seine eigenen emotionalen Grenzen erreicht hat. Wenn man bemerkt, dass man sich diesem Punkt nähert, könnte es hilfreich sein, loszulassen und seine Gefühle fließen zu lassen oder sich wieder zu erden: entweder mit einer inneren Ressource oder über den liebevollen Kontakt mit einem Helfer. Wenn das nicht möglich ist, muss man natürlich unterbrechen und mit dem notwendigen Trösten beginnen, ohne sich selbst dafür zu verurteilen. Man kann das Baby nicht im Erinnerungsschreien unterstützen, wenn man es nicht aushält, also sollte man es auch nicht versuchen. Es würde alles nur noch schlimmer machen. Es ist ein Ausdruck von Selbstliebe und Mitgefühl für sich selbst, wenn man sich sagt: „Wow, das ging wirklich an meine Grenzen" oder „Das war wirklich zu viel für mich". Mit zunehmender Erfahrung wird man sich selbst sicherer fühlen und verstehen, dass das Unterdrücken eigener Gefühle, die zum Ausdruck gebracht werden wollen, kein gutes Vorbild für das Baby ist und die Sitzung negativ beeinflusst. Man kann das Baby mit seinem eigenen Weinen nicht verletzen, weil es ein ehrlicher emotionaler Ausdruck ist. Ich bin ziemlich sicher, dass Babys es spüren, wenn man sich zurückhält oder Gefühle unterdrückt. Gemeinsam zu weinen gehört zu den tiefsten emotionalen Bindungserfahrungen, die möglich sind. Wenn man das gemeinsame Weinen beendet, gibt es eine spürbare Empfindung von noch tieferer Liebe. Wenn man seine Gefühle aber unterdrückt, wird sich das Baby weniger sicher fühlen.

Die nächste Richtlinie ist entscheidend. Vermeiden Sie es, eigenen Gefühle wie Unzulänglichkeit, Bedürftigkeit, Scham oder was auch immer auf das Baby zu projizieren, während es mit Erinnerungsschreien beschäftigt ist. Es kann schwierig sein, Projektionen zu vermeiden. Wenn man projiziert, sieht man die Welt und ihre

Bewohner nicht unbedingt so, wie sie in Wirklichkeit sind. Stattdessen überträgt man sein eigenes inneres Erleben nach außen auf die Welt, wie ein Filmprojektor. Allzu oft sehen Mütter den Schmerz ihres Babys und missinterpretieren die Bedeutung des schmerzhaften Gesichtsausdrucks. Einige Mütter meinen, das Baby sage: „Wie konntest Du mir das antun?" oder „Wie kannst Du nur dort sitzen und mich anschauen, während ich weine? Warum hebst Du mich nicht auf?". Wenn man den Säugling mitten in der Sitzung aufheben möchte, *um sich selbst zu beruhigen*, kann das zu unvollendeten Prozessen führen, so, als würde man sein Kind aufnehmen, während es einen Haarschnitt bekommt oder ihm ein Zahn gefüllt wird.

Ich habe den Ausdruck in den Gesichtern von Babys gesehen, denen es erlaubt wurde, zu schreien. Wenn dieser Schmerz genau gesehen und gespiegelt wird, kann der Schmerz abfließen und für immer aufgelöst werden. Das ist unser Ziel. Wir wollen, dass der erlittene Schmerz vollständig herauskommt.

Vielleicht möchten Sie niemals eine Sitzung allein mit Ihrem Baby und seinem Erinnerungsschreien durchführen? Wenn sich das für Sie stimmig anfühlt, dann sorgen Sie dafür, dass Sie Unterstützung erhalten, um während einer Sitzung präsent bleiben zu können. Wenn Sie vermuten, dass es für Sie schwierig sein könnte, empathisch oder geerdet zu bleiben, können Sie vielleicht jemanden fragen, ob er Sie bei der Sitzung begleitet. Mütter sind nach Geburten häufig gefühlsmäßig sehr bewegt und können einige Monate mit Hochs und Tiefs beschäftigt sein. Wenn diese Emotionen geäußert werden können, ist das eine große Erleichterung. Einige Menschen glauben an den Mythos, dass durch das Äußern von Gefühlen ebenso wie durch Weinen diese Gefühle stärker werden oder man seinem Baby Schaden zufügt. Tatsächlich ist das Gegenteil der Fall. Wir Menschen haben Emotionen, damit sie zum Ausdruck gebracht werden können. Solange man sich nicht selbst oder andere verletzt, ist es absolut notwendig, Gefühle zu äußern. Unterdrückte Gefühle sind ungesund und können zu Krankheiten führen.

Normalerweise sind Babys sogar erleichtert, wenn Mütter ihre Gefühle äußern, besonders wenn sie bis dahin unterdrückt wurden. Wenn Sie als Mutter also jemanden kennen, der Sie mag und Sie nicht dafür verurteilt, dass Sie Gefühle haben, dann wäre es sehr hilfreich, diese Person zu einer Sitzung für Erinnerungsschreien einzuladen. Diese Person ist für *Sie* da, als Helfer oder Helferin und als Unterstützung, während das Baby mit seinen Gefühlen beschäftigt ist. Diese Person kann objektiver sein als Sie und darauf aufmerksam machen, dass Sie während der Geburt Ihr Bestes gegeben haben. Sie kann auch daran erinnern, dass Sie Ihr Baby lieben und es Sie ebenfalls liebt und dass es in Ordnung ist, wenn Sie beide Gefühle zeigen. Für eine Freundin, die Sie gut kennt, ist es einfacher, während der gesamten Sitzung geerdet und unterstützend zu bleiben.

Sobald das Baby sich emotional stabilisiert hat und alte Körpererinnerungen aufgelöst sind, werden Sitzungen mit Erinnerungsschreien schließlich überflüssig. Das Baby wird dann nur noch über aktuelle Ereignisse weinen müssen. Das bedeutet, dass es sehr viel weniger weint und wenn, dann geht es meistens um ein Bedürfnis oder einen kurzen schmerzvollen Moment, zum Beispiel, wenn es sich den Kopf gestoßen hat. Alte und tief sitzende traumatische Erinnerungen warten nicht mehr darauf, im Schlepptau des Weinens über aktuelle Ereignisse aufzutauchen. Babys, die Raum hatten für Erinnerungsschreien, sind zugänglicher für Liebe, Spaß und Spiel. Sie sind nicht mehr so gereizt wenn sie einschlafen oder angezogen werden und im Allgemeinen viel zufriedener. Und Sie erinnern sich: Wenn das Baby zufrieden ist, ist die ganze Familie zufrieden! Es mag anfangs vielleicht schwierig sein, Erinnerungsschreien zuzulassen. Aber es lohnt sich.

Wenn ein Baby die Erlaubnis hat, ungelöste Ereignisse seiner Geburt vollständig aufzulösen und zu äußern, dann werden die Erinnerungen an diese Ereignisse ebenso wie die Schreianfälle verschwinden. Die Aktivierung durch das Weinen in Begleitung einer einfühlsamen Bezugsperson hilft auf der körperlichen Ebene, Hyper- oder Hypotonus zu lösen und ein ausgeglichenes Gleichgewicht des Erregungszustands herzustellen. Bänder und Muskeln entspannen sich und sogar die Knochen können sich wieder zurechtschieben. Die Intensität des Weinens und die Lösung der Spannungen wirken dem geburtsbedingten Schädeltrauma entgegen. Die Schädelknochen des Babys verschieben sich und das Gehirn bekommt mehr Raum, neurologisch disfunktionale ‚Datenautobahnen', die nicht mehr gebraucht werden, lösen ihren Zugriff auf Axone und Dendriten. Weil damit Millionen von Neuronen frei werden und sich in anderer Weise als traumagebunden miteinander vereinigen können, konnten wir damit einhergehend viele positive Ergebnisse beobachten: Eine Verbesserung der Seh- und Hörfähigkeit, die Heilung von Ohrentzündungen, selteneres Weinen, besseres Schlafen, verbessertes Krabbeln und Gehen, verstärkter Augenkontakt, bessere verbale Ausdrucksmöglichkeiten und neue Kommunikationsfähigkeiten, weniger Verstopfung, stärkerer Sinn für Humor und eine tiefere und bessere Bindung. Und die meisten dieser Veränderungen sind dauerhaft!

Das Kapitel über das Erinnerungsschreien war in diesem Buch für mich am schwierigsten zu schreiben, weil die meisten Menschen, die in einer westlichen Kultur aufgewachsen sind, meine Vorschläge für ziemlich verrückt halten. Es ist schon schwer genug, einem weinenden Baby zuzuhören, aber es so laut und intensiv schreien zu lassen, wie es möchte? So lange es möchte? Unmöglich. Das sei unmenschlich und retraumatisierend. Die Ursache dieser Meinungen hat nichts mit dem Kind zu tun. Sie liegt im verunsicherten Teil unseres Selbst begründet, der es nicht erträgt, den Säugling weinen zu hören, weil dann allzu häufig auch der eigene innere Säugling, der Verletzte, verzweifelt weint. Das lässt sich nur schwer aushalten. Deshalb gehört es zu den liebevollsten Geschenken die wir nur geben können, unser Baby weinen und es seine Geschichte erzählen zu lassen.

Ich möchte aber auch sehr deutlich sagen: Es *ist* grausam, ein Baby weinen zu lassen, wenn es etwas braucht. Es ist unmenschlich, ein Baby im selbstaktivierten Weinen zu belassen. Es ist grausam und retraumatisierend, ein schreiendes Baby alleine zu lassen. Aber ein Baby sollte nicht von seinem Erinnerungsschreien abgehalten werden, von seinem Bedürfnis, sich zu äußern und seinen Schmerz mitzuteilen. Die Unterscheidung dieser Kategorien ist auch für erfahrene Babytherapeutinnen nicht immer einfach. Wenn das Baby selbstaktiviert schreit, ist eine Fortsetzung der Sitzung nicht hilfreich und man sollte dem Baby helfen, sich zu beruhigen. Wenn man sich nicht sicher ist, dann hilft man dem Baby, wieder ruhig zu werden. Wenn es sich nicht beruhigen lässt, kann es sein, dass es lieber erinnerungsschreien möchte. Die meisten Eltern und Therapeuten können lernen, diese beiden Arten des Schreiens zu unterscheiden.

Viele berühmte Forscher haben die Auswirkungen früher Traumen auf das Verhalten Erwachsener und deren Lebensqualität anerkannt, einschließlich Sigmund Freud und Otto Rank. Dr. Althea Solter war eine der ersten Befürworterinnen des Weinens. In ihrem Buch „Warum Babys weinen" erklärt Solter auf verständliche Weise, dass Babys, denen erlaubt wird, alle Gefühle zu äussern – Ärger wie Freude, Trauer wie Zufriedenheit – lernen, dass sie bedingungslos geliebt werden.

Diese wichtigen Theorien, welche die Rechte von Kindern und deren Traumata anerkennen, sind heute allgemein bekannt und respektiert. Wir müssen sie ernst nehmen und unsere Augen für die Tatsache öffnen, dass die Kindheit bereits im Mutterleib, in der Gebärmutter, beginnt, in der Menschen am verletzlichsten sind. Geburt ist immer prägend, und Weinen ist die Art, wie Menschenwesen in ihrer vorsprachlichen Zeit ihre frühesten Traumen zeigen, bearbeiten, erklären, lösen und heilen wollen.

Der Pränatalpsychologe Dr. William Emerson hat in seiner Organisation ‚Emerson Training Seminars' seine Schüler und Schülerinnen in der Kunst ausgebildet, schreienden Babys einfühlend zuzuhören. Er war Vorkämpfer eines Bewusstseins und Verständnisses für Schreibabys. Seine Arbeit kann nicht hoch genug eingeschätzt werden. Es ist zutiefst bedauerlich, dass dieses Bewusstsein in unserer Gesellschaft wie auch in Fachkreisen nicht stärker verbreitet ist. Alle Eltern und Großeltern sollten das Glück erfahren, ihre geliebten Babys auf tieferen Ebenen zu verstehen.

Wenn Eltern ihren Kindern Erinnerungsschreien ermöglichen, geschieht etwas Erstaunliches. Die Ergebnisse sind sofort sichtbar. Ihr Baby schläft leichter ein, schläft länger und friedlicher, ist glücklicher. Das macht es für alle einfacher, als Familie, gemeinsam, eine weitere Sitzung mit ihrem Baby anzugehen. Es schreien zu lassen, kann anfangs schwierig sein, aber das Kind wird die Möglichkeit beim Schopf packen, wenn wir es zulassen. Es möchte genau das tun. Nachdem die Familie in der Lage war, es beim Erinnerungsschreien zu unterstützen, wird der Stausee zurückgehaltener Geschichten normalerweise abfließen. Die Augen des Babys werden vermutlich klarer sein, es wird einfacher, Augenkontakt herzustellen, sein Gesicht ist entspannter und das Kind ist zugänglicher für Bindung, Spiele und Spaß. Es ist, als ob die nicht geäußerten Erinnerungen in seinem kleinen Körper ähnlich wie vielleicht Migräne gespeichert werden. Das Baby kann erst dann vollkommen präsent in der Welt und bei uns sein, wenn die ‚Kopfschmerzen' verschwunden sind. Zuerst muss etwas geheilt werden. Der Säugling weiß davon nicht auf eine normale kognitive Art, so wie ein älteres Kind wüsste, dass es seine Temperatur messen lassen muss, weil es sich krank und heiß anfühlt und vielleicht Fieber hat. Aber der Körper des Babys weiß es. Irgendetwas stimmt nicht, und bis es sich hiermit nicht befasst hat, kann es nicht auf energetisch klare Art anwesend sein, genauso wie es uns erginge, wenn wir uns von einem Ski- oder Motorradunfall erholen würden.

Das Reiben der Augen, als Phänomen nicht zufälliger Baby-Körpersprache, ist eine von verschiedenen typischen Bewegungen, die Säuglinge machen. Es ist ein mögliches Signal für ein ungelöstes Geburtstrauma. Wenn das Baby sich an den Ohren zieht, kann es bedeuten, dass es einen Druck von *innen* spürt. Ein Weg zur Lösung des Drucks besteht darin, dem Baby die Erlaubnis zum Erinnerungsschreien zu geben. Vielleicht braucht es ein paar ‚Sitzungen', aber es kann helfen, kontrahiertes Gewebe sowie den dazugehörigen emotionalen Inhalt zu lösen. Erinnerungsschreien kann sehr dazu beitragen, Ohrenentzündungen, eine verbreitete Kinderkrankheit, die üblicherweise routinemäßig mit Antibiotika behandelt wird, zu vermeiden. Ich habe es erlebt, dass chronische Ohrentzündungen vollständig und für immer geheilt wurden durch die Behandlung des Babys mit Erinnerungsschreien und anderen Methoden zur Auflösung von Geburtstraumen.

Auch andere Formen der Körpersprache können Signale für ein Geburtstrauma sein: Insbesondere wenn diese den Kopf betreffen und ganz besonders, wenn sie häufiger auftreten und sich wiederholende Muster ergeben. Ein während der Geburt entstandenes neuronales Netzwerk des Gehirns sendet fortwährend Signale: Ständiges Durchstrecken des Rückens, Kontraktionen über dem Bauchnabel sowie unaufhörliches Strampeln mit den Beinen oder Wedeln mit den Armen können Signale für ein vorgeburtliches Trauma sein. Wenn Sie mit Ihrem Baby Zeit verbringen und dabei den Signalen seiner Körpersprache zuhören möchten, werden Sie meistens erkennen, ob es sich mental wie körperlich auf Erinnerungsschreien zubewegt.

Alle diese Körpersignale können im Rahmen von Sitzungen mit Erinnerungsschreien bearbeitet werden, sofern es sich um Erinnerungen an Traumen handelt. Wenn Sie Ihr Baby wirklich verstehen und ihm helfen möchten, besteht die beste Methode in einfühlender Präsenz sowie darin, in Bezug auf wiederkehrende Bewegungen und Erinnerungsschreien aufnahmebereit/offen zu sein. Wenn ein Kind auf diese Weise zu weinen beginnt, teilt es sich auf einer tiefen und persönlichen Ebene mit. Neugierde und Fragen der Eltern werden vom Baby oft beantwortet. Außerdem fühlt es sich besser, schläft ruhiger und schreit danach weniger.

Das Erlernen von Präsenz und genauer Einfühlung sowie die Teilnahme an einer Sitzung mit Erinnerungsschreien ist nicht unbedingt einfach für viele Eltern. Wenn es sich für Sie so anfühlt, als könnten Ihnen die Sitzungen zu intensiv sein, dann schlage ich vor, diese nur mit erfahrenen Babytherapeuten oder einem geerdeten, geduldigen und geliebten Menschen durchzuführen oder gar nicht. Gleiches gilt, wenn Sie intuitiv spüren, dass es nicht richtig wäre, solch eine Sitzung mit dem Baby allein durchzuführen.

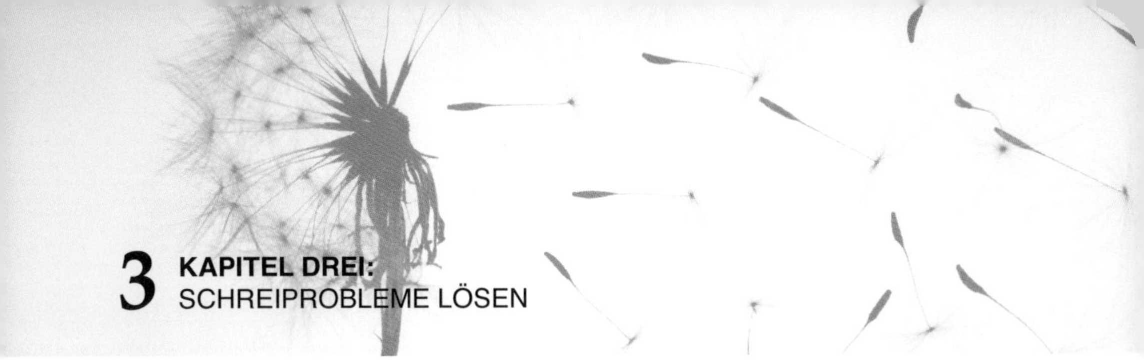

3 KAPITEL DREI: SCHREIPROBLEME LÖSEN

Babys. Sie sind die liebenswertesten, unschuldigsten und wertvollsten Wesen der Welt. Ob es unser eigenes Baby ist, ein Enkelkind, das Kind einer Freundin oder einfach irgendein Säugling, der im Buggy gefahren wird, wir schmelzen dahin und geraten in einen weichen, gefühlsduseligen Zustand. Wir beginnen, in einer Sprache zu sprechen, die uns in anderem Zusammenhang ausgesprochen peinlich wäre. Aber das ist ok: Es ist ein Baby!!!

Ich hörte einmal einen Evolutionsbiologen die Frage aus einem Buchtitel beantworten: „Warum sind Babys so *süß*?“ „Nun, Gott hat dafür gesorgt, dass Babys so süß sind, damit sie nicht liegengelassen werden. Tatsächlich sind fast alle Babys im Tierreich süß. Wahrscheinlich macht es sie liebenswerter, so dass Mütter eine verstärkte Neigung haben, sich um sie zu kümmern und Väter eine geringere Neigung haben, sie aufzuessen.“ Ich *habe* schon mal jemanden zu einem Baby sagen hören, „Du bist so süß, dass ich Dich fressen könnte!“

Im Laufe der Jahre habe ich viel über Babys und Eltern gelernt. Babys *sind* süß, aber nicht ständig. Babys *sind* kleine Bündel voller Freude, aber nicht immer. Babys können schreien wie verrückt: Viel zu laut und viel zu lang und zu den unmöglichsten Zeiten. Wenn unsere Babys, nachdem sie ein Bäuerchen gemacht haben, ihre Windeln gewechselt, sie angezogen, gefüttert, geliebt und geschaukelt wurden, intensiv schreien, treibt das die aufgewühlten Eltern meistens fast in den Wahnsinn. Sie versuchen alles, um das geliebte rotgesichtige, tränenäugige, laufnäsige Baby dazu zu bringen, mit dem Schreien aufzuhören.

Was ich auf jeden Fall gelernt habe: Babys, so klein, unschuldig und hilflos sie sind, haben einen gewaltigen Einfluss auf die Familiendynamik. Schreiende Babys machen tief in unserem Körper etwas mit uns. Dieses ‚Etwas' verlangt nach der Aufmerksamkeit der Eltern und beeinflusst jeden, der in Hörweite des Babys ist. Als

Menschen sind wir biologisch gewissermaßen programmiert: Ein schreiendes Kind können wir nicht ignorieren. Wir müssen alles versuchen, um das Schreien zu beenden.

Warum ist ein weinender Säugling so schwer zu ertragen? Weil seine Schreie tief in unseren Körper und in unsere Psyche eindringen. In unserem Gehirn haben wir ein Organ, das wie ein Alarmschalter funktioniert: Die Amygdala. Zu ihren Funktionen zählt die sofortige Informationsvermittlung an das restliche Gehirn, sobald ein Notfall eintritt. Ein schreiendes Baby signalisiert einen Notfall, denn es könnte in Gefahr sein und sofortige Hilfe benötigen. Wenn unser Gehirn in den Modus der ‚Alarmbereitschaft' umschaltet, fließen Erregungshormone, die Beunruhigung und Stress auslösen, falls die Krisensituation nicht behoben wird. Unser gesamtes System verbleibt in einem Zustand hoher Erregung, wenn die Bedürfnisse des Babys nicht erfüllt werden und es weiter schreit. Das kann die gleichen furchtbaren Gefühle auslösen wie das Auftauchen des sprichwörtlichen Säbelzahntigers, der einst unsere Urahnen jagte, nur dass wir unfähig sind zu kämpfen oder zu fliehen. Das größte Problem entsteht allerdings, wenn die Bedürfnisse des Babys erfüllt *sind* und es dennoch weiter schreit (Erinnerungsschreien). Ein Teil von uns empfindet das so, als wäre der Säbelzahntiger tatsächlich in der Nähe.

Als Eltern oder unbeteiligte Zuschauer können wir das Gefühl haben, dass das Schreien aufhören *muss,* und wir werden uns unzulänglich fühlen, wenn wir das Schreien nicht stoppen können. Babys schreien nicht, weil sie das so wollen, sondern weil sie es müssen. Das sollten wir immer bedenken. Wenn wir so verzweifelt sind, dass wir meinen, unser Baby schreit, weil es einen Plan hat oder uns manipulieren möchte, wird unser Handeln vollends ineffektiv und das Schreien geht weiter. Tatsächlich können wir unser Baby auf einer emotionalen Ebene verletzen, wenn wir auf Basis solcher Annahmen handeln, was die Sache nur noch schlimmer macht. Säuglinge wollen verstanden werden und erkennen, wenn sie richtig gesehen werden. Ausnahmslos jedes Baby hat das Recht, sich „wie ein Baby zu verhalten", weil es ein Baby *ist*. Babys sind weder Pläneschmiede noch Intriganten noch Manipulatoren.

Sie können nicht anders, als in ihren Äußerungen vollkommen ehrlich zu sein. Sie *sind* einfach ihre Gefühle.

Auf sozialer Ebene sind Babys sehr einflussreich. Wenn in einer Familie das Baby unglücklich ist, so ist es die gesamte Familie ebenfalls. Darum gilt natürlich auch, wenn das Kind glücklich ist, ist die ganze Familie glücklich. Die Zufriedenheit eines Säuglings ist genauso ansteckend wie sein unaufhörliches Schreien an den Nerven zerrt. Ich weiß auch, dass Babys selbst einfach nur glücklich sein möchten. Bei den meisten gibt es jedoch einige grundlegende Themen, die geklärt werden müssen, damit sie noch glücklicher sein können. Wenn wir herausfinden können, worum es sich bei diesen Themen handelt und wie wir Kindern geben können, was sie brauchen, bekommen wir glückliche, gesunde, liebevolle Babys und damit ebenso glückliche Familien!

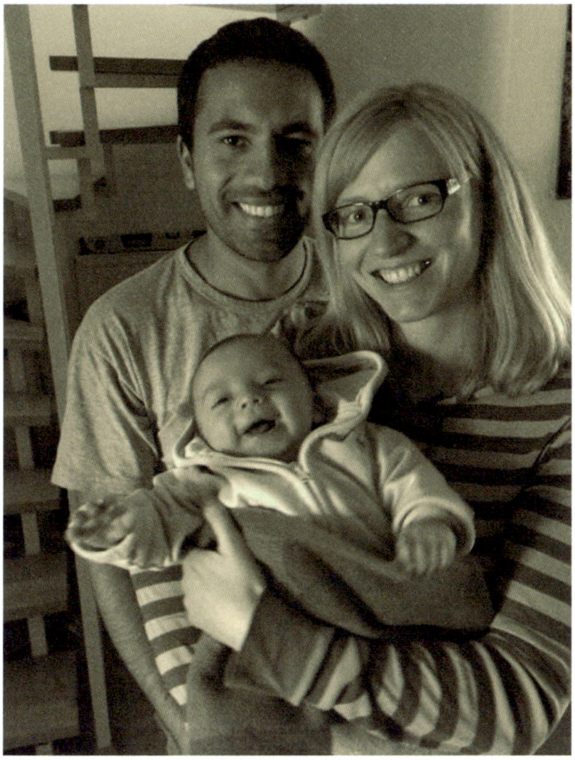

3.1 Ein glückliches Baby mit seinen glücklichen Eltern

Warum nur scheinen einige Babys von Natur aus glücklicher zu sein, während andere öfter reizbar und traurig sind und wieder andere, so genannte ‚brave' Babys, apathisch und teilnahmslos herumliegen und viel schlafen? Wie kommt es, dass Geschwister, sogar eineiige Zwillinge, so unterschiedliches Temperament aufweisen können, insbesondere wenn es um Schlafen und Essen geht? Wieso reagieren wir so extrem auf das Schreien unserer Babys und fühlen uns so verzweifelt, wenn wir ihnen nicht helfen können? Wie kann es sein, dass ein Baby gefüttert, sauber, warm sein kann und trotzdem schreit? Was ist ein Schreianfall? Es ist sowohl sehr beruhigend als auch ein großes Geschenk, wenn Eltern die Antworten auf diese Fragen bekommen: Ein Geschenk für die Eltern, Brüder und Schwestern und natürlich auch für das Baby.

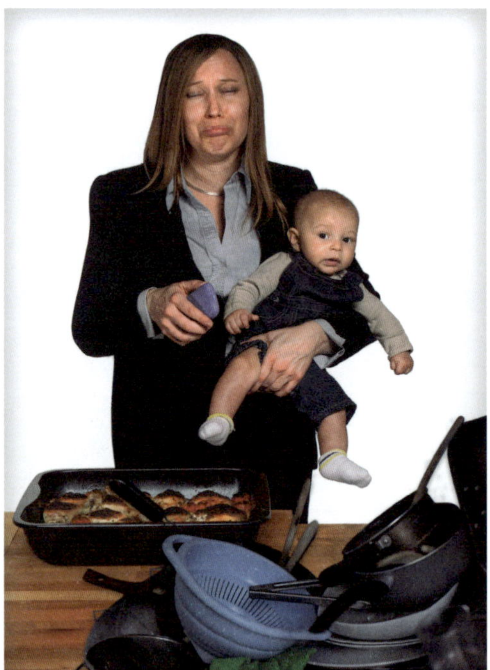

3.2 Der ganz normale Alltag mit einem Baby kann zu Überforderung führen. Vor allem wenn Mütter hohe Ansprüche haben, quälen sie sich damit, Beruf, Haushalt und die Bedürfnisse ihres Babys in Einklang zu bringen

Als Mann fällt es mir manchmal schwer zuzugeben, dass ich Babys immer schon geliebt habe und von ihnen fasziniert war. Ich möchte sie im Arm halten, riechen, mit ihren Händen und Füßen spielen, ihnen in die Augen schauen. Ich gehöre zu denen, die sich bei Fantasien und Wünschen ertappen, noch mal ganz von vorne anzufangen. Ich wusste nicht genug über Säuglinge, bis meine eigenen Babys zu Kindern herangewachsen waren, und allzu oft sehne ich mich danach, mit meinem heutigen Wissen in die damalige Zeit zurückgehen zu können. Meine inzwischen erwachsenen Kinder können das nicht mehr hören und sagen dann Dinge wie, „Dad, Du hast es gut genug gemacht und außerdem kannst Du Dich immer noch ändern. Wie wär's, wenn Du *jetzt* damit anfängst?" Oder, „Dad, Du kannst nicht jedes Mal, wenn wir einen Fehler machen, dafür Verantwortung übernehmen. Wir würden gerne unsere eigenen Fehler machen, *bitte*."

Heute ist es mein Beruf, anderen Eltern zu helfen, jene Fehler zu vermeiden, die mir damals unterlaufen sind. Mehr als alles andere geht es mir bei dieser Hilfe darum, Dinge effizient, bewusst und vertrauensvoll zu tun, indem ich Eltern vermittle, was ihr Baby ihnen mitteilt und ihnen helfe, es zu *verstehen*. Ein Säugling wird sich Ihre Aufmerksamkeit sichern und sie so lange behalten, wie er sie braucht. Sie könnten also genauso gut herausfinden, worum es Sie bittet und wie Sie es ihm geben können. Damit tun Sie sich beiden etwas Gutes. Eltern können ihren Babys nahezu immer geben, was diese brauchen, *wenn* sie verstanden haben, was es ist. Es ist zumeist viel einfacher als die Versuche der überwiegenden Mehrheit der Eltern, wenn sie am Ende ihrer Kräfte sind. Und diesen Zustand erreichen die meisten nur allzu oft.

Selbstfürsorge für Eltern

Ich werde über Familienharmonie im Kontext der klassischen Familienkonstellation sprechen: Baby, Mutter und Vater, ohne allein erziehende oder gleichgeschlechtliche Eltern benachteiligen zu wollen. Die folgenden Ratschläge sind für die wichtigste Bezugsperson, Ko-Eltern und alle anderen unterstützenden Bezugspersonen gültig.

Zu den größten Missverständnissen, unter denen Eltern leiden, gehört die Vorstellung, dass es nicht zulässig ist, völlig hilflos, inkompetent, frustriert, erschöpft oder sogar schlicht wütend auf das Baby zu sein. Es kann eine große Erleichterung sein, die Erwartung loszulassen, man solle eine perfekte Mutter oder ein perfekter Vater sein. Das bedeutet nicht, dass man das Kind vernachlässigt. Vielmehr erlernt man während der eigenen Entwicklung zu einem großartigen Elternteil, auch besser für sich selbst zu sorgen. Es ist absolut *nicht* normal, dass Alltagsthemen den ganzen Tag über glatt ablaufen, wenn man ein Baby hat. Die Herausforderung in der Zeit der Elternschaft besteht darin, sich selbst Raum für Gefühle geben.

Das vorgeburtliche Leben und die ersten beiden Lebensjahre sind für die Kindesentwicklung am bedeutendsten: Gehirn, Körper, emotionale Tendenzen, Stressresistenz, das Verhältnis zu Körperkontakt, zu Beziehungen und sozialen Interaktionen werden geprägt. Diese Zeit geht so schnell vorüber und wenn sie verstrichen ist, so ist dies unwiederbringlich und vollständig der Fall.

In diesem wesentlichen Lebensabschnitt wird die Basis für nahezu alle Verhaltensmuster gelegt, für Reaktionen auf Stress sowie für soziale, persönliche und körperliche Impulse des weiteren Lebens. Leider ist diese Zeit auch die schwierigste Phase für die Eltern. Man ist erschöpft, ausgelaugt, leidet unter Schlafentzug und sehnt den Tag herbei, an dem man nicht immer und immer wieder mitten in der Nacht aufstehen muss, um das Baby zu versorgen und zu beruhigen. Jeder Mensch wird es irgendwann müde, Windeln zu wechseln, zu stillen oder das Fläschchen zu geben, das Kleine anzuziehen, auszuziehen und wieder anzuziehen. Und dann muss man auch noch das immer schwerer werdende Baby mit sich herumtragen, es in den Autositz setzen und wieder hinaus heben, während es sich windet wie eine Katze im Sack!

Eltern beschweren sich regelmäßig darüber, zwischen all den glückseligen Augenblicken, die seltener stattfinden und kaum so lange andauern, wie sie es erwartet haben oder es sich wünschen. Sie haben nie genug Zeit, nie genug Schlaf, nie genug *Raum*. Ihr Leben fühlt sich dicht und eng an. Den meisten Menschen lässt ihr Leben bereits vor dem ersten Baby nicht genügend Zeit, um optimal für sich zu sorgen. Dann ist das Baby da und von der ersten Stunde an verändert sich das Leben für immer. Säuglinge verschlingen Zeit wie die Wüste das Wasser.

Meistens ist die Mutter die wichtigste Bezugsperson. Meine Anregungen gelten jedoch für jede wichtige Bezugsperson, ob Mutter, Vater, Ko-Eltern, Großeltern oder andere: Lernen Sie, für sich selbst zu sorgen! Nehmen Sie jede Hilfe an, die Sie bekommen können.

Hier ein paar Vorschläge:

- Bitten Sie einen Verwandten, einen Freund oder eine Freundin, auf das Baby aufzupassen, so dass Sie für sich selbst einkaufen gehen oder sich massieren lassen können.
- Gönnen Sie sich eine Massage, egal was es dafür braucht.
- Bitten Sie jemanden aus Ihrem Verwandten- oder Freundeskreis, Haus und Wäsche zu säubern.
- Erlauben Sie jemandem, für Sie zu kochen und mit Ihnen gemeinsam zu essen, während Sie erzählen, wie sich Ihr Leben verändert hat.
- Gönnen Sie sich eine weitere Massage.
- Verlassen Sie das Haus und die Umgebung, in der Sie beide normalerweise eingesperrt sind: Lange Spaziergänge im Park, Essen im Restaurant usw. Es fühlt sich meistens sehr gut an, zusammen nach Hause zu kommen. Ihr Baby wird meistens schlafen.
- Verabreden Sie sich außer Haus mit Ihrem Partner bzw. Ihrer Partnerin.
- Verbringen Sie ein wenig Zeit getrennt von Ihrem Baby, während es in guten Händen ist (z.B. bei Ihrer Mutter). Es ist so schön, Ihr Baby danach wieder zu sehen.
- Sorgen Sie dafür, dass jemand für Sie die Einkäufe erledigt.
- Verbringen Sie, nachdem das Baby ein Jahr alt geworden ist, einmal im Monat eine gemeinsame Nacht mit Ihrem Partner bzw. Ihrer Partnerin außer Haus, selbst wenn es sich dabei nur um eine einfache Pension handelt. Glauben Sie mir, Sie sind nicht so

wichtig für Ihr Baby. Es ist nicht in Gefahr, nimmt keinen Schaden oder fühlt sich verlassen, wenn Sie nicht rund um die Uhr beisammen sind.
- Ab einem Alter von neun Monaten können Sie Ihre Mutter darum bitten, auf das Baby aufzupassen, wenn Sie allein erziehend sind. Ab dem ersten Geburtstag können Sie die Nacht bei Ihrer besten Freundin verbringen, oder lassen Ihre beste Freundin zu Hause bei Ihrem Baby, während Sie bei Ihrer Mutter übernachten und sich verwöhnen lassen.
- Es geht hier darum, dass Sie aus der einschränkenden Routine mit Ihrem Baby ausbrechen und sich um sich selbst kümmern. Ihnen fällt dazu bestimmt noch mehr ein.

Einige Eltern realisieren nicht, dass sie auch bei sehr jungen Babys *nicht die ganze Zeit* da sein müssen! Weitere fürsorgliche und einfühlende Helferinnen und Helfer können sich die Babypflege teilen. Meistens ist das sogar sehr gut für das Kind. Als Hauptbezugsperson denken wir manchmal, dass wir das Baby besser kennen als alle anderen. Deswegen wissen auch nur wir um die *einzig* richtige Lösung, wenn unser Baby hungrig oder unruhig ist oder nicht schlafen kann. Interessanterweise führt unser eigener Stress jedoch in schwierigen Situationen zu bestimmten Routineabläufen und beeinflusst dadurch die Art, mit der wir mit dem Säugling umgehen. Das ist nicht immer gut für das Baby, auch wenn es für Sie funktioniert und das Kind sich beruhigt. Wenn Sie Ihr Baby in andere liebevolle Hände geben, kann das für Sie beide von Vorteil sein. Nun haben Sie die Möglichkeit, andere Methoden kennenzulernen. In der Zwischenzeit bekommen Sie ein wenig dringend benötigte Zeit für sich selbst.

Was Sie unterlassen sollten:

- Geben Sie Ihr Baby niemandem, dem Sie nicht vollständig vertrauen.
- Lassen Sie Ihr Baby nicht allein, wenn es Fieber hat oder krank ist.
- Wenn Sie ausgegangen sind und merken, dass Sie tiefe Sehnsucht nach Ihrem Baby haben: Gehen Sie nach Hause.

- Gehen Sie nur dann aus, wenn derjenige, der bei Ihrem Baby ist, Sie jederzeit erreichen kann. Es ist fast nie nötig, beruhigt aber alle Beteiligten.
- Lassen Sie Ihr Baby nicht *zu* oft mit anderen allein. Sich um sich selbst zu kümmern soll nicht dazu führen, Ihr Baby zu vernachlässigen.
- Setzen Sie sich keine Beschränkung bezüglich der Anzahl freiwilliger Helfer. Eine Mischung aus Menschen unterschiedlichster Art ist hilfreich. Säuglinge und Kleinkinder sind dafür bekannt, dass sie Fürsorge durch unterschiedliche Personen als bereichernd erleben, solange sie geliebt werden und in Sicherheit sind.

Sobald Sie herausgefunden haben, wie Sie den Raum und die persönliche Aufmerksamkeit bekommen, die Sie als Hauptbezugsperson benötigen, werden Zeitproblem und persönlicher Stress stark zurückgehen. Das bedeutet, dass Sie viel frischer und klarer im Kopf, mit mehr Energie und Selbstvertrauen bei Ihrem Baby sein werden. Frühzeitig gute Entscheidungen zu treffen ist immer besser, als reagieren zu müssen, wenn die Situation sich zu stark aufgeheizt hat.

Mein Freund Bill Ury, ein Experte und Bestsellerautor in Sachen Verhandlungen, sieht im Begriff ‚reagieren' „ein Handeln mit intensivem Gefühl, aber ohne klare Absicht." Bei einem Baby führt das zu nichts. Wenn man Tag für Tag überwiegend alleine mit dem Kind ist, kann es schnell geschehen, dass man nur noch ‚reagiert'. Ebenso, wenn Ihr Baby Ihre ‚Knöpfe' drückt, Sie erschöpft sind und sich niemand um *Sie* kümmert.

Wenn beide Elternteile erschöpft sind, kommt es schnell zu Zwistigkeiten und Streit. In vielen Haushalten mit einem neuen Baby hört man Mütter häufig sagen: „Ich habe die ganze Nacht nicht geschlafen, ich bin die ganze Zeit allein mit dem Baby, ich kümmere mich ums Putzen, Kochen und die Wäsche und Du hilfst mir zu wenig!" Während Väter erwidern, „*Ich* habe die ganze Nacht nicht geschlafen, ich muss den ganzen Tag arbeiten, ich bin erschöpft, wenn ich nach Hause komme, es sieht aus wie ein Saustall und Du hast gar keine Zeit mehr für mich!"

Heute steigt die Zahl allein erziehender und getrennt lebender- sowie gleichgeschlechtlicher Eltern. Die Ratschläge in diesem Kapitel gelten darum für alle Väter und Mütter.

Wenn Eltern sich nicht genug um sich selbst kümmern, können sie sich weder gut um ihre Babys noch um den jeweiligen Partner kümmern. Ihre Beziehung verändert sich, wenn ein neues Baby da ist. Der Säugling kann sich *nicht* um sich selbst kümmern und äußert fortwährend seine Bedürfnisse, ohne dabei Rücksicht auf seine Eltern zu nehmen. Von ihrer Entwicklung her sind Neugeborene nicht in der Lage herauszufinden, was bei Ihren Eltern vor sich geht. Darüber hinaus ist es völlig unrealistisch, von einem Baby zu erwarten, dass es sich ‚benimmt' oder dass es weiß bzw. sich darum kümmert, ob wir gerade vollkommen erschöpft sind oder nicht. In dieser Hinsicht sind Babys, obwohl sie sensibel sind und vieles mitbekommen, anders als andere Menschen. Sie sind noch nicht in der Lage, sich in uns hineinzuversetzen. Es geht ihnen nur um sich selbst und so sollte es auch sein. Sie erleben eine vollkommen neue Wirklichkeit in einem Körper, der bis vor Kurzem in einer grundlegend anderen Umgebung lebte und dessen Bedürfnisse auf vollkommen andere Weise gestillt wurden.

Wir müssen den immensen Übergang berücksichtigen, den Babys durchgemacht haben! Es ist ihre Aufgabe, sich so gut zu äußern, wie sie können, um zu bekommen, was sie benötigen. Die meisten Babys können genau das ziemlich gut. Wie wir gesehen haben, äußern sich Babys ständig in ihrer eigenen Sprache. Da sie jedoch keine Sprache in Form von Wörtern kennen, werden sie häufig nicht gehört und nicht verstanden. Das führt dazu, dass sie irgendwann zu schreien beginnen, immer lauter und immer stärker. Ihr Weinen weckt in uns das starke Bedürfnis, uns um sie zu kümmern. Wir versuchen, sie zu verstehen, so dass sie bekommen, was ihnen fehlt. Schlimmstenfalls sind wir so frustriert, dass wir alles tun würden, um das Geschrei zu beenden.

Ich erzählte früher scherzhaft, dass meine Tochter mir um drei Uhr morgens den Tango beibrachte, während ich sie hielt und mich dabei in verrückten Rhythmen bewegte, damit sie mit dem

Schreien aufhörte. Hätte ich damals gewusst, was ich heute weiß, ich hätte mehr Zeit damit verbracht, sie nur zu halten und lieb zu haben und ihr den Raum zu geben, alles hinaus zu schreien, was sie nur loswerden wollte.

Übereinstimmung finden

Es ist erstaunlich, wie oft Eltern ihr Baby unterschiedlich wahrnehmen und sich deshalb darüber uneinig sind, wie sie herausfordernde Situationen bewältigen wollen. Wenn der Stresspegel hoch genug ansteigt, können Paare entgegengesetzte, sogar feindliche Standpunkte einnehmen. Dies ist für beide nicht gut, geschweige denn für das Baby. In frühen Jahren gegensätzliche Informationen zu bekommen, kann später zu allen möglichen Arten von Problemen führen. Wenn Eltern unterschiedliche Regeln aufstellen, wissen die heranwachsenden Kinder nicht, wo die Grenzen wirklich liegen. Es macht Babys verrückt, wenn sie für jedes Elternteil ein anderes Verhaltensmuster an den Tag legen müssen. Und was geschieht, wenn das Baby mit beiden Eltern zusammen ist, die unterschiedliche Regeln haben? Das Baby landet in einem Loyalitätskonflikt, wenn es zwischen beiden Bezugspersonen wählen muss und könnte später im Leben den scheinbar ‚schwächeren' Elternteil manipulieren, „Also, *Mama* hat es erlaubt!"

Manchmal erkennen Eltern nicht, dass sie sich darüber uneinig sind, wie sie am besten mit ihrem Baby umgehen wollen. Gelegentlich behandeln sie ihr Kind auch auf sehr verwirrende Weise und senden eventuell auch ganz verschiedene oder gegensätzliche Signale. Hin und wieder sind Eltern unter anderem durch ihre eigenen unerfüllten Bedürfnisse motiviert. Es kann aber auch vorkommen, dass sie sich so verhalten, wie ihre eigenen Eltern sich ihnen gegenüber verhalten haben, statt sich an den Bedürfnissen ihres eigenen Kindes zu orientieren. Alle Babys sind in ihren Bedürfnissen verschieden, auch Geschwister, ja selbst eineiige Zwillinge. Sie benötigen unterschiedliche Formen von Aufmerksamkeit, Ermutigung und Grenzen. Manchmal tun

Eltern das genaue Gegenteil von dem, was ihre eigenen Eltern taten und werfen mit den schlechten elterlichen Methoden auch die guten über Bord. Elternstile unterscheiden sich offensichtlich von Familie zu Familie, von Kultur zu Kultur. Zu viele Unterschiede *innerhalb* einer Familie führen zu Schwierigkeiten. Babys werden dadurch verwirrt. In ihrer Umgebung erleben sie dann verstörende Abweichungen, die sich sogar wie Instabilität anfühlen können. Eltern streiten sich oder konkurrieren gar miteinander. Ungelöste Themen aus ihrer eigenen Kindheit können auftauchen und dazu führen, dass die Fetzen fliegen. Offensichtlich ist das weder für das Baby noch für die Eltern gut.

Empfehlungen für Väter

Ob Vater oder gleichgeschlechtlicher Elternteil, Ihre Beziehung mit der Mutter oder der Hauptbezugsperson wird sich verändern. Sie sind nicht mehr die wichtigste Person, und Sie werden eine neue Perspektive für die Elternschaft entwickeln. Wenn Sie herausfinden, dass Sie und Ihre Partnerin sich uneinig sind, ist es klug, behutsam und neugierig zu sein.

Es kann recht schwierig sein, aber anfangs gilt als gute Faustregel, zunächst einmal *alles* mitzumachen, was sich für die Mutter richtig anfühlt, es sei denn, Sie sind sich absolut sicher, dass etwas nicht richtig ist. Wenn sie etwas tut, das nicht im bestmöglichen Interesse des Kindes liegt, ist die Ursache vermutlich ein blinder Fleck. Dann ist es an der Zeit, behutsam und respektvoll etwas zu unternehmen. Stellen Sie strukturierte Fragen ohne Zwang oder Druck, ohne Verurteilung, ohne Intensität, frühestens eine Stunde, nachdem der ‚Fehler' begangen wurde und das Baby schläft (tragen Sie in die Leerstellen Ihre Wahrnehmung ein):

„Als unser Baby heute _______________, schien es mir, als hättest Du Dich entschieden, _______________ zu tun, und dann sah ich, dass das Baby _______________. Ich frage mich, ob wir etwas anders hätten machen können. Was meinst Du?"

Das funktioniert und ich bitte Sie nachdrücklich, es auszuprobieren.

Mütter verbringen typischerweise mehr Zeit mit dem Baby als Väter. Darüber hinaus verändern sich die Hormone der Mutter nach der Geburt dahin gehend, dass sie sehr viel genauer als Väter die Bedürfnisse eines Babys wahrnehmen kann. Die gleichen Hormone erlauben es einer Frau, Anforderungen des Babys auch dann noch zu erfüllen, wenn die Erschöpfung so groß ist, dass jeder andere auf der Stelle einschlafen würde. Ein Mann mit seinen begrenzten hormonellen Ressourcen würde zusammenbrechen. Wir Männer haben absolut keine Ahnung davon, was es heißt, ein Kind zu gebären, auch nicht, wenn wir dabei sind und atmen und pressen. Und die meisten von uns haben keine Vorstellung davon, was es bedeutet, ebenso viele Stunden mit einem anspruchsvollen Baby zu verbringen wie eine Mutter. Das letzte, was eine Mutter nach einem anstrengenden Tag hören möchte, ist, dass Sie, der Sie gerade aufgetaucht sind, die Meinung äußern, sie mache einen schlechten Job.

Mit Babys gibt es in jeder Stunde, an jedem Tag, hunderte wichtiger Augenblicke. Es ist erstaunlich, wie schnell sie Informationen verarbeiten, wie häufig ihre Aufmerksamkeit in der Minute wechseln kann und wie ihre Bedürfnisse sich von Moment zu Moment verändern können. In der Zeit, in der Sie bei der Arbeit waren, haben sich 1.000 Dinge ereignet. Das Beste, was Sie tun können, wenn Sie nach Hause kommen, ist, Ihre Frau zu küssen, zu beginnen, sich um das Baby zu kümmern und alle Bitten und Forderungen der jungen Mutter geduldig und einfühlend anzuhören. Das gilt auch, wenn Sie meinen, erschöpft zu sein, denn glauben Sie mir, sie ist höchstwahrscheinlich viel erschöpfter!

Für den frischgebackenen Vater eines Neugeborenen ist das Leben nicht einfach. Schlaf kann zu einem vergänglichen Luxus werden. Die Zeit scheint einfach zu verschwinden. Die finanziellen Anforderungen wachsen. Sie bekommen nicht mehr annähernd so viel Liebe und Aufmerksamkeit, diese sind nun auf das Baby gerichtet. Sex ist seit einer gefühlten Ewigkeit undenkbar, nachdem das kleine Freudenbündel Ihren Platz als wichtigste

Person im Leben Ihrer Frau eingenommen hat. Väter müssen in dieser Zeit stark und selbstgenügsam sein. Am besten, Sie denken nicht einmal daran, sich zu beschweren. Erinnern Sie sich daran, dass das Leben für die Mutter eines Neugeborenen zehnmal so hart ist. Wenn es Ihnen gelingt, geduldig zu sein und die Dinge zu tun, um die Ihre Frau Sie bittet, werden Sie letztendlich entdecken, dass Sie doch noch eine Frau haben. Es ist nur so, dass Sie bei der Entscheidung, Vater zu werden, vermutlich unterschätzt haben, welch hohe Priorität für Ihre Frau die Beschäftigung mit dem Baby haben wird.

Weil sie so viel mehr Zeit mit Ihrer beider Baby verbringt, ist die Wahrscheinlichkeit hoch, dass sie meistens tatsächlich ein besseres Gespür hat für die auftretenden Bedürfnisse, Stimmungen und Aufgeregtheiten und wie man am besten damit umgeht. Andererseits könnten Sie gelegentlich feststellen, dass sie unbefriedigende Methoden hat, mit den ständig wiederkehrenden Problemen, Herausforderungen oder Zusammenbrüchen umzugehen, die so ein Baby mit sich bringen kann. Sie hat vielleicht Tricks auf Lager, die das Baby beruhigen oder ablenken, so dass sie vorübergehend Ruhe hat, aber diese können eventuell auch auf Kosten des Babys gehen. Vielleicht möchte sie das Baby stillen, auch wenn Sie sich sicher sind, dass es nicht hungrig ist. Manchmal entfalten sich Themen: „Oh nein, nicht das schon wieder!“ und sie fällt in ein bestimmtes Verhaltensmuster, darauf bestehend, dass Sie mit ihr mitziehen. Sie müssen verstehen, dass dies vermutlich für sie ein schwieriges Thema ist. Die Zeiten, in denen sie mit dem Baby ringt, stehen vermutlich in keinem Verhältnis zu den Zeiten, in denen sie sich in einer echten, bewussten Harmonie mit dem Säugling befindet, einer Harmonie, die für Sie vermutlich unerreichbar bleiben wird. Kritik ist daher zu diesem Zeitpunkt nicht angesagt. Das Beste, was Sie als angehender ‚bewusster‘ Vater tun können, ist, zu beobachten, was Ihrer Meinung nach nicht funktioniert und mit Ehrfurcht, Dankbarkeit und Anerkennung festzuhalten, was funktioniert. Wenn Sie sich wirklich sicher sind, dass Sie bezüglich einer elterlichen Methode im Umgang mit dem Baby eine Veränderung vorschlagen möchten, können Sie das ansprechen. Und wenn Sie es richtig angehen, werden Sie der Held des Tages sein. Das bedeutet aber auch, dass Sie sich ebenso an die gemeinsam beschlossene Neuerung halten müssen.

Wenn Ihre Frau beispielsweise Ihrer beider Baby immer dann, wenn es schreit, füttern möchte, kann es sein, dass sie die Möglichkeit nicht in Betracht zieht, dass das Baby gar nicht andauernd hungrig ist. Ich habe in solchen Fällen ziemlich große und dicke Babys gesehen. Eine einfache Lösung könnte darin liegen, das Baby zu nehmen, manchmal sogar gegen die Proteste der Mutter, um zu sehen, ob es noch einen besseren Weg als die Überfütterung gibt. Ist Ihre Frau zu erschöpft und zu gestresst, um gute Entscheidungen zu treffen, so ist es definitiv an der Zeit, einen Tag Urlaub zu nehmen, vielleicht einen Freitag und der Mutter drei Tage Erholung zu ermöglichen. Diese Art von Unterstützung zahlt sich wirklich aus.

Mütter wollen nicht mit Absicht unrichtige Dinge für ihr Baby tun. Normalerweise machen sie nur dann Fehler oder übersehen Möglichkeiten, wenn sie selbst erschöpft sind oder wenn als Nebeneffekt ihrer Hingabe, gelegentlich auch übertriebener Hingabe, blinde Flecke vorhanden sind. Manchmal benutzen wir unser Elternsein, um persönliche Schwierigkeiten zu vermeiden oder zu leugnen. Wir überengagieren uns in Bezug auf das Kind, um die Auseinandersetzung mit unseren eigenen dunklen Seiten zu vermeiden. In solchen Fällen ist es sinnvoll, professionellen Beistand zu suchen.

Die meisten Mütter geben einfach ihr Bestes. Sie können oft zehnmal soviel geben wie Väter. Wenn also ein blinder Fleck besteht und ein entsprechender Hinweis liebevoll und zum richtigen Zeitpunkt gegeben wird, sind Mütter zumeist dankbar. Die Lösung des Problems kommt ihrem Baby zugute *und* erleichtert ihr zusätzlich das eigene Leben. Wahrscheinlich ist es am wichtigsten, und für einen neuen Vater das schwierigste, den richtigen Zeitpunkt zu finden. Stellen Sie niemals sofort den Elternstil einer Mutter in Frage, es sei denn, das Baby ist in physischer oder emotionaler Gefahr. Sie werden viel Zeit verlieren, die Gefühle anderer verletzen und alles nur noch schlimmer machen. Hier gilt: Warten,

warten und nochmals warten. Und bringen Sie Ihre Einschätzung behutsam vor. Tatsächlich könnten Sie herausfinden, dass etwas vor sich geht, von dem Sie keine Ahnung hatten. Oder Sie könnten in der Tat Ihrer Frau helfen, ihren blinden Fleck zu verstehen und herauszufinden, wo sie wachsen kann oder vielleicht etwas lernen möchte, das ihr Leben vereinfacht *und* besser ist für Ihrer beider Baby. Schon sind Sie der Held!

Die meisten Mütter möchten , unter anderem aus hormonellen Gründen, nichts anderes, als eine bestmögliche Mutter sein. Erst wenn sie das Gefühl haben, diesen hohen und immer auch sehr subjektiven Standard erreicht zu haben, können sie sich selbst den Raum für Mußestunden geben und dann haben sie endlich Zeit für die Beziehung mit dem Partner. Wenn Sie Glück haben, werden Sie so viel Zeit mit Ihrem Baby verbringen, dass dieser Teil Ihres Lebens die Verluste an anderen Stellen ausgleicht. Eine vertiefte Beziehung mit Ihrem Baby gleicht das, was vorübergehend in der Beziehung mit Ihrer Frau verloren geht, wieder aus.

Empfehlungen für beide Eltern

Wenn Eltern ihr Baby gemeinsam beobachten und sich fragen, ob sie sich einig sind bei dem, was geschieht, führt das zu einer verbesserten Übereinstimmung, zu einem Einklang. Sie könnten zum Beispiel beobachten, wie lange Ihr Baby schläft und wie oft es nachts aufwacht. Sie würden staunen, wie verschieden die Wahrnehmung jedes Elternteils bei solch einer einfachen Sache sein kann. Diejenigen, die das Füttern übernehmen, wissen es meistens besser. Häufig ist das die Mutter, und manchmal muss man sie auf ihren Aufwand und ihre Hingabe hinweisen, um ihr ein wenig mehr Einfühlung und Anerkennung zu verschaffen. Ich halte es wirklich für eine gute Idee, dass die Eltern sich jeden Morgen ein wenig Zeit nehmen, um nachzuzählen, wie oft und wie lange das Baby wach war. Wenn man das über einen längeren Zeitraum macht, werden Schlafgewohnheiten deutlich, die subtil und nur schwer erkennbar sind. Es kann wichtig sein, darüber Bescheid zu wissen. Manche

Verhaltensweisen von Eltern in Bezug auf ihr Kind sind eine Reaktion auf anstrengende Ereignisse, die bereits Tage oder Wochen zurückliegen. Wenn dies geschieht, kann das Baby sich ermutigt fühlen, die subtilen Erwartungen der Eltern zu erfüllen. Wenn die Schlafgewohnheiten sorgfältig verfolgt werden und das tägliche Schlafmuster häufig besprochen wird, nimmt das Schlafen oft eine positive Wendung, ohne dass ich genau sagen könnte, wieso. Vielleicht spürt das Baby einfach diese vertiefte Aufmerksamkeit und fühlt sich sicherer, was den Übergang in den Schlaf ein wenig vereinfacht.

Frischgebackene Eltern müssen mit allen möglichen Methoden experimentieren, damit ihr Baby glücklich sein kann. Um den Erfolg dieser Methoden zu messen, ist es wesentlich, regelmäßig darüber zu sprechen. Wenn Eltern sich Mühe geben, in Einklang zu kommen und Übereinstimmung zu finden, werden sie auch übereinstimmende Antworten auf die zahlreichen Fragen des gemeinsamen Alltags mit Ihrem Kind haben:

- Wie oft war das Baby in der vergangenen Nacht wach?
- War das Schreien wütend, traurig oder ängstlich?
- Wie lange war das Kind jeweils wach?
- Wann legt es sich normalerweise schlafen?
- Wie spät wacht es auf und möchte aufbleiben?
- Wie oft schläft das Baby tagsüber?
- Wie lange schläft es tagsüber?
- Wie häufig am Tag muss die Windel gewechselt werden?
- Wie oft hat das Baby geweint?
- Wie lange weint es meistens?
- Wie kann es am besten getröstet werden?
- Wie lange ist es ok, das Baby alleine weinen zu lassen, bevor man sich darum kümmert?
- Welche merkwürdigen Bewegungen macht das Kind?
  - Den Rücken überstrecken
  - Mit den Beinen treten
  - Die Augen reiben
  - Sich an den Ohren ziehen

  - Den Kopf schütteln
  - Die Hautfarbe wird weiß
  - Die Hautfarbe wird rot
  - Es hat merkwürdige Atemmuster
- Wie verhält sich das Baby in Bezug auf grundlegende Fortschritte von Entwicklungen und Bewegungen?
  - Den Kopf drehen
  - Auf die Seite rollen
  - Den Kopf heben
  - Sich auf den Armen abstützen
  - Brabbeln
  - Lächeln
  - Augenkontakt halten
  - Robben
  - Krabbeln
  - Sprechen
  - Gehen

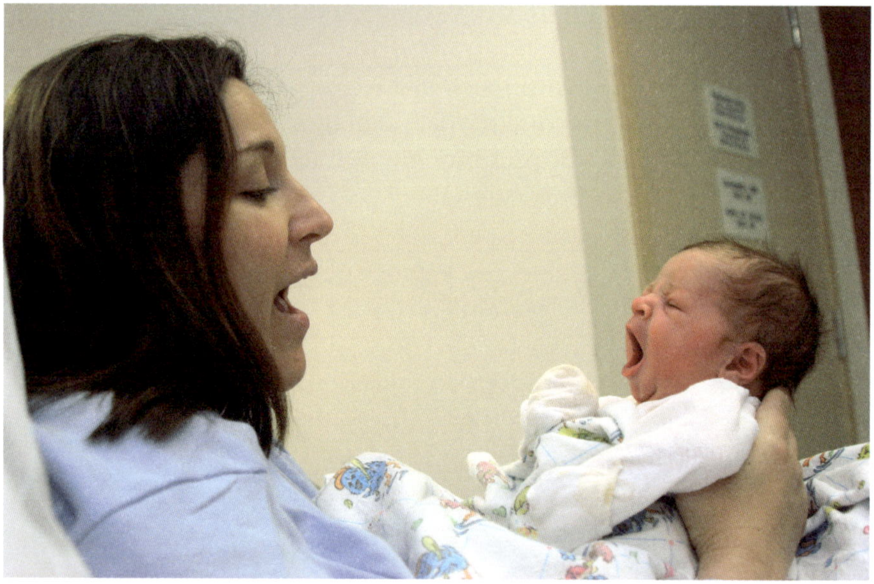

3.3 Diese Mutter spiegelt ihr gähnendes Baby

Aktive Beobachtung

Wenn Eltern über einen längeren Zeitraum ein und dieselben Antworten auf diese Fragen finden, zeigt dies, dass sie auf die Fortschritte des Babys neugierig sind und sich offensichtlich über ihr Baby unterhalten sowie Beobachtungen austauschen. In jeder Familie, in der dies geschieht, sind Babys glücklicher. Das liegt, glaube ich, daran, dass Babys es mögen, beobachtet und genau gesehen zu werden. Babys können es spüren, wenn man sich für sie interessiert, sogar sehr junge Babys. Sie finden oft Möglichkeiten, mitzuteilen, was in ihnen vorgeht. Umsorgt und liebevoll beobachtet zu werden führt zu einer gesunden Psyche und einem stabilen Selbstwertgefühl. Das Bedürfnis, gesehen zu werden, zeigt sich auch später im Leben. Etwa wenn Kinder etwas tun, auf das sie stolz sind oder einfach nur daran erinnert werden wollen, dass man sie liebt und mit Begeisterung ausrufen: „Hey Mama, hey Papa, seht mich an! Schaut mal!“

Die gemeinsame Beobachtung unseres Babys nenne ich ‚aktive Beobachtung'. Der Austausch mit unserem Partner über unsere Wahrnehmungen in dessen Abwesenheit führt zu besserem Einklang. Damit ‚halten' wir unser Baby in den gewöhnlichen ebenso wie in den besonderen Augenblicken seines jungen Lebens. Beobachtungen zweier Menschen werden auch anders erinnert und geteilt als von einer Person allein.

‚Halten'[6] bedeutet, dass wir unserem Baby eine emotional sichere Umgebung bieten. Wir halten unser Baby im Herzen, wenn wir bei ihm sind ebenso wie unterwegs. Unser Kind liegt uns am Herzen und wir beschützen es. Wir erlauben ihm, ganz es selbst zu sein, ohne dass wir Erwartungen hegen. Es muss weder ein ‚gutes' oder ‚glückliches' Baby sein noch eines, das schnell oder langsam lernt. Es ist einfach unser Baby, so wie es ist. Die Art und Weise, in der wir unser Kind sehen und ihm unsere Zuneigung zeigen, umhüllt es wie eine Wolke aus Liebe, Empathie, Geduld und Fürsorge. Das meine ich, wenn ich davon spreche, einen ‚Container' für unser Baby zu schaffen.

---

6 „Containment“

Säuglinge wachsen und verändern sich täglich, manchmal auf sehr witzige und positive Weise, insbesondere dann, wenn sie sich sicher und liebevoll aufgehoben fühlen. Im Laufe ihres Heranwachsens zeigen sich allmählich Charaktereigenschaften und einzigartige Ausdrucksformen. Es ist ein Naturgesetz, dass ein geliebtes und gesehenes Baby, auch wenn wir uns bewundernd oder liebevoll über es amüsieren, mehr Raum hat für sein bezauberndes und freudvolles Verhalten. Unsere positiven Rückmeldungen unterstützen dieses Verhalten und erlauben es ihm, neue Verhaltensweisen zu entwickeln. Das nennen wir Wachstum und Entwicklung. Genau das wünschen wir uns für unsere Kinder, und genau das wünscht sich das Baby selbst.

Es ist wunderbar und lohnend, die Veränderungen, die Entwicklung und das Wachstum des eigenen Babys zu beobachten. Wenn Kinder in ihrem Entwicklungsprozess genau wahrgenommen werden, sind sie merklich glücklicher. Ihr kleines Wesen wird auf tiefere Weise gehalten und sie erwidern diese Aufmerksamkeit, indem sie sich etwas schneller entwickeln und sich in der Welt ein wenig sicherer fühlen. Wenn liebevolle Eltern sie genau beobachten, *sind* sie in der Welt auch ein wenig sicherer. Väter und Mütter entwickeln auf natürliche Weise diese Beobachtungsfähigkeit. Sie wird zu einem festen Bestandteil ihres Lebens und besteht über die Kindheit hinaus so lange, bis aus den Kindern junge Erwachsene geworden sind.

Spiegeln

Der Begriff ‚spiegeln' wird im Zusammenhang mit Säuglingen und (Klein)-Kindern sehr häufig verwendet. Wenngleich es vielleicht etwas abgenutzt ist, gehört es zu den wichtigsten Elementen, die wir im Kontakt mit unserem Baby einsetzen können. Spiegeln bedeutet, ein Baby genau zu sehen und ihm widerzuspiegeln, wer es ist und was es empfindet. Mangel an Spiegelung führt zu allen möglichen emotionalen und psychischen Problemen. Spiegeln bedeutet, für den Säugling auf eine besondere Weise präsent zu sein und ihm dadurch die Erfahrung widerzuspiegeln, was es heißt, Mensch zu sein. Dies beinhaltet das gesamte emotionale Spektrum: mit allen Schmerzen und Freuden, mit Verlangen und Begehren, körperlichen Bedürfnissen und sämtlichen Gefühlen. Tiere tun dies ebenfalls. Wir Menschen mit unserer hohen Gehirnkapazität benötigen das jedoch noch viel mehr. Wenn Rattenmütter ihre Jungtiere lecken und pflegen, geht es nicht nur um Reinigung, sondern auch um die Anregung der Haut und des Blutkreislaufs, ja vielleicht sogar um liebevolle Fürsorge. Einige Ratten sind liebevollere Mütter als andere, und raten Sie einmal, wozu das führt. Ratten, die von ihren Müttern mehr Liebe und Aufmerksamkeit erhalten, sind liebevoller und aufmerksamer gegenüber ihren eigenen Jungtieren. Die Neigung, zu lecken und das Fell zu pflegen, ist bei Ratten unterschiedlich ausgeprägt. Wenn man sie aber im Experiment daran hindert, werden die Jungtiere ein wenig merkwürdig und asozial. Sie entwickeln sich zu, wie wir sagen würden, dysfunktionalen Mitgliedern ihrer Rattengesellschaft, unfähig, ihre eigenen Rattenbabys körperlich zu umsorgen, falls sie welche haben. Wenn eine gute Rattenmutter ihr Baby leckt und pflegt, dann spiegelt sie etwas: Sie könnte damit z.B. zum Ausdruck bringen: „Du bist gerade schmutzig und musst einmal geputzt werden" oder „Die Katze hat Dich ja fast erwischt, Du hast bestimmt Angst, lass mich Dich ein wenig trösten."

Eine liebevolle und nährende Umgebung ist bei Tieren für die Entwicklung des Gehirns[7] entscheidend. Für uns Menschen mit unserem leistungsstarken Gehirn und unseren vielfältigen Emotionen gilt das umso mehr. Je größer das Gehirn, desto bedeutsamer sind Liebe und ‚Gespiegelt werden'. Eidechsen und Schlangen kümmern sich beispielsweise gar nicht um ihren Nachwuchs. Sie spielen nicht und es ist schwer vorstellbar, dass sie sich gegenseitig lieben. Aber Säugetiere tun dies, besonders jene mit großen Gehirnvolumina wie Primaten und Menschen, bei denen derartige Verhaltensweisen sehr stark ausgeprägt sind. Studien bei Affen haben klar gezeigt, dass Pflege, Liebe, Spiel und Einfühlung,

7 vgl. Robert Scaer, The Trauma Spectrum: Hidden Wounds and Human Resiliency, W. W. Norton & Company 2005

also all das, was wir unter Spiegeln zusammenfassen können, entscheidend sind für das weitere Leben. Fehlen sie, insbesondere in bestimmten Phasen der Gehirnentwicklung, sind die Folgen verheerend.

Die Experimente mit Affen belegen sehr klar die Bedeutung von Spiegelungen. Mir erscheinen die Versuchsanordnungen grausam und unnötig, da die Ergebnisse so naheliegend sind. Hält man Affenbabys alleine im Käfig, so lernen sie nicht, für sich selbst zu sorgen. Darüber hinaus sind sie außerordentlich asozial, kennen nur einen Bruchteil eines normalen Affen-Verhaltens und sind im Grunde genommen gebrochen fürs Leben. Wenn man eine Affenmutter aus Drahtgestell baut, geht es den Affenbabys ein klein wenig besser, aber sie wachsen weiterhin in ein armes, unglückliches, erbärmliches Affenleben hinein. Ist die Affenmutter aus Drahtgestell mit Fell bedeckt und wird an der Stelle, wo ihre Brüste sein müssten, eine Milchflasche platziert, so geht es den Affenbabys abermals etwas besser. Wenn schließlich die eigene Mutter ihre Babys aufzieht, wachsen diese heran und werden offensichtlich zufriedene und normale Mitglieder ihrer Affengesellschaft.

Menschenbabys sind vielleicht noch empfindlicher als Affenbabys. Sie sind auf jeden Fall hilfloser und bedürftiger. Menschen werden im Vergleich zu Affen auf einer früheren Entwicklungsstufe geboren, sind verletzlicher und können weniger. Die Geburt ist für Menschenbabys viel schwieriger, da unsere Köpfe im Verhältnis zu den Becken der Mütter viel größer sind. Aus diesem Grund gibt es kein anderes Lebewesen, das bei der Geburt so hilflos ist. Ein Affenbaby kann sich kurz nach der Geburt an seiner Mutter festkrallen, wenn diese auf einen Baum klettert, während Menschenbabys noch wochenlang in einem hilflosen, fast embryonalen Zustand verbleiben.

Elaine Morgan, eine angesehene Anthropologin und Verfechterin der Anerkennung von Frauen und Kindern in der Geschichte der Menschheit, macht eine klare und sehr relevante Aussage überHumanoide[8]:

---

8 The Descent of Woman (Corgi Books, Transworld Publishers Ltd., London 1973, p. 191)

„... ihre Gehirne wurden immer komplexer und ihre Schädel immer größer, so dass sie in zunehmend ‚unreiferen' Phasen geboren werden mussten, da sie sonst nicht durch den Beckenring gepasst hätten; der Zeitraum ihrer Hilflosigkeit war also wesentlich länger ..."

Wenn wir diesen Zeitraum der Hilflosigkeit bewusst wahrnehmen und anerkennen, können wir unseren Kindern Liebe und Geduld schenken, sie genauer spiegeln. Dies bedeutet, sie mit Einfühlung und Liebe zu beobachten und ihnen ihre Erfahrungen mit dem Leben darzulegen. Wenn wir wissen, dass unser Baby hungrig ist, nehmen wir diesen Hunger wahr und sagen ihm: „Ach mein Schatz, Du bist hungrig." Wenn unser Baby müde, traurig, ärgerlich, ängstlich, glücklich oder albern ist, sagen wir: „Ach mein Süßes, Du bist müde, traurig, ärgerlich, ängstlich, glücklich, albern." Das ist spiegeln: Mensch zu sein, als solcher gesehen zu werden und zu wissen, dass jemand uns so sieht. Beim Spiegeln geht es um die Erfahrung, dass unsere Gefühle gesehen, bestätigt und akzeptiert werden und dass sich jemand um sie kümmert. Diese Erfahrung ist entscheidend für unsere Gehirnentwicklung, unsere psychische Stabilität und unser emotionales Gleichgewicht.

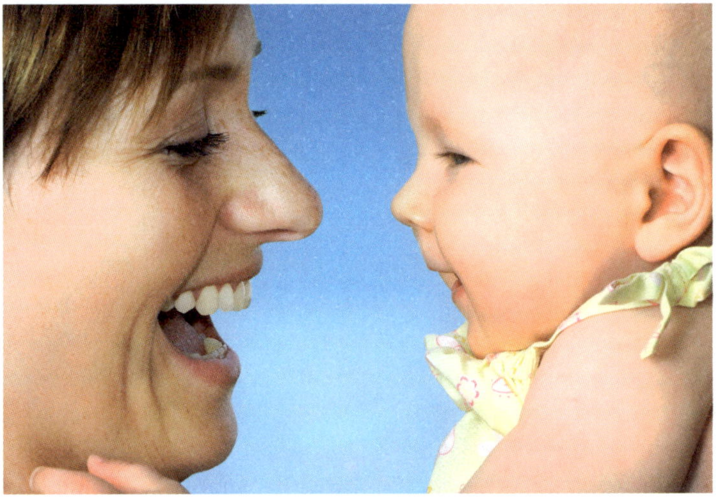

3.4 Die Mutter spiegelt die Freude ihres Babys

Raum, für sich, um man selbst zu sein

Ich frage mich, warum so viele Menschen das Bedürfnis haben, die Erfahrungen anderer zu ändern, es sei denn, diese sind glücklich und sorgenfrei. Auch wenn gute Absichten dahinter stehen, es scheint einfach nie wirklich zu helfen. Redensarten wie, „Kopf hoch!“ oder „Sei nicht böse!“ oder „Es gibt nichts, wovor Du Angst haben musst!“ respektieren die Gefühle anderer nicht. Wir verwenden solche Phrasen nur, um uns nicht mit unseren Problemen oder jenen anderer Menschen auseinandersetzen zu müssen. Diese Probleme und die damit verbundenen Gefühle verschwinden dadurch jedoch nicht. Die Phrasen fungieren lediglich als kleines Trostpflaster und verfolgen das Ziel, jemanden aus seinen ‚negativen‘ Gefühlen zu holen, so dass wir davon nicht in Mitleidenschaft gezogen werden.

Man sollte Menschen gestatten, Gefühle zu zeigen. Und Babys sind ebenfalls Menschen. Wir können nicht darüber bestimmen, ob und welche Empfindungen wir haben. Sie sind Teil unserer menschlichen Existenz. Vielleicht bilden Gefühle sogar den größten Teil unserer menschlichen Erfahrungen. Wenn wir unsere Gefühle ignorieren, werden wir uns selbst und anderen gegenüber gefühllos, taub, mechanisch, im Grunde genommen weniger menschlich. Und wenn wir ständig unsere Gefühle ignorieren, werden wir ernsthaft krank, entweder körperlich oder seelisch. Auch wenn unsere Eltern oder Lehrer oder unser Coach uns zwingen, unsere Empfindungen zu ignorieren: Sie verschwinden nicht, sondern werden lediglich unterdrückt. Sie werden tief in uns begraben, wo sie wie Pilze oder Tumore wachsen, bis sie explodieren oder sich in Form von geistigen oder körperlichen Krankheiten Ausdruck verschaffen. Wir würden das niemals einem anderen Menschen antun, wenn wir wüssten, welche Folgen unser Verhalten hat. Und wir müssen uns absolut sicher sein, dass wir dies niemals unseren Babys antun.

Unseren Babys muss es erlaubt sein, jede Art von Gefühlen, die sie empfinden und die gerade da sind, auch zu zeigen. Vielleicht sind sie gerade voller Freude. Wenn Sie das aber *nicht* sind, ist es nicht in Ordnung, wenn wir darauf bestehen, dass sie anders empfinden sollen, z.B. auf eine Weise, die uns angenehm ist. Damit würden wir ihre Grundrechte als Mensch missachten und unsere Macht gegenüber diesen unschuldigen, liebenswerten, manchmal glücklichen, manchmal traurigen, wütenden oder ängstlichen, heiligen kleinen Wesen missbrauchen. Unerklärbares Schreien wird für immer aufhören, wenn Sie Ihrem Baby wirklich tiefgehend zuhören. Danach wird es nur noch schreien, wenn es etwas benötigt.

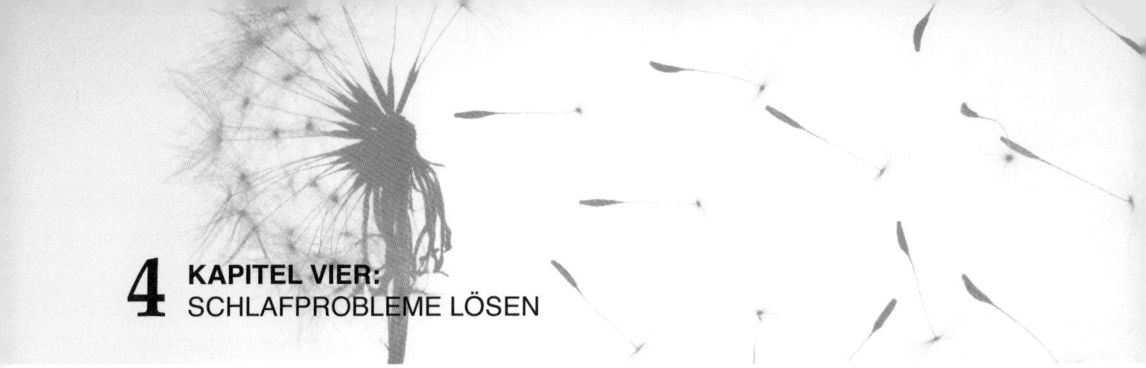

4 KAPITEL VIER: SCHLAFPROBLEME LÖSEN

Schlaf. Welch eine wunderbare, nährende, verjüngende Aktivität – jedenfalls dann, wenn man genügend davon bekommt. Schlaf ist eine biologische Notwendigkeit. Für diejenigen, die sich leicht damit tun, ist es ein großzügiges, oftmals zu wenig wertgeschätztes Geschenk. In der heutigen Zeit mit ihrer zunehmenden Fülle an Reizen, insbesondere in den so genannten Ländern der Ersten Welt und dort verstärkt in den Städten, wird Schlaf zu einem flüchtigen Luxus. Weil so viele Menschen heutzutage Schlafprobleme haben, boomt die Schlafmittelindustrie. Jedes Jahr werden Milliarden an Geldern ausgegeben für rezeptpflichtige und frei verkäufliche Schlafmittel, Naturheilverfahren, Homöopathie, Schlafvitamine und schlaffördernde Nahrungsergänzungsmittel, Hypnotherapie, Akupunktur, bessere Matratzen, Augenbinden, Ohrstöpsel und elektronische Geräte. Millionen von Menschen wünschen sich verzweifelt mehr Schlaf.

Manche Erwachsenen und Babys schlafen gut. Andere können gar nicht einschlafen. Wiederum andere können nicht durchschlafen. Viele schlafen in der einen Nacht gut, aber in der nächsten nicht. Der verzweifelte Wunsch nach Schlaf kann dazu führen, dass er noch schwerer zu erlangen ist. Manchmal ist das Nervensystem aus Mangel an regelmäßigen Schlafphasen so überspannt, dass Einschlafen noch schwieriger wird. Wo liegt das Problem?

Wir sind heute einer zunehmenden Fülle von Reizen ausgesetzt. Unser Nervensystem muss eine derart große Menge an Input aufnehmen, verarbeiten, auswerten und darauf reagieren, dass unser Organismus damit überfordert ist. Unser Gehirn und unser Nervensystem haben sich nicht so schnell entwickelt wie die Technologien und die Vielzahl technischer Gegenstände bzw. technisch verursachter Stimuli. Jeder von uns wird tagtäglich routinemäßig durch seine Umgebung überstimuliert, und es ist für unseren Organismus nicht einfach, damit umzugehen. Wir werden überschwemmt von durchdringendem Lärm, menschlicher Energie und elektromagnetischen Wellen. Fernseh- und Radioproduzenten haben verstanden, dass unser menschliches Gehirn und unser Organismus so miteinander verdrahtet sind, dass wir auf extremen Stimulus, plötzliche Geräusche, schockierende Bilder und gruselige Stimmung sofort reagieren. Diese menschliche Empfindsamkeit war tatsächlich ein notwendiger, fest verdrahteter Überlebensmechanismus.

Wenn ein gefährliches Raubtier plötzlich unseren eingeborenen Jäger-und-Sammler-Vorfahren aufschreckte, signalisierte das verdrahtete Nervensystem sofort ‚Alarm' – und das ist auch heute noch so. Gefahr!

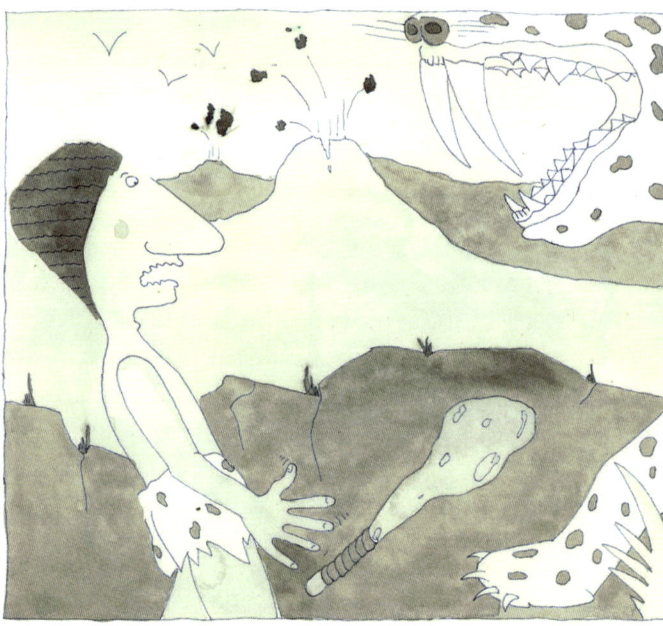

4.1 Die Begegnung mit dem Säbelzahntiger

Im Falle eines ‚Alarms' werden alle nicht lebensnotwendigen Funktionen heruntergefahren, so dass die ‚menschliche Beute' in die Überlebensmodi Flucht oder Kampf wechseln kann. Gäbe es diesen Mechanismus nicht, wären Menschen heute wohl ausgestorben und Säbelzahntiger würden die Welt beherrschen.

Unsere allzeit gegenwärtigen Freunde, die Produzenten von Fernsehnachrichten, Werbefachleute, Internethandel-Milliardäre und sogar die Regierung konkurrieren um unsere ‚dringende' Aufmerksamkeit. Kriege aus der ganzen Welt werden täglich in unseren Wohnzimmern gezeigt, und die Folge davon ist, dass wir konstant in einem Feld von Gewalt, Raserei, Vernichtung und Bedrohung leben. Wegen der immer raffinierteren Methoden, unsere Aufmerksamkeit zu erzielen, werden wir täglich überflutet und überfüllt, schockiert und aufgespießt.

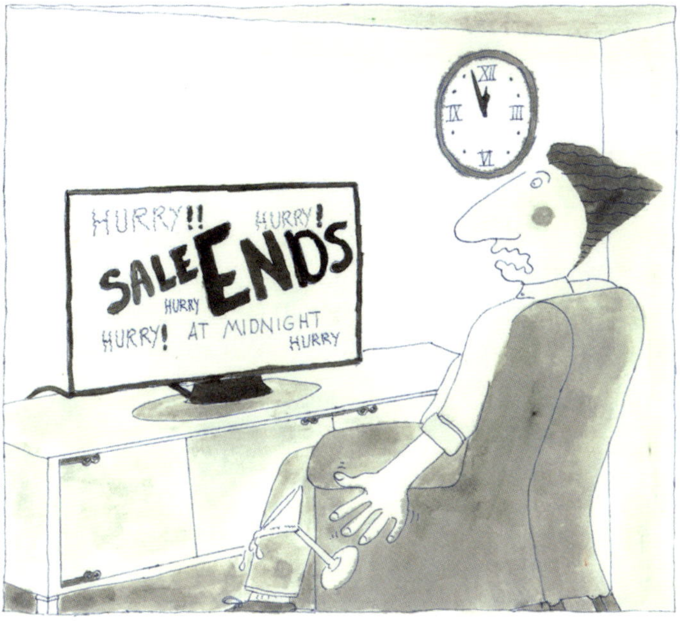

4.2 Stress durch Neue Medien

Und das Schlimmste ist, dass wir uns dem nicht verschließen können, weil wir immer noch den jahrtausendealten Kampf- und Fluchtmechanismus in uns tragen, der uns automatisch denken lässt: „Ich sollte lieber aufpassen, es könnte sich um einen wirklichen Notfall, einen Wirbelsturm, ein Feuer, einen Stau, eine verheerende Vogelgrippe handeln, die mich umbringen könnte oder einen Schlussverkauf oder um die einzigartige Gelegenheit, die nur einmal im Leben auftaucht …"

Schlafstörungen, Ängstlichkeit, Aggression, Aufmerksamkeitsstörungen, Depression, Verzweiflung sowie die Neigung zu rücksichtsloser Konkurrenz und emotionaler Unsensibilität werden verursacht oder verstärkt durch die Säbelzahntiger-Stimulation um uns herum. Unsere Vorfahren mussten wenigstens nur mit einem einzigen Säbelzahntiger umgehen. Der war zwar echt, kam aber lediglich an einem *schlechten* Tag vorbei. Ihr Lebensumfeld war so beschaffen, dass sie nur von Zeit zu Zeit auf einen Säbelzahntiger reagieren mussten. Diesem Umstand waren auch die Verschaltungen in Gehirn und Nervensystem angepasst. Wir aber müssen uns heute den ganzen Tag mit Alarmsituationen herumschlagen, wenn wir uns nicht gerade in der Natur oder einer tiefen Meditation befinden. Wir brauchen eine gute Nachtruhe dringender denn je, um uns von den haarsträubenden täglichen Stimulationen erholen zu können. Wenn wir scheinbar grundlos nicht schlafen können, gibt es dafür oftmals eine einfache Ursache: Unser Organismus ist überladen mit Reizen, die signalisieren, dass wir wach und aufmerksam bleiben sollen. Wir müssen ständig auf der Hut sein, weil wir andauernd in Gefahr sind oder etwas verpassen, was unser Leben verbessern könnte. Unsere ehemaligen Vorfahren sind wie die Verrückten losgelaufen, haben den Tiger angeschrien, ihren Stamm mit Rufen gewarnt, geschwitzt und gekeucht oder sogar gekämpft, bis die ganze Säbelzahntiger-Aufregung aus ihrem Organismus und das Tier aus ihrem Leben verschwunden waren. Glücklich davongekommen, konnte sich der Adrenalin- und Kortisolspiegel wieder beruhigen und entspannen. Das Nervensystem des Höhlenmenschen wurde danach wieder auf eine normale Grundlinie zurückgefahren und das Grundgefühl von Sicherheit und Erleichterung wieder hergestellt. „Tiger weg. Ich sicher. Schlafe heute Nacht wie ein Baby."

Schlafprobleme bei Babys

Was bedeutet es, zu „schlafen wie ein Baby"? Wir benutzen diese Redewendung, um etwas Zartes und Friedliches zu beschreiben. Wir benutzen diese Redewendung, weil unser Baby aussieht wie ein Engel, wenn es endlich schläft. Es strahlt tiefsten Frieden aus. Wenn wir unser schlafendes Kind sehen, fließen tiefe Gefühle von Zufriedenheit durch unseren Körper und unsere Psyche. Wir fühlen das Wunder des Lebens und wir nehmen eine tiefe Erfüllung wahr, die das Kinder-Bekommen und -Großziehen mit sich bringt. Wenn das Baby schläft, sind auch wir eine Weile befreit von den Anforderungen des Elternseins und wir haben ein wenig kostbare Zeit für uns selbst. Dies gehört zu den entspannendsten Erfahrungen, die wir machen können. Dabei werden buchstäblich warme und flaumige Endorphine in unserem Körper freigesetzt, als ob sich die Friedlichkeit des Säuglings auf uns übertragen würde.

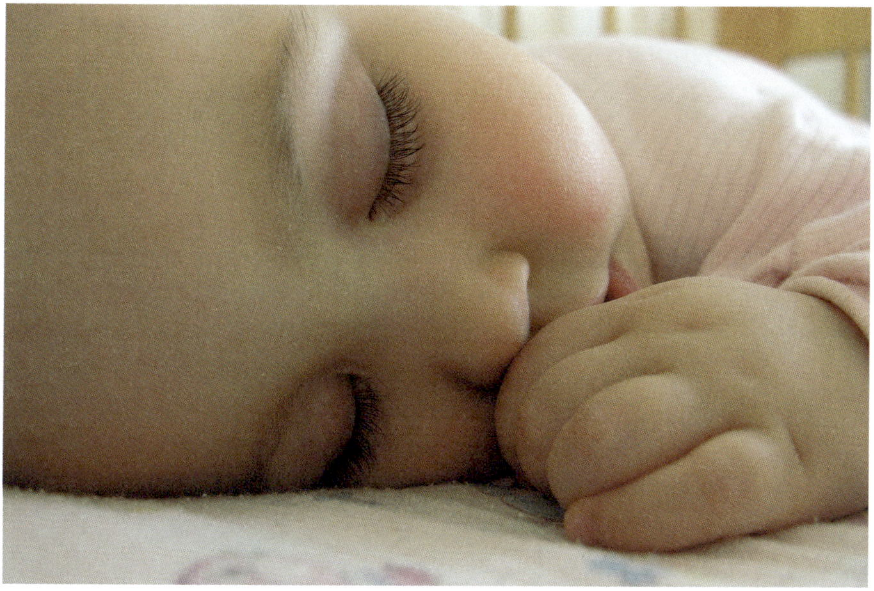

4.3 Wer empfindet nicht, dass schlafende Babys kleine Engel sind?

Was aber passiert, wenn das Baby nicht schlafen kann? Es fühlt sich elend und wir deshalb auch. Warum kann es nicht schlafen? Und wie können wir ihm helfen?

Neben Problemen des intensiven Schreiens sind Schlafprobleme die am häufigsten präsenten Themen in meiner Arbeit mit Babys. Eltern von Säuglingen mit Schlafproblemen leiden selbst unter Schlafmangel und kommen ausgezehrt, erschöpft und hilflos in meine Praxis. Sie suchen verzweifelt nach Antworten und Hilfe für das Schlafdilemma.

Die Gründe, weswegen Babys Probleme beim Einschlafen oder Durchschlafen haben, sind die gleichen wie bei Erwachsenen. Ihr kleiner Organismus ist im gegenwärtigen Augenblick entweder zu aktiviert oder er ist belastet durch ungelöste und nicht zum Ausdruck gebrachte Überstimulierungen. Wenn ein Mensch beinahe bei lebendigem Leib vom Säbelzahntiger gefressen oder ein Baby bei der Geburt beinahe zerquetscht wurde oder erstickt ist, so hat er eine Krisensituation überlebt, mit der intensivste und hartnäckigste Formen neurologischer, emotionaler und psychischer Stimulationen einhergehen. Wenn das daraus resultierende, schwere Trauma nicht gelöst wird, bleibt es im Organismus verhaftet und wartet bloß auf eine Möglichkeit der Reaktivierung, so dass es sich ausdrücken kann. Ein nicht abgeschlossenes Bedürfnis zu fliehen oder zu kämpfen, kann lange Zeit, sogar Jahre, im menschlichen Organismus verbleiben. Babys können während der Geburt nicht vor ihrer Panik oder ihren Schwierigkeiten davonlaufen wie ein Höhlenbewohner vor einem Raubtier. Stattdessen werden die unverarbeitbaren Gefühle und physiologischen Zustände im Körper eingekapselt. Der gesamte Stimulus wird im System gespeichert: Im Gehirn, in den Neuronen, dem autonomen Nervensystem, welches alle Lebensfunktionen steuert und sogar in den Muskeln, die während der Bedrohung nicht bewegt werden konnten.[9]

Diese unterbrochenen Flucht- oder Verteidigungsimpulse werden in den neuronalen Netzen des Gehirns gespeichert und führen bei den Betroffenen zum vagen Gefühl, dass Gefahr in der

9 Peter Levine, Trauma-Heilung: Das Erwachen des Tigers, Synthesis-Verlag

Luft liegt, ja sogar ständig im Hintergrund lauert. Bis diese gespeicherten Programme zum Ausdruck gebracht oder auf einer tiefen Ebene gelöst werden können, lebt ein Mensch, egal ob als Baby oder Erwachsener, mit der unterschwelligen, halbbewussten oder unbewussten Botschaft, dass Lebensgefahr droht.

Die Geburt ist eines der intensivsten Übergangserlebnisse, die wir Menschen kennen. Man könnte also sagen, dass sie ein ‚Übergangstrauma' verursacht. Bis unser Baby die Erlaubnis und Unterstützung erhält, dieses zu heilen, warten seine Psyche und sein kleiner Körper auf eine Chance, dies tun zu können. Dafür können andere Übergänge genutzt werden: der Wechsel von der Welt des Wachens in die Welt des Schlafs bietet genau diese Möglichkeit. Im Laufe leidvoller Schlafprobleme des Babys ergibt sich die Gelegenheit zur Auflösung von Geburtstraumen wieder und wieder.

Während seiner Wachzeit ist das Baby beschäftigt mit Essen, Verdauen, Rülpsen, Pupsen, Spielen und der Auseinandersetzung mit seiner neuen Welt. Erinnern wir uns daran, dass ein Baby, das noch keine neun Monate alt ist, mehr Zeit in der Gebärmutter zugebracht hat als in der äußeren Welt. Weil diese Außenwelt ein wenig Eingewöhnung erfordert, setzt das Baby all seine kognitiven Funktionen sehr aktiv ein. Mit Überlebensinstinkten und den entstehenden Ich-Funktionen versucht es, sich im Leben ‚da draußen' zurechtzufinden. Sein Geist und sein Gehirn sind damit die meiste Zeit ausgesprochen beschäftigt. Erst wenn das Kind müde wird oder sich bereit macht, schlafen zu gehen, wachen die alten Traumamonster wieder auf. Dann bahnen sie sich mit aller Kraft einen Weg nach draußen ins Rampenlicht und verlangen nach Aufmerksamkeit.

Wenn ein Baby müde ist und versucht, einzuschlafen oder bereits eine Weile geschlafen hat, wird die Grenze zwischen bewusstem Wachzustand und dem Unbewussten immer dünner. Manche Babys wachen mit einem ohrenbetäubenden Schrei auf, nachdem sie eingeschlafen sind. Danach sind sie fast nicht mehr zu beruhigen, geschweige denn bereit, wieder einzuschlafen. Wären Sie bereit, wieder einzuschlafen, wenn im Traum ein hungriger Säbelzahntiger auf Sie wartet? Das können Sie vergessen!

Der erste Schritt zur Behebung von Schlafproblemen ist das Verständnis für die Ursachen. Wenn Sie alle offensichtlich in Frage kommenden Ursachen ausgeschaltet haben (Hunger, Schmerz, volle Windel usw.), können Sie eine Wette darauf abschließen, dass Sie es mit einem Übergangstrauma in Form eines ‚Schlafmonsters' zu tun haben. Es kann sehr erleichternd sein, das zu wissen. Ansonsten werden Sie hektisch damit beschäftigt sein, das richtige Schlaflied zu finden, um Ihrem Baby einen Schlafzauber zu verpassen. Damit können Sie die ganze Nacht experimentieren, bis Ihr Kind und Sie gemeinsam in Folge schierer Erschöpfung einschlafen. Fünf Minuten später wacht das Baby wieder auf, schreit lauter denn je, so dass Sie aus dem Fenster springen könnten. Man kann ein Problem nie lösen, so lange nicht klar ist, worum es sich eigentlich handelt.

Sie kennen nun die Ursache für Schlafprobleme bei Säuglingen. Es ist *keine* Luftblase im Magen, es liegt *nicht* daran, dass Ihr Baby gestillt werden möchte und, *nochmals*, es liegt *nicht* daran, dass die Mission Ihres Kindes darin besteht, Sie in den Wahnsinn zu treiben. Ihr Baby leidet an Hyperstimulationen, die in seinem Körper gespeichert sind. Was können Sie tun, jetzt, da Sie die Ursache kennen?

Der nächste Schritt besteht darin, das Schlafmuster des Babys zu beleuchten. Normalerweise bitte ich Eltern, ein bis zwei Wochen lang die Schlafprobleme im Detail zu beobachten. Das kann anstrengend sein und Ihren eigenen Schlaf beeinträchtigen. Aber die furchtbaren schlafraubenden Schwierigkeiten sind ohnehin da, also lohnt sich der Aufwand wirklich, genau hinzusehen und ein Verständnis für wiederkehrende Muster zu entwickeln. Wenn Sie bereit sind, diesen Aufwand auf sich zu nehmen, können Sie sicher sein, dass es besser wird und alle endlich den Schlaf finden werden, den sie benötigen. Wenn Sie wissen, dass Sie mit wenigen Wochen bewussten Aufwands die Schlafprobleme Ihres Kindes beseitigen können, werden Sie bereitwillig zustimmen. Damit werden Ihnen schließlich Wochen, wenn nicht Monate schlafloser Nächte erspart. Das lohnt sich.

Beantworten Sie die folgenden Fragen, um das Schlafmuster Ihres Babys zu entdecken. Was ist für das Baby am schwierigsten: einschlafen, durchschlafen oder beides? Wann und wie lange ist es unruhig, bevor es einschläft? Wie oft wacht es nachts auf? Wie lange bleibt es dann wach? Wie groß ist der Anteil der Zeit, den das Baby schreit? Was machen Sie, wenn es schreit?

Die Beantwortung dieser Fragen wird Ihnen helfen, sich auf Ihr Baby einzuschwingen, indem Sie es auf einer tieferen Ebene wahrnehmen. Auf diese Weise kann es Ihnen mitteilen, was es braucht. Sehr hilfreich ist es, herauszufinden, wie lange das Baby benötigt, um einzuschlafen, wenn es so aussieht, dass es das möchte. Zehn Minuten? Eine Stunde?

Der dritte Schritt besteht darin, Ihr Baby zu beobachten. Ist es unruhig und zappelig oder liegt es regungslos und wimmernd da? Bekommt Ihr Kind einen roten Kopf und macht Töne, als strenge es sich an, oder wird es blasser und wirkt so, als wolle es aufgeben? Wenn Ihr Baby dazu neigt, mitten in der Nacht mit einem Schrei aufzuwachen: was für eine Qualität hat der Schrei? Wütend? Traurig? Ängstlich? Dieser Teil der Beobachtung braucht aktives und einfühlendes Zuhören, um den emotionalen Inhalt festzustellen.

Schrei-Tagebuch

Mi 20:15	Katja gestillt, Bäuerchen, schlafen gelegt
Mi 22:20	aufgewacht, schreit, kann sie nicht stillen; Windeln überprüft – sauber; versuche, sie zu beruhigen...mir ist, als schreie sie eine ganze Stunde; verweigert auch den Schnuller; halte und wiege sie bis sie müde scheint vom Schreien
Mi 22:40	eingeschlafen und in ihr Bettchen gebracht, es waren nur 20 Minuten
Do 2:15	aufgewacht, schreit, Windeln gewechselt – hungrig! Gestillt, eingeschlafen, hingelegt
Do 2:35	aufgewacht, schreit; braucht Bäuerchen, danach eingeschlafen
Do 4:10	aufgewacht, schreit; kein Hunger, Windel sauber, schreit, schreit, schreit...Schlimm ist das...Ich weiß nicht, was ich tun soll, es scheint, als schreie sie über eine Stunde
Do 4:30	endlich aufgehört mit Schreien, sie wirkt erchöpft, ich ebenso; lege sie in ihr Bettchen kurz gestillt
Do 6:20	Ich konnte nicht einschlafen...Sie wacht auf, schreit, Windel voll, hat sich in ihrer Decke verheddert. Versuche, sie zu stillen aber sie ist total frustriert. Es ist schlimm für uns

beide, wir sind beide total frustriert

Do 6:45 Sie schläft endlich ein, wirkt erschöpft. Ich wünschte, ich könnte mehr für sie tun. Bin völlig fertig. Mein Tag beginnt...

Do 20:15 Tag war gut. Katja gestillt. Kein Hunger, Windel sauber. Schreien klingt, als wäre sie ängstlich. Versuche, zu verstehen, was sie braucht und höre ihr beim Schreien zu. Es tut mir so Leid für sie, ich würde ihr so gerne helfen...Ich möchte, dass sie weiß, dass ich für sie da bin...Sie schaut mich an, als ob sie das versteht. Ich begleite sie beim Weinen und weine selbst ein wenig mit. Wir weinen zehn Minuten zusammen, sie fällt in einen tiefen Schlaf

Fr 3:45 wacht auf, schreit. Wir haben beide fast sechs Stunden geschlafen! Sie ist sehr hungrig, trinkt aus beiden Brüsten. Viel guten Augenkontakt. Sie schläft beim Wechseln ihrer Windel ein, wow!

Fr 6:20 wacht auf, klingt wieder ängstlich. Ich gehe zu ihr und sage ihr, dass ich für sie da bin. Sie sucht Augenkontakt, sieht ängstlich aus, weint, als ob etwas Schreckliches passieren könnte. Ich frage mich, ob mit ihrer Verdauung alles ok ist. Ich kann sie nicht stillen, vielleicht hat sie gar keinen Hunger.

Mir ist wieder nach Weinen zumute. Sie schreit, schreit, schreit... Vielleicht sollten wir heute zur Ärztin gehen? Endlich hört sie auf zu schreien, ist aber zu erschöpft, um gestillt zu werden, schläft ein... es schien mir wieder Stunden gedauert zu haben, aber es waren nur 20 Minuten. Ich fühle mich schrecklich

Fr 8:30 wir hatten so viel Spaß zusammen, ich wollte sie gar nicht zur gewohnten Zeit hinlegen, also blieben wir auf, spielten, freuten uns aneinander bis sie müde wurde, dann habe ich sie um 9:10 schlafen gelegt... wow

Sa 12:15 Sie schläft wie ein Baby. Ich hörte sie schreien und ich glaube, so hört es sich an wenn sie hungrig ist. Windel immer noch sauber. Gestillt mit gutem Augenkontakt, danach habe ich sie einige Zeit gehalten bis zum Bäuerchen, dann ist sie eingeschlafen. Ich schaue ihr dabei zu, ein schlafender Engel

So 4:20 aufgewacht, schreit fürchterlich, es ist wieder dieses 'ängstliche' Schreien, das mir solche Sorgen bereitet. Musste ihre Windel wechseln während sie schrie wie verrückt, habe dieses Mal nicht mal versucht, sie zu stillen. Nur diesem herzzerreißenden Schreien zugehört, dann mit ihr geweint. Ich habe keine

Ahnung, was sie mir erzählen möchte, aber versuche so gut es geht, zuzuhören... Ich will nicht zur Ärztin gehen, das hier ist so intim... Ich bin mit ihr im Augenkontakt wenn sie schreit, dann schreit sie sogar noch lauter... Ich frage mich, wann hört das jemals auf, habe aber das Gefühl, dass ich sie nicht dazu bringen darf, aufzuhören... Ich sage ihr, „Du klingst so unglaublich ängstlich", immer wieder... Endlich hört sie auf zu Weinen, ihr Körper fühlt sich sehr entspannt an, entspannter als ich es bisher kenne

Wenn wir ein Gespür entwickeln für die Art der *Gefühle*, die unser Baby unruhig machen, haben wir eine viel größere Chance, ihm zu helfen, sein ‚Programm' zu ändern. Wir beginnen zu erkennen, dass es sich tatsächlich um ein inneres ‚Monster' handelt, ein neurologisches Muster in Folge eines traumatischen oder unvollendeten Vorfalls. Dieses Monster ist jedoch identifizierbar, nicht willkürlich, und das Leiden kann ein Ende finden, statt für immer zu existieren. Meistens hängt das Monster mit einem der drei großen Gefühlszustände zusammen: Wut, Trauer oder Angst. Manchmal handelt es sich um eine Mischung dieser Zustände: „Mein Baby wacht mit einem entsetzten Schrei auf (Angst), danach klingt sein Weinen traurig" oder: „Mein Baby hört sich abwechselnd wütend und traurig an." Was auch immer der Gefühlszustand ist, wir müssen ihn identifizieren, um ihn heilen zu können. Ohne zu wissen, was sich dahinter verbirgt, erleben wir unser Kind manchmal verzweifelt, andere Male frustriert, resigniert, unruhig, lustlos oder zappelig. All dies sind Zustände, die häufig mit Weinen bei Schlafproblemen in Verbindung gebracht werden. Wenn wir innerhalb des Schlafmusters so genau wie möglich den Charakter der Emotion erkennen, sind wir auf einem guten Weg, das störende ‚Programm' unseres Babys zu heilen und damit selbst eine erholsame Nachtruhe zu finden!

Nachdem wir das Schlafmuster und die darunter liegenden ungelösten Emotion(en) erkannt haben, besteht der nächste Schritt darin, diese in einer Sitzung für Erinnerungsschreien zu spiegeln. Das kann um drei Uhr morgens ziemlich hart sein, aber es lohnt sich und glauben Sie mir, sowohl Sie als auch Ihr Baby werden anschließend schlafen können. Darüber hinaus wird Ihr Kind immer weniger Schwierigkeiten haben, einzuschlafen und es wird nach einigen Sitzungen mit Spiegeln und Erinnerungsschreien in der Lage sein, länger und friedlicher zu schlafen. Das einzige, was Sie tun müssen, ist Ihr Baby ‚zu halten', ihm einen inneren Raum anzubieten und mit Augenkontakt zuzuhören. Sie dürfen dabei nicht versuchen, es zu ‚beruhigen', das Schreien zu unterbinden oder „Schhhh" zu tönen. Sowohl die Mutter als auch der Vater oder beide können das tun. Spiegeln Sie Ihr Baby ab dem Augenblick, wo es mit Erinnerungsschreien beginnt. Hier sind ein paar Beispiele: „Ach mein Liebling, Du klingst soooo wütend." „Oh Baby, Du siehst so ängstlich aus und schreist so laut!" „Zuckermaus, Mama weiß, wie viel Angst Du hast." Und so weiter. Vielleicht überrascht es Sie, aber wenn Eltern auf diese Weise zuhören, haben sie oft den Eindruck, dass sie Details dessen verstehen, was das Baby schreienderweise erzählt, bis hin zu bestimmten Augenblicken während oder nach der Geburt! Wenn einem Säugling erlaubt wird, sich auf diese Weise mitzuteilen, wird er schließlich alles ‚herausschreien'. Das wollen wir erreichen: Das Baby schreit alles hinaus und lässt es damit gehen. Auf diese Weise kann sich auch das neurologische Muster des Problems auflösen.

Entscheidend dabei ist, im Augen- und Herzkontakt zu bleiben und auf selbstaktiviertes Schreien zu achten. Wenn Ihr Baby beginnt, in einer Schleife zu schreien (ein kürzerer Schreizyklus, der sich wiederholt und sich anfühlt wie eine Sackgasse) oder das Schreien sich nicht ‚lösend' bzw. befreiend anfühlt, könnte es selbstaktiviert sein. Wie immer in diesen Fällen ist dann Trösten statt Spiegeln angesagt. Es braucht eine Menge Einfühlung, Präsenz und Gewandtheit, um das um drei Uhr morgens zu tun. Wenn ein Baby sich dem Höhepunkt des Erinnerungsschreiens nähert, kann es für Sie am schwierigsten sein, dies auszuhalten. Dies vor allem dann, wenn Sie müde sind oder sich wünschen, es möge nun endlich vorbei sein. Bitten Sie jedoch immer wieder Ihre Intuition oder Ihren Partner bzw. einen Großelternteil um Unterstützung, wenn Sie das Glück haben, mitten in der Nacht eine dieser Personen bei sich zu haben. Wenn Sie Ihr Baby davon abhalten, den Höhepunkt der ‚Lösungsschwelle' zu erreichen, wird das problematische Muster verstärkt oder bleibt, wie es ist, und Sie müssen mit der Arbeit irgendwann wieder von vorne beginnen. Diese aktuelle Heilungschance wäre dann vertan.

Wenn Ihr Kind andererseits einen sehr roten Kopf hat, länger als zwei Minuten keinen Augenkontakt herstellen kann oder mehr als zehn Sekunden benötigt, um wieder Luft zu holen, ist es wahrscheinlich selbstaktiviert. In diesem Fall werden die alltäglichen, gewohnten Methoden zu trösten angewendet: Wiegen, Stillen,

Schnuller, liebevolle Schhhhhh-Töne oder andere Methoden, die Sie gefunden haben, um dem Baby zu helfen. Bleiben Sie liebevoll und einfühlend bei seinem Prozess mit dem Ziel, die ‚Lösungsschwelle' zu erreichen. Diese wird erreicht, wenn das Gehirn und die Gefühle des Babys stark genug aktiviert sind, um das existierende neurologische Muster aufzulösen. Dabei erfolgt auch eine tatsächliche Trennung der neurologischen Verknüpfungen, die das Muster auf der körperlichen Ebene herstellen.

Sogar junge Babys haben kleine Ich-Strukturen und Persönlichkeitsanteile, mit deren Hilfe sie sich orientieren und aktivieren. Wenn diese müde werden und das Baby schläfrig wird, ist die Gelegenheit günstig, dass tiefe, ungelöste psychische Themen an die Oberfläche gelangen. Unerlöste Traumamonster können zum Vorschein kommen, während das Baby sich im Übergang zwischen Wachen und Schlafen befindet. Dann ist genau der richtige Zeitpunkt, Ihr Baby zu halten und zu trösten und es weinen oder schreien zu lassen, wenn es das möchte.

Ich habe immer wieder beobachten können, wie Spiegeln und Erinnerungsschreien Schlafprobleme beseitigen. Es gibt natürlich noch andere Methoden, um damit umzugehen. Einige davon sind sanft und liebevoll, geduldig und einfühlsam und im Grunde dem Spiegeln und Erinnerungsschreien sehr ähnlich. Ich empfinde diese allerdings nicht sehr effizient, da die Anwendungen dieser sanften Methoden sich über einen langen Zeitraum hinweg ziehen. Und dann gibt es noch Vorgehensweisen, die ich als unsensibel, wenn nicht gar als schlichtweg brutal einstufe. Zu diesen Methoden gehören Unterdrückung, Verlassen oder Disziplinierung des Babys. Sie dienen ausschließlich der Ruhe der Eltern und *deren* Schlafbedürfnissen, ohne Rücksicht auf das langfristige Wohlergehen des Babys. Solche Methoden graben das Problem sehr tief in den Körper und die Seele des Kindes ein, und dieser Umstand wird sich mit Sicherheit irgendwann später im Leben in Form emotionaler Dysfunktionen, einem geringen Selbstwertgefühl, Reizbarkeit, Konzentrationsstörungen, fehlendem Respekt vor anderen oder einer generellen Unzufriedenheit bemerkbar machen. Die Anwendung brutaler Methoden lehne ich strikt ab!

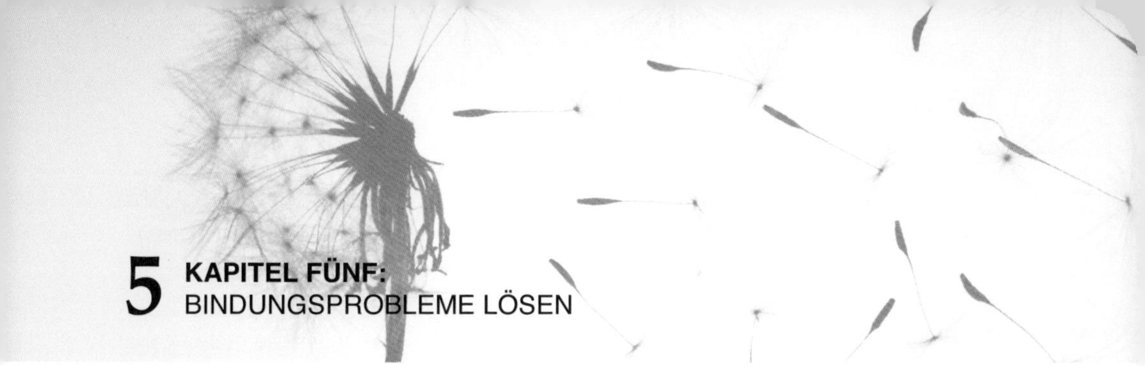

5 KAPITEL FÜNF: BINDUNGSPROBLEME LÖSEN

Erfahrungsbrücken

Wenn Babys sich vom Geburtsschock erholt haben, wollen sie natürlicherweise Körperkontakt und Zuneigung. Sie wollen damit beginnen, Beziehungen zu entwickeln und sich mit ihrer Familie verbinden. In der Gebärmutter können Babys hören, schmecken, riechen, fühlen und sehen. Nach ihrer Geburt sehnen sie sich nach liebevollen Stimmen, Muttermilch, Hautkontakt, Augenkontakt und danach, Gesichter länger zu betrachten. Sie sind darauf vorbereitet, die Geräusche der ‚Außenwelt' zu hören, die nun lauter sind. Sie lieben zärtliche menschliche Stimmen, insbesondere die ihrer Mutter, und genießen die anderen Stimmen, an die sie sich bereits in der Gebärmutter gewöhnt haben wie die Stimmen ihres Vaters und ihrer Geschwister. Das Hören dieser Stimmen mit ihren charakteristischen Klängen und Rhythmen gehört zu den ‚Erfahrungsbrücken' unserer Babys. So nennen wir das, was bedeutet, dass es eine der Erfahrungen ist, die ein Baby sowohl innerhalb als auch außerhalb des Bauchs machen kann.

Das Leben ist im Mutterleib so verschieden von dem jenseits des Geburtskanals. Da wirkt alles, was unserem Baby Kontinuität ermöglicht, beruhigend. Die physische, materielle Umgebung ist vollkommen anders. Es gibt keine Pufferzone aus Fruchtwasser, so dass das Baby seiner neuen Umgebung direkt ausgesetzt ist. Die existentielle und persönliche physische Erfahrung Ihres Babys ist plötzlich völlig verwandelt. Ihr Baby wusste wahrscheinlich nicht, was auf es zukommt, und nun ist die Art und Weise, wie es isst, trinkt, atmet und ausscheidet, komplett anders. Alles ist lauter, heller, kälter, wärmer und rauer. Aber nicht alles muss neu sein.

Wenn uns bewusst ist, welch ein Geschenk solche Erfahrungsbrücken sind und diese dem Baby auch angeboten werden, bilden sie eine wunderbare Art, Bindung aufzubauen und eine große Hilfe für den größten Übergang, den das Kind je erleben wird. Weil für Ihren Säugling so viele Dinge anders werden, ist es sehr beruhigend, wenn Sie ihm bekannte Sinneseindrücke und Erfahrungen anbieten. Wenn Sie das tun, wird Ihr Baby viel weniger desorientiert sein und sich wesentlich rascher und mit mehr Begeisterung dem widmen, wofür es auf die Welt gekommen ist. Erfahrungsbrücken erinnern es daran, dass diese erstaunliche *neue* Welt so funktioniert, wie sie soll und nicht vollkommen fremd ist. Sie machen es dem Baby einfacher, sich sicher zu fühlen. Es wird entspannter und selbstsicherer sein in allem, was es sich vornimmt.

Manche Eltern haben ein Lieblingslied, ein Kinderlied oder einen Kinderreim, den das Baby bereits im Bauch der Mutter immer wieder hört. Es ist eine Freude, diese ab dem vierten Schwangerschaftsmonat zu singen oder zu spielen und mit den gleichen Liedern und Reimen nach der Geburt fortzufahren.

Den Säugling mit einem Tragetuch über dem Bauch oder Brustkorb zu tragen, stellt eine weitere gute Erfahrungsbrücke her. Die Nähe zum Körper der Mutter hilft dem Baby, mit den ihm vertrauten Rhythmen im Kontakt zu bleiben, die so lange ein großer Teil seines Zuhauses waren: ihre Atmung, ihr Herzschlag, ihre Bewegungen und natürlich ihre Stimme ebenso wie die Schwingung ihres Körpers, wenn sie spricht. Hoffentlich haben Sie bereits während der Schwangerschaft mit Ihrem Baby gesprochen, als wäre es ein empfindsames Wesen. Und nun führen Sie die Beziehung und diese Art von Kontakt einfach weiter.

Im Folgenden finden insbesondere Mütter eine Liste weiterer Brückenerfahrungen, die für ihr Baby wie Geschenke sein können. Sie sind besonders hilfreich, wenn sie mit Bedacht und der Absicht ausgeführt werden, den Säugling nach seinem großen Übergang zu beruhigen:

- Bleiben Sie im Kontakt mit Ihren Freunden und Ihrer Familie, so, wie es für Sie angenehm ist. Ihre Stimme, Ihre Bewegungen und Ihre Gefühle, die Sie in deren Gegenwart empfinden, werden vertraut sein. Ja, Ihr Baby kennt Ihre Gefühle, innerhalb und außerhalb des Bauchs.

- Sie könnten sich einen kleinen Lautsprecher und eine CD besorgen mit dem Klang von Herztönen, fließendem Blut und sogar Verdauungsgeräuschen, damit Ihr Baby vertraute Klänge hört, wenn Sie nicht da sind. Manchen Babys helfen diese Geräusche beim Einschlafen, aber übertreiben Sie es nicht.
- Wenn Ihr Partner vor der Geburt Ihren großen Bauch massiert hat, kann er das Baby nun auf ähnliche Weise massieren.
- Kochen Sie die gleichen Gerichte wie in der Schwangerschaft. Wenn Sie beispielsweise den Geruch kurz angebratener Zwiebeln in Olivenöl geliebt haben, wird diese angenehme Erfahrung eine bestimmte Körperchemie auslösen, die euch beiden vertraut ist.
- Erinnern Sie sich an wichtige Momente Ihrer Schwangerschaft. Vielleicht waren Sie im Bett, auf einer Wanderung, unter einem Baum im Park. Gehen Sie dort wieder hin mit Ihrem Baby im Tragetuch, um den Erinnerungen nachzuspüren.
- Die gleiche Musik zu hören, die Sie vor der Geburt gespielt haben, ist gut für Sie beide. Sie können, innen wie außen, über ein Lieblingslied die Bindung mit Ihrem Baby vertiefen
- Nehmen Sie Ihr Baby mit auf die gleichen Spaziergänge und zum Sport.

Am Wichtigsten ist es, sich stets dessen bewusst zu sein, welch einen großen Übergang Ihr Baby durchgemacht hat, und wie anders und fremd die Welt für diesen kleinen Zuzügler sein muss. Sich neun Monate am gleichen Ort aufzuhalten, ist eine lange Zeit, vor allem, wenn das sein gesamtes bisheriges Leben war! Das Leben in der Gebärmutter ist wirklich eine völlig andere Welt als das draußen. Alles, was Sie tun können, um den Übergang zu unterstützen, wird sich für Sie und das Baby positiv auswirken, während Ihr Baby wächst und sich entwickelt. Vielleicht versuchen Sie einmal, sich zu erinnern oder sich vorzustellen, welche Sinneseindrücke Ihr Baby hatte oder gehabt haben könnte und denken sich selbst Erfahrungsbrücken aus.

Augenkontakt und Gesichter anschauen

Babys haben nach der Geburt ein gutes Sehvermögen, es sei denn, ein Trauma führt vorübergehend zu Beeinträchtigungen. Ich habe Filme von bewusst gebärenden Müttern bei Wassergeburten[10] gesehen. Selbst wenn das Köpfchen des Kindes noch unter Wasser und die Schultern noch nicht geboren waren, hatten sie offene Augen. Man kann dabei beobachten, dass sie aufmerksam und gefühlvoll sind und die Augen ihrer Mutter suchen. Ich kann es nicht erklären, aber Neugeborene kennen das Gesicht ihrer Mutter und suchen den Augenkontakt mit ihr und dem Vater. Ein Freund von mir war bei der Geburt seiner Tochter gemeinsam mit einigen anderen anwesend. Unmittelbar nach der Geburt sah das Baby sich die Gesichter der Menschen im Raum an. Ihm blickte sie dabei intensiv in die Augen. „Sie wusste, wer ich bin“, erzählte er mir mit Tränen in den Augen.

Wir wissen heute, dass Augen- und Gesichtskontakt in den ersten Lebenswochen entscheidend für die Entwicklung des Gehirns sind. Die neuronalen Netzwerke und Blaupausen für zwischenmenschliche Beziehungen und innere Rhythmen werden in dieser Zeit gebildet. Wenn Sie möchten, dass Ihr Baby einen ruhigen und beständigen persönlichen Rhythmus entwickelt, dann sorgen Sie dafür, dass Sie mit Ihrem Baby viel Augenkontakt herstellen können. Befindet sich ein Säugling im entspannten Augenkontakt, so beginnt ein Zyklus von Vertrauen, Interesse und Neugier. Während diese Gefühle stärker werden, nimmt die Stimulation über die Augen zu und das Baby spürt die Wirkung davon tief innen in seinem Körper. Wenn die Erregung zu groß wird, schaut das Baby weg und unterbricht den Augenkontakt, bis es sich wieder beruhigt hat. Dann möchte es mit dem nächsten Zyklus beginnen und wird den Augenkontakt wieder suchen. Bei diesem Rhythmus geht es im Grunde genommen um Phasen von Erregung und Entspannung. Daran beteiligt sind die Nebennieren, die Hypophyse und der Hypothalamus. Diese Regionen des Gehirns werden durch Augenkontakt effizient stimuliert und entwickelt[11].

---

10 DVD "Birth as we know it", www.birthintobeing.com
11 Robert Scaer, a.a.o.

Die beste Art, Augenkontakt herzustellen, besteht darin, das Baby mit dem Gesicht zu sich im Arm zu halten. Dies ist die gleiche Position wie beim Stillen. Väter können diese Position ebenfalls einnehmen. Sehen Sie Ihr Baby einfach nur an. Betrachten Sie sein Gesicht, blicken Sie ihm in die Augen. Vielleicht möchte es Ihren Blick erwidern, vielleicht auch nicht, aber wenn es das tut, werden Sie etwas Interessantes beobachten können. Ihr Baby wird Sie mit unterschiedlichen Gesichtsausdrücken anblicken. In einem Augenblick wird es Sie aufmerksam mustern, im nächsten entspannter. Manchmal wird es wegschauen, als hätte es genug gesehen, dann wiederum ändert sich etwas und es sieht Sie wieder an. Wenn Ihr Baby älter wird, beginnt es zu lächeln und zu lachen. Währenddessen lernen Sie Ihr Baby immer besser kennen, denn die Augen sind bekanntlich das Fenster zur Seele.

Während Sie einfach nur dasitzen und einander ansehen, können viele kleine Dinge geschehen. Sie können sogar spüren, dass im Gehirn Ihres Babys und in seinem Gefühlsleben, wahrscheinlich auch in Ihrem eigenen, etwas vor sich geht. Es ist erstaunlich, wie reich und komplex dieses Bindungsspiel werden kann. Was für eine wunderbare Art und Weise, sich so innig und nahe kennen zu lernen! Wie häufig verbringt man fünf oder zehn Minuten oder länger damit, jemanden aus 20 bis 30 Zentimetern Entfernung innig zu betrachten? Sie können das so lange mit Ihrem Baby tun, wie Ihr Baby einverstanden ist. In dieser Zeit vertiefen Sie nicht nur Ihrer beider Bindung. Sie helfen Ihrem Baby auch dabei, ein aktives, waches Gehirn zu entwickeln sowie einen gut strukturierten, lebhaften und gleichzeitig entspannten Aktivitätsrhythmus.

Über Gefühle sprechen

Auch wenn Säuglinge noch keine Worte verstehen oder sprechen, ist es meiner Meinung nach eine gute Idee, mit ihnen so zu kommunizieren, als ob sie es könnten. Wenn sie beginnen, Worte zu verstehen, haben ihr Gehirn und ihr Unbewusstes bereits viele Erfahrungen mit sprachlicher Kommunikation gemacht. Das macht es für sie einfacher, in die Welt der verbalen Kommunikation einzutreten. Wenn man Babys so behandelt, als verstünden sie nichts oder sich mit ihnen nur in simpler Babysprache unterhält, verlangsamt sich die Entwicklung ihrer Fähigkeit, Worte zu erkennen und zu sprechen.

Wie viele andere Baby-Experten bin auch ich der Ansicht, dass es eine großartige Idee ist, sich mit dem Baby bereits zu unterhalten, wenn es noch im Bauch ist. Der Fötus kann hören, und wenn im Laufe des zweiten Trimesters die Mutter erstmals bewusst wahrgenommen werden kann, ist dies ein guter Zeitpunkt, mit dem Sprechen zu beginnen. Dabei kann beispielsweise die Anwesenheit des Babys ihm und anderen gegenüber verbal bekräftigt werden. Neugierde ist ebenfalls ein gutes Thema: „Ich frage mich, ob Du ein Junge oder ein Mädchen bist. Ich bin so gespannt darauf, wie Du aussiehst, wie Du *sein* wirst. Ich kann es kaum erwarten, Dir zu begegnen." Und so weiter. Tägliche Routinehandlungen sind ebenfalls ein gutes Gesprächsthema. Aber zu den wesentlichsten Dingen, über die man vor allem als Mutter sprechen kann, zählen die eigenen Gefühle. Dass starke Emotionen starke chemische Reaktionen im Körper auslösen, ist heutzutage gut erforscht. Neuropeptide oder ‚Moleküle der Gefühle'[12] werden mit dem Blutstrom in die Plazenta und damit zum Baby transportiert. Dies ist sensibel genug, derart subtile bzw. manchmal auch weniger subtile Veränderungen ihrer Umgebung wahrzunehmen.

Es macht sowohl vor als auch nach der Geburt Sinn, Ihrem Baby mitzuteilen, ob Sie einen schlechten Tag haben, sich niedergeschlagen fühlen, traurig oder wütend sind. Vor allem Mütter können die Bindung also bereits vor der Geburt vertiefen, indem Sie mit ihrem Kind sprechen, insbesondere wenn Sie gerade starke Gefühle empfinden. Ob im Bauch oder außerhalb, Ihr Baby nimmt wahr, was Sie fühlen. Außerdem hat es seine eigene innere Erlebniswelt. Diese ist nach der Geburt aufgrund der stimulierenden Umgebung vermutlich noch intensiver. Wenn Sie Ihre Gefühle benennen(„*Ich* bin wütend" oder „*Ich* habe Angst"), stellen Sie

12 Candace Pert, Moleküle der Gefühle, Rowohlt 1999

klar, dass es sich um *Ihre* Gefühle handelt und das nimmt dem Baby etwas Druck. Fast alle Emotionen äußern sich nicht nur in Mimik, Atmung und Hautfarbe, sondern auch auf neuro-chemische Art im Körper. Babys haben viel Erfahrung mit diesen neuro-chemischen Botenstoffen, weil diese durch die Nabelschnur wandern und in den Zellen des Kindes an den gleichen Rezeptoren andocken, wie bei Ihren Zellen. Wenn man seine Emotionen wahrnimmt und ihnen aktiv angemessenen Ausdruck verleiht, statt auf starke Empfindungen lediglich zu reagieren, löst sich das Gefühl, klingt ab und wird neutralisiert, bevor es Auswirkungen hat. Die Wahrscheinlichkeit, dass das Baby im Mutterleib oder in der Außenwelt davon irritiert wird, ist viel geringer. Emotionale Erregungszustände lösen normalerweise eine aktive chemische Phase von etwa 90 sekündiger Dauer aus, es sei denn, der Auslöser dauert an. Danach werden die aktivierenden neurochemischen Substanzen resorbiert[13]. Wird die Erregung unterdrückt oder geleugnet, so können die beteiligten Substanzen nicht abgebaut werden. Der Erregungszustand bleibt bestehen und mit ihm das damit verbundene Unbehagen.

Üblicherweise wissen unsere Kinder sowieso bereits, welche Gefühle wir haben. Wenn wir darüber sprechen, so bestätigen wir auf beruhigende Weise die Realität. Darüber hinaus muss sich das Baby nun nicht mehr fragen, was mit uns los ist oder sich um uns kümmern. Als Faustregel gilt: Es ist am besten, wenn Sie Ihrem Baby sagen, wie sie sich fühlen, aber geben Sie nicht ihm die Schuld daran, auch wenn Sie das glauben! Sie brauchen nicht ins Detail zu gehen, sagen Sie einfach nur „Mama ist gerade wütend." Oder: „Papa fühlt sich heute traurig, aber Du brauchst nicht traurig zu sein." Auch mit Babys im Mutterleib kann man auf diese Weise sprechen. Das hat sich sehr bewährt. Sie verstehen normalerweise die Bedeutung oder die Absicht, auch wenn sie die Worte nicht verstehen. Wenn wir Babys zugestehen, aufnahmefähig und intelligent zu sein, entwickeln sie sich meist zu aufnahmefähigen und intelligenten Wesen. Wenn wir Kinder behandeln, als verstün-

13 Jill Bolte Taylor, My Stroke of Insight: A Brain Scientist's Personal Journey, 2006

den sie nichts von der Welt der Erwachsenen, geschieht dies zu ihrem Nachteil. Mit Ihrem Baby zu sprechen, insbesondere über Ihre Gefühle, stellt also eine wunderbare Möglichkeit dar, die Bindung zu vertiefen. Gleichzeitig sind Sie ein gutes Vorbild: Wenn es Ihnen erlaubt ist, Gefühle zu zeigen, hat auch Ihr Baby die Erlaubnis, dies zu tun. Für Erwachsene wie auch für Kinder kann es gefährlich werden, Emotionen zu unterdrücken. Unterdrückte Empfindungen bauen sich auf und kommen irgendwann wieder ans Tageslicht. Sie zeigen sich dann oft auf schädigende Weise.

SCHHHHHHHH!

Schhh gehört zu den am häufigsten gebrauchten Wörtern oder Lauten, die Babys von ihren Eltern zu hören bekommen. Es gibt zwei Arten von Schhhs. Die eine ist ok und hat mit dem Aufbau der Bindung zum Baby zu tun. Die andere ist nicht ok. Sie bedeutet Kontrolle, Beschwichtigung oder gar Unterdrückung. Den Unterschied erkennt man am Klang der Stimme, der Dringlichkeit, der Mimik des Elternteils und der Intensität desjenigen, der 'Schhh' tönt. Das Schhh, das ok ist, möchte das Baby trösten. Die unangebrachte Form aber möchte das Baby zum Schweigen bringen, damit es jemand anderem besser geht.

Natürlich ist es nicht so schön, wenn Ihr Baby während eines Vortrags, einer Predigt, im Kino oder irgendwo anders, wo Menschen zu einem bestimmten Zweck zusammenkommen, wie verrückt schreit. In diesen Fällen können Sie Ihr Kind immer mit hinaus nehmen und einen etwas privateren Ort finden. Wenn aber eine emotionale Erfahrung aktiviert ist und Ihr Baby im Einkaufszentrum oder im Park Erinnerungsschreien möchte, so ist es besser, Ihr Baby sanft zu trösten und zu spiegeln. Es ist dann keine gute Idee, „Schhhhhh!" zu tönen. *Babys die schreien dürfen, wenn ihnen danach ist, tun dies weniger als Babys, deren Weinen unterdrückt wird*. Die Unterdrückung führt außerdem zu Machtkämpfen, Groll und Manipulation. Je nachdem, welches Schhhhh Sie verwenden, sorgen Sie entweder für eine Vertiefung der Beziehung zu Ihrem Kind oder für Entfremdung.

Gemeinsam mit dem Baby schlafen

Gemeinsam mit dem Baby zu schlafen ist eine großartige Möglichkeit, die Bindung zu vertiefen. Es vereinfacht das Stillen nachts, ist sicher, beruhigend und kuschelig für das Baby und vollkommen in Ordnung, so lange alle einverstanden sind. Wenn Papa das aber nicht ausstehen kann oder Mama nicht mit dem Baby in einem Bett schlafen möchte, ist es eine gute Idee, den Säugling in seiner Wiege oder seinem Bettchen im gleichen Zimmer unterzubringen. So kann er auf sich aufmerksam machen, wenn die Eltern schlafen. Sehr viele Studien betonen die positiven Auswirkungen gemeinsamen Schlafens. Babys fühlen sich sicherer, zuversichtlicher, ihre Immunsysteme sind stärker und sie sind im Allgemeinen ruhiger, wenn sie den intensiven Kontakt erfahren, der beim gemeinsamen Schlafen entsteht. Kinder, die bei ihren Eltern schlafen, möchten für gewöhnlich im Alter zwischen zwei und vier Jahren in ihre eigenen Betten oder Zimmer umziehen. Sie müssen sich also keine Sorgen darüber machen, dass sie bei Ihnen auch noch als Teenager nächtigen möchten. Außerdem: Was geschieht, wenn ein weiteres Kind geboren wird? Ein Baby im Bett ist normalerweise genug.

Spiel

Säuglinge sind nach der Geburt noch nicht wirklich in der Lage, so zu spielen, wie wir es verstehen. Sie erholen sich zunächst von ihrem großen Übergang, gewöhnen sich an ihre neue Welt, die unterschiedlichen Umgebungen, selbständiges Atmen, Essen und Ausscheiden. Es ist sehr anstrengend, sich an die neuen Lebensumstände und die damit verbundenen Herausforderungen anzupassen. Baby sein ist tatsächlich viel Arbeit. Zu seinen Aufgaben gehört es, an etwas zu saugen, damit Milch fließt. Wünschenswert wäre die Brust der Mutter, denn egal, wie man es betrachtet, dies ist die beste Art, ein Baby zu ernähren. So gut es geht muss die Nahrung anschließend verwertet werden, und diese Form der Verdauung ist ebenfalls neu. Danach besteht die Notwendigkeit, die Reste und Abfälle auszuscheiden sowie ein Bäuerchen zu machen. Damit ist der Baby-Alltag aber noch nicht zu Ende, denn der Säugling muss auch schlafen und manchmal eben auch weinen.

Für die Entwicklung und das Selbstvertrauen des Babys ist es sehr hilfreich, wenn wir anerkennen, was sie durchgemacht haben und sie dabei unterstützen, es zu verarbeiten. Und all das einfach nur, weil sie da sind. Im Neugeborenen werden während jeder Minute seines Wachseins oder Schlafens hunderttausende neuronaler Verbindungen geknüpft. Es ist einfach umwerfend, sein Baby zu betrachten und zu realisieren, dass es sich nicht nur ausruht. Sein Gehirn arbeitet schwer und kümmert sich um lebensnotwendige Dinge, die sich auf sein gesamtes weiteres Sein auswirken werden.

Anfangs sind Augenkontakt, sich Ansehen und aktive Beobachtung die beste Art zu ‚spielen', weil Ihr Baby viel beschäftigter ist, als Sie denken. Sie sollten es nicht ablenken von seinem Vorhaben, indem Sie versuchen, es zum Lachen oder Lächeln zu bringen, um Ihnen zu gefallen. Dafür wird es später genügend Gelegenheiten geben. Säuglinge, die in dieser frühen Zeit zu oft von ihrer wesentlichen Entwicklungsarbeit abgelenkt werden, lächeln weniger und entwickeln sich langsamer als Babys, deren frühe Prozesse verstanden und respektiert werden. Da sie sich noch von den Strapazen der Geburt erholen, ermüden sie rasch. Auch wenn es so aussieht, als würden Babys nicht wirklich viel tun: Das Gehirn verbraucht für seine Arbeit bereits in diesem Alter eine Menge Kalorien!

Ich halte es für essentiell, dass Babys einfach dafür geliebt werden, dass sie ‚da sind'. Die meisten Menschen empfinden Liebe, wenn sie ein Baby ansehen. Aber sie sollten auch für das, was in ihnen vorgeht, geliebt werden. Sie arbeiten hart, ohne dass sie und die meisten Eltern es wissen.

Wenn Ihr Kind sich nach der Geburt allmählich stabilisiert, geschehen mehr und mehr wunderbare Dinge. Zuerst denken Sie noch, Ihr Baby wird nie lächeln oder nach etwas greifen können. Es scheint, als würden Sie jeden Tag darauf warten, dass es lächelt oder nach etwas greift oder irgendeinen anderen Meilenstein in seiner Entwicklung erreicht. Dann, eines Tages ist es endlich so weit! Ihr Kind greift nach den ersten Gegenständen. Mit ausreichender Übung und der damit verbundenen, zunehmenden Ausprägung seiner neuronalen Netzwerke, welche die Bewegung unterstützen, wird es sich weiter entwickeln und tun, was immer es möchte. Aber erinnern Sie sich: Was geschah in all den Tagen, in denen Sie *hierauf* gewartet haben? Was haben Sie in der Zeit des Wartens und Hoffens verpasst? Wenn Sie später nichts bedauern möchten, besteht die beste Art, mit dem Baby zu ‚spielen' darin, die Fähigkeit zu entwickeln, es zu beobachten und zu lernen, wie es mitteilt, was es benötigt und wie es sich entwickelt. Dann können Sie Ihrem Baby dort begegnen, wo es wirklich ist, statt an einem imaginären Ort, an dem Sie es gerne hätten.

Manche Menschen fürchten, sie könnten auf diese Weise ihr Baby ‚verwöhnen': „Warum sollte ich alles tun, was das Baby möchte?" „Mich hat nie jemand so behandelt." „Woher weiß mein Baby, was das Beste ist? Es ist erst zwei Wochen alt!" „Meine *Mutter* sagt, dass Babys mindestens 16 Stunden am Tag schlafen und alle vier Stunden gefüttert werden sollen." Zur letzten Aussage sei explizit festgehalten, dass sie ganz einfach nicht zutrifft. Babys sollten ihren eigenen Zyklen von Schlaf, Hunger und Durst folgen können. Sie suchen es sich nicht aus, wie und wann sie schlafen oder essen wollen. Sie folgen den biologischen Bedürfnissen ihrer Existenz, auf die sie wesentlich besser eingestimmt sind als *irgend jemand anderes*. Ihre Körper wissen wirklich, was zu tun ist und unser Job besteht darin, zuzuhören und zu verstehen. Die Antwort auf die Frage, was ein Baby braucht, kommt alleine von ihm selbst. Gott sei Dank sind sie alle verschieden. Babys wissen von Haus aus, was sie brauchen und wie sie sich am besten entwickeln.

Sie wissen das nicht auf eine kognitive Art, so wie wir als Erwachsene *denken*: „Es ist am besten, wenn ich mich beim Füttern an einen festen Plan halte." Es ist am besten, ein Baby zu füttern, wenn es hungrig ist und es sollte so viel zu sich nehmen können, wie es möchte. Dabei darf es keine Rolle spielen, ob das nun mehr oder weniger ist als Sie, Ihre Mutter oder Ihre Großmutter meinen, dass es essen sollte. Babys wissen, was sie brauchen, weil sie bis auf weiteres nichts anderes in der Welt zu tun haben, als auf die körperlichen Erfahrungen ihrer Existenz zu reagieren. Darauf sind sie in höchstem Maße eingestimmt.

Die beste Art zu spielen, insbesondere in den ersten Monaten, berücksichtigt die Antworten auf folgende Fragen: Was möchte mein Baby jetzt? Was empfindet es gerade? Was möchte mein Kind mir mitteilen? Was braucht es von mir? Solche Spiele können sehr ausgeklügelt, bereichernd und lohnenswert sein, aber nur dann, wenn wir nach den Regeln des Säuglings spielen. Ob göttliche Intelligenz oder Ergebnis der Evolution, die angeborene Weisheit des Babys sollte darüber entscheiden, wie es leben möchte. Wenn wir das als Eltern respektieren, so entwickeln sich glücklichere, klügere, gesündere und sozial kompetentere Kinder. Alle gewinnen, wenn das Neugeborene führt und wir als Eltern und Großeltern folgen.

Sie kennen bereits andere Arten zu spielen wie Kitzeln, Grimassen schneiden und Kuscheln. Später kommen dann Körperspiele hinzu. Sie können Ihr Baby schaukeln, es hoch in die Luft heben, sich freuen, wenn es seine Arme hebt bzw. wenn es zu sitzen oder zu krabbeln beginnt. Auch Spiele mit Gegenständen sind möglich: „Greif das Spielzeug!" , „Wo ist das Spielzeug?" oder „Gib mir das Spielzeug!" sind altersgerechte Varianten. Im letztgenannten Fall ist es am besten, man hält seine eigene Hand unter den jeweiligen Gegenstand, so dass das Baby diesen in die Hand des Erwachsenen legen oder einfach nur fallen lassen kann, wenn es das möchte.

Sich mit kleinen Babys intensiv zu beschäftigen, entspricht vielleicht nicht genau unseren traditionellen Vorstellungen von Spaß und Spiel. Während Mütter hormonell bedingt eine bessere Voraussetzung dafür haben, auf ihre Säuglinge einzugehen, können Unterhaltung und Fürsorge für Väter zunächst schwierig sein. Ich erinnere mich daran, dass ich einmal meinen Sohn zur Wahrnehmung eines Balls bewegen wollte. Nicht, dass ich die Erwartung hatte, er würde ihn fangen und zurückwerfen. Ich hoffte einfach, er würde ihn im Vorbeirollen beobachten. Er war jedoch nicht im Geringsten daran interessiert, und ich weiß noch, dass ich die vage Befürchtung hegte, es würde irgendetwas mit ihm nicht stimmen. Wochenlang versuchte ich es immer wieder, schließlich gab ich auf. Er war einfach zu jung. Für Väter ist es tatsächlich wichtiger als für Mütter, die das meistens automatisch verstehen, sich daran zu erinnern, dass das Baby selbst für die Gestaltung der Spiele zuständig ist.

Aus der Entwicklungsperspektive ist es richtig und notwendig, den Impulsen des Kindes zu folgen, statt ihm unsere Vorstellungen von Unterhaltung aufzudrängen. Das kann mitunter etwas langweilig sein. Aber bevor Sie sich versehen, beschäftigt es sich mit Büchern, Dreirädern und Bällen. Sie haben das sicherlich schon einmal gehört, aber man kann es nicht oft genug erwähnen: Genießen Sie Ihr Leben mit Ihrem Baby, solange es jung ist. Es ist hart und anstrengend, ein Neugeborenes zu versorgen, aber seien Sie so präsent, wie Sie können, das Wunder der Babyzeit ist vergänglich. Am wichtigsten ist es dabei, zu beobachten, zuzuhören und für das Baby auf genau jene Weise da zu sein, die es braucht und möchte und nicht so, wie Sie es möchten oder andere es Ihnen erzählt haben. Wenn Sie beginnen, Ihr Baby zu kontrollieren, werden Sie weniger schöne Überraschungen mit ihm erleben und die Lachfältchen könnten schwinden.

Bindungsspiele

Die meisten Menschen lieben es, mit Babys zu spielen. Irgendetwas Grundlegendes in ihrer Natur aktiviert unseren Spieltrieb. Ihr Lachen ist ansteckend und gehört zu den belebendsten Klängen dieser Welt. Ihre Neugier ist eine der entzückendsten Äußerungen menschlicher Natur, gerade weil sie so unschuldig und verletzlich sind. Wir empfinden ein starkes Bedürfnis, mit ihnen zu spielen, und das ist für alle Beteiligten eine erfüllende Erfahrung. Für uns Erwachsene ist das Spiel mit einem Baby ein Segen. Wir fühlen uns so, als wären wir buchstäblich mit einem Engel zusammen und fangen sogar an, auf merkwürdige Art zu sprechen, wegen der köstlichen Reaktionen, die das beim Baby auslöst.

Erwachsene und Babys sind darauf programmiert, miteinander zu spielen. Es fühlt sich einfach richtig an, es sei denn, das Kind ist müde oder abgelenkt. Durch Spiel lernen Babys ihre Welt kennen und trainieren die Kontrolle über ihren kleinen Körper. Für die Eltern ist Spiel eine der größten Belohnungen, eine Kompensation für die viele harte Arbeit und die schlaflosen Nächte, die der Säugling häufig mit sich bringt. Es gibt für uns und unsere Babys wenig Besseres, als zu lernen, wie wir mit ihnen auf bewusste Weise spielen können. Wenn wir ihre Entwicklungsphasen kennen, ihr Geburtstrauma sowie ihre körperlichen und geistigen Fähigkeiten, können wir sie darin unterstützen, reibungsloser aufzuwachsen. Und wir können sie ermutigen, sich selbst, ihren eigenen Rhythmus und ihre Begabungen zu entdecken. Bewusstes Spiel hilft Babys, Selbstvertrauen, Koordination, Geduld und inneres Gleichgewicht zu entwickeln.

Zu den verlockendsten Fehlern, die insbesondere Väter machen, zählt, dass wir auf eine Weise spielen, welche die Fähigkeiten unserer Neugeborenen überfordert. Wir sehen, wie unser Baby lacht und lächelt. Es verfolgt die Bewegung eines Balls am Boden, also rollen wir den Ball zum Baby. Es nimmt ihn weder auf, noch rollt es ihn zurück. Da es schon alle möglichen anderen Dinge tut, können wir uns nicht vorstellen, warum es nicht bereit ist, Ball zu spielen, und wir vermuten, es brauche nur ein wenig Übung. Wieder und wieder rollen wir den Ball zu ihm hin. Wir versuchen, ihm den Ball in die Hand zu geben. Wir machen es vor. Wir drängen darauf, dass es Fangen spielt, wenn auch noch so rudimentär. Es handelt sich inzwischen längst nicht mehr um ein angemessenes Spiel, denn es frustriert Vater und Kind. Das Baby ist für diese fortgeschrittene Aufgabe noch nicht bereit und es wird von dem abgelenkt, was es tun sollte: Auf seinem Entwicklungsniveau zu spielen, so dass sich sein Gehirn und sein Körper entwickeln können.

Wenn Sie mit einem Baby auf seinem Entwicklungsniveau spielen, das bedeutet, einfach mit ihm zu sein, wenn es seine Welt entdeckt, wird es sich gänzlich bei dem engagieren, was Sie tun, es sei denn, es ist schläfrig, müde oder hungrig. Babys können nicht anders, als Spiele zu erfinden, die ihrem Entwicklungsstand entsprechen. Wenn Ihr Kind sich nicht in an Ihrem Spiel beteiligt, kann es sein, dass Sie zu sehr Ihre eigenen Vorstellungen einbringen und zu wenig auf das achten, was Ihr Baby gerade macht.

Manche Eltern machen aus allem ein Spiel: Windeln wechseln, essen, anziehen, baden und vieles mehr. Manchmal funktioniert das, oft aber nicht. Es handelt sich hierbei um alltägliche, nötige Abläufe, die geschehen müssen. Eigentlich ist das kein Spiel. Es kann natürlich sein, dass ein Baby sich beim Baden im Spiel verliert. Aber sämtliche Hautfalten und Winkel zu waschen und zu pflegen, um einen Ausschlag zu verhindern, ist etwas anderes, als im Wasser zu plantschen oder eine Quietsch-Ente darin herumspringen zu lassen. Sich Essen in den Mund zu stecken und herunterzuschlucken ist etwas anderes, als sich das Gesicht mit Bananenscheiben vollzupflastern. Um bewusst mit Ihrem Baby zu spielen, ist es für Sie beide hilfreich, ein klares Verständnis von dem zu haben, was Spiel ist und was nicht. Dazu gehört auch ein klares Verständnis darüber, wann Spiel angemessen ist und wann nicht.

Die Spielvereinbarung

Das Wort ‚Vereinbarung' im Zusammenhang mit Säuglingen zu benutzen ist für mich etwas herausfordernd, da es so streng und förmlich klingt. Mit ‚Vereinbarung' meine ich hier eine gemeinsam getroffene Absprache, die für beide Beteiligten akzeptabel und so lange gültig ist, bis eine oder beide Seiten das Arrangement nicht mehr angenehm oder angemessen finden. Es handelt sich also um ein Abkommen mit klar definiertem Anfang und Ende, basierend auf dem Respekt vor den Gefühlen und Bedürfnissen des anderen. In der Tat handelt es sich dabei um ein eher formelles Übereinkommen. Wenn Sie zum Beispiel Ihrem Baby die Windeln wechseln und es entdeckt fröhlich glucksend, dass es zum ersten Mal seinen Fuß greifen und am großen Zeh lutschen kann, könnte das eine Gelegenheit zum Spielen sein. Wenn jedoch Ihre Schwiegermutter im Wohnzimmer auf ein Gespräch wartet und Sie die Bedingungen benennt, unter denen sie Ihnen etwas Geld leihen würde, ist es kein guter Zeitpunkt für ein Spiel. Dann müssen Sie mit dem Wechseln der Windel fortfahren. Wenn Sie aber ein wenig Freizeit haben, könnten Sie sich auf eine Spielvereinbarung einlassen. Sie könnten gemeinsam kichern und lachen. Vielleicht entdeckt Ihr Baby gerade, dass es nicht nur einen, sondern sogar zwei Füße hat mit einem leckeren Zeh an jedem Fuß. Auch könnten die Füße etwas Kitzeln vertragen. Eine Runde „Das ist der große Zeh"[14] wäre nun durchaus angebracht.

Körperspiele

Wenn Eltern ihrem Baby gegenüber aufmerksam und präsent sind, werden sich Körperspiele intuitiv und spontan entwickeln. Das Baby führt dabei Regie: Seine Bedürfnisse und Impulse entscheiden darüber, was passiert. Es ist für Eltern vollkommen ausreichend, entspannt, mit offenem Herzen und ohne Erwartungen für das Kind da zu sein. Solange Ihr Baby sich am Spiel beteiligt und Sie sich nicht irgendwelchen Notwendigkeiten widmen müssen, gibt es für Sie beide nichts Besseres und Wichtigeres auf der Welt zu tun. Sie beschäftigen sich mit Körperspielen, die dem Baby helfen zu verstehen, dass diese wackligen Äste und Zweige da unten zu ihm gehören. Ihr Baby kann sie spüren, bewegen, an ihnen saugen, sie können eingezogen werden und sich ausstrecken. Sie können warm sein oder kalt, man kann sie kitzeln oder streicheln. Auf solch eine Art in einer freudigen und liebevollen Umgebung zu spielen, ermutigt Babys, sich selbst kennen zu lernen. Es bereichert ihren Erfahrungsschatz über die eigene Lebenswelt und sich selbst. Eines Tages wird Ihr Kind auf diesen Beinen und Füßen durch die Welt gehen, tanzen oder Eis laufen. Und dieser Mensch wird jedes Mal, wenn er auf seinen Füßen steht, geerdet, im Gleichgewicht, freudig

---

14 „Das ist der große Zeh, (großen Zeh zwischen die Finger nehmen)
der fällt in den See, (zweiten Zeh antippen)
der holt ihn da raus, (am dritten Zeh zupfen)
der bringt ihn nach Haus (den vierten Zeh antippen)
und der packt ihn ganz warm ein (den fünften Zeh antippen, dann alle Zehen mit der Hand umschließen)." (www.ciao.de)

und liebevoll sein, weil diese frühen Erfahrungen dauerhaft im Gehirn verankert sind. Die neurologischen Muster für Gehen, Tanzen und Eislaufen werden in der Tat über jene Muster der frühen Bein- und Fußspiele gelegt, die so nährend und befriedigend waren. Die meisten Eltern spielen intuitiv Körperspiele mit ihren Babys, sogar bis ins Kleinkindalter. „Wo ist Dein Nabel, Deine Nase, Dein Kinn?“ sind Körperspiele für ältere Babys. Kinder und Säuglinge lieben es, sich selbst zu entdecken. Ihre Gehirne sind auf Selbstentdeckung ausgelegt. Sie müssen ihre Körper kennen lernen, um im Leben zu funktionieren. Als Eltern neigen wir intuitiv dazu, Babys darin zu unterstützen, etwas über sich herauszufinden. Wir fühlen uns reich belohnt, wenn sie auf ein Kitzeln reagieren, ihre eigene Nase berühren oder sich selbst zum ersten Mal im Spiegel erkennen. Diese kostbaren Momente können zu den wichtigsten und seelenvollsten Augenblicken in unserem Leben und dem unseres Kindes zählen. Bewusst und liebevoll die Bindung zu vertiefen erzeugt ein gesundes, seelenvolles Vermächtnis an Zuneigung und Bewusstheit, das an Enkel und Urenkel weitergegeben werden wird. Die Art und Weise, wie Sie mit Ihrem Baby umgehen, wird Einfluss nehmen auf die Art und Weise, wie sich menschliche Existenz in der Zukunft gestalten wird.

Säuglinge, die vernachlässigt oder grob behandelt werden oder lernen, dass das Leben hart ist und sie sich zusammenreißen müssen, werden ihrerseits ihre Babys vernachlässigen, sie grob behandeln und sie zu unsensiblen Menschen abhärten. Statt sich ins Leben auszudehnen, Intelligenz und Empfindsamkeit auszubauen, igeln sich diese Kinder ein und ziehen sich zurück. Sie schalten ihre Emotionen aus und das Feuer ihrer Seele leuchtet nur noch schwach. Ihre Gehirne sind tatsächlich kleiner und sie haben weniger Optionen.

In jeder Sekunde hat ein Baby die Möglichkeit, tausende von Verbindungen im Gehirn zu knüpfen. Säuglinge, die gut umsorgt sind und mit denen gespielt wird, entwickeln sich auch gut in Bezug auf Bewusstsein, Intelligenz und Liebe. Irgendwie hängen diese drei Qualitäten zusammen. Sie machen die höchste Form von Menschlichkeit aus, eine, nach der wir streben oder streben sollten. Wenn wir an Jesus, den Dalai Lama, Gandhi oder Abraham Lincoln, an Superman oder an den Weihnachtsmann denken, an echte oder ausgedachte Helden: Sie alle sind ausgestattet mit Bewusstheit, Intelligenz und Liebe. Wahre Stärke entsteht aus diesen Tugenden, die wir in Babys nicht erzeugen können. Sie sind bereits vorhanden, versteckt unter ihrer Verletzlichkeit. Babys haben von Natur aus ein hohes Niveau an seelenvoller Menschlichkeit und Bewusstheit. Wir können sie ermutigen, sie spiegeln und nähren. Stellen Sie sich eine ganze Familie vor, die auf solche Weise umsorgt wurde. Eine ganze Generation. Einen ganzen Planeten voller Menschen, die als Babys bewusst genährt und geliebt wurden. Es wäre die Welt, die John Lennon besungen hat. *Liebevoller Kontakt und Spiel führen zu Bewusstheit, Intelligenz und Liebe.*

Wir können diese drei Tugenden in unseren Kindern zwar nicht erzeugen, aber sehr wohl zerstören. Vernachlässigung und Härte vernichten das seelenvolle Licht, das in jedem Baby leuchtet. Es gibt zum Beispiel gut erforschte Lebenssituationen von Babys aus verarmten rumänischen Waisenhäusern[15]. Sie vegetieren dort unter spärlichen Bedingungen: in Gitterbetten, die in leeren Räumen mit weißen Wänden stehen, ohne Spielzeug, ohne Musik und mit fast vollständig fehlendem, menschlichen Kontakt. Sie werden schnell und mechanisch gefüttert. Sie sind Opfer von Armut und Lieblosigkeit. Es sind seelisch verletzte und verarmte Menschenkinder, in ihrer Entwicklung stark beschädigt.

Babys, mit denen bewusst gespielt wird, entwickeln auch gesunde Grenzen. Die ganze Welt steht still und wartet auf Ihre Rückkehr, sobald Sie eine Vereinbarung zum Spielen treffen. Spiel könnte das Wichtigste sein, was Sie jemals tun können für Ihr Kind, für Ihre Enkel und für das Wohlergehen des gesamten Planeten. Natürlich gibt es auch einige andere wesentliche Dinge, die erledigt werden müssen. Manchmal müssen Sie Spielvereinbarungen auch beenden, um Ihren täglichen Geschäften nachzugehen.

---

15 Kim Chisholm u.a.: Attachment security and indiscriminately friendly behavior in children adopted from Romanian orphanages, in: Development and Psychopathology, (1995), 7: 283-294

Fallweise beenden auch Babys Spielvereinbarungen. Wenn sie aufgeregt und überstimuliert sind und ihr Gehirn überlastet ist, brauchen sie eine Pause, um sich zu erholen. Es ist wichtig, ihre Signale zur Beendigung des Spiels zu erkennen und zu respektieren. Sie können nicht sagen: „Wow, ok, das reicht mir jetzt." Aber sie können es auf subtile Weise sehr genau mitteilen. Wenn diese subtilen Grenzen nicht erkannt werden, müssen sie es uns auf deutlichere Weise wissen lassen, durch Sperenzchen, Schreien oder Toben. Es ist keineswegs so, dass sie sich dazu *entscheiden*, dies zu tun, sondern ihr System ist überladen und dann passiert es einfach. Nehmen Sie es also niemals persönlich. Wenn Ihr Baby Sie müde oder entsetzt ansieht und Sie wollten nur mit ihm spielen, bedeutet das, dass Ihr Kind jetzt genug hat. Freuen Sie sich dann auf ein nächstes Mal.

Babys haben eine sehr ausgeprägte körperliche Empfindungsfähigkeit. Ihr eigener Rhythmus bzw. die ‚Welle' ihrer Präsenz kann sehr delikat sein. Bei Überstimulation kann das erste Signal darin bestehen, dass sie nur eine Sekunde lang wegblicken. Vielleicht benötigen sie dann eine kurze oder längere Pause. Wenn Sie auf Ihr Baby eingestimmt sind, können Sie abwarten, ob es mehr Spiel initiiert oder sich nur ausruhen möchte. Es macht so viel Spaß, mit einem Baby zu spielen, dass man leicht, ohne es zu merken, zu lange spielen möchte und der Säugling schließlich überstimuliert ist und schreit. Manche Kinder schauen nicht einmal weg, wenn sie das Spiel beenden möchten. Vielleicht ist es nur eine kleine Veränderung ihrer Mimik, ihre Augen verlieren den klaren Blick oder werden eine Sekunde lang glasig. Der Blick könnte nach innen gewandt wirken. Wenn das passiert, bedeutet es, dass Ihr Mitspieler genug haben könnte. Auch wenn Sie gerade sehr viel Spaß haben, halten Sie inne und warten Sie ab, um zu sehen, was Ihr Baby braucht.

Wenn Sie Respekt haben vor der Fähigkeit des Babys, zu spielen und im Kontakt zu sein, gehört das zu den feinsten und anmutigsten Zügen bewusster Elternschaft. Wenn wir in unseren Herzen und mit unserer Intuition um Erlaubnis fragen, ob das, was wir tun, angemessen und gewollt ist und unser Baby bereichert, dann sind wir auf einer ganz besonderen, bewussten Ebene miteinander in Beziehung. Werden Kinder auf dieser Ebene respektiert, so wächst in ihnen eine ehrfurchtsgebietende Stärke heran. Sie sind in der Lage, klare Grenzen zu setzen. Sie füllen ihren Körper und ihr Bewusstsein stärker aus. Und sie wachsen zu bewussten und selbstbewussten Erwachsenen heran, die Respekt vor anderen haben, Grenzen anerkennen, geduldig sind und sich selbst sowie anderen gegenüber einfühlsam sein können. Darüber hinaus lernen Babys, die man um Erlaubnis fragt, bevor man sie berührt, aufhebt oder an eine andere Person weitergibt, sich selbst und andere zu respektieren. Sie lernen, in einem Kontext von Erlaubnis und Eigenverantwortung zu leben.

Die meisten Eltern lassen sich instinktiv auf die klassischen Körperspiele mit Babys ein. Mit den Zehen zu spielen, bringt Bewusstheit in die Füße und kann helfen, dort gehaltene Spannung und Schock aufzulösen. Das Kuckuckspiel hilft Säuglingen, sich auf eine aufregende und sichere Weise entdeckt, überrascht und gewürdigt zu fühlen. Den kleinen Bauch wie eine Tuba zu bespielen, mit flatternden Lippen auf der vibrierenden Haut, stimuliert das gesamte System des Kindes und kann Schmerzen im Bäuchlein oder auch unangenehme Gefühle, die durch die Nabelschnur geflossen sind, heilen. Ältere Babys mögen Flugzeugspiele, bei denen sie das Flugzeug sind und aus einer Vogelperspektive den Raum erkunden. Backe-Backe-Kuchen ist ein herrliches Kontakt- und Koordinationsspiel.

Als Eltern kann man diese Körperspiele mit mehr Bewusstheit für die neurologische und psychische Entwicklung des Babys spielen. Der wesentlichste Punkt, den man dabei im Auge behalten muss, ist das Ausmaß der Spielbeteiligung des Kindes. Sein Gehirn entwickelt sich, wenn es bekommt, was es braucht. Babys haben dann einen konzentrierten oder wachen Blick, und ihr ganzer noch schwankender Körper arbeitet an Beteiligung, Koordination und Selbstorganisation. Wirkt das Kind abgelenkt oder müde, so ist es an der Zeit, aufzuhören. Überstimulierung ist genauso schädlich wie Vernachlässigung. So gerne wir auch fortfahren würden, bewusstes Spiel richtet sich nach der Entwicklungsebene des Babys.

Säuglinge haben auf verschiedenen Stimulierungsebenen anlagebedingte Rhythmen. Wenn wir uns auf den Rhythmus unseres Babys einschwingen, befinden wir uns in einem segensreichen Tanz mit ihm. Es kann Spaß machen, das Kind anzuregen, so dass es auf uns reagiert. Aber wenn man es übertreibt, wird das sensible und fragile System überstimuliert. Das Baby wird mit Adrenalin und Anregung überflutet, statt mit Ruhe und Gleichgewicht. Es kann dabei die geerdete Verbindung zu seinem eigenen Körper verlieren. Dieses Problem kann zu hyperaktiven Kindern führen, die weder stillsitzen und sich entspannen noch einen ruhigen Rhythmus in ihren eigenen Körpern finden können. Je öfter eine Aktivität wiederholt wird, desto tiefer wird sie im Gehirn und im Nervensystem ‚verdrahtet'. Irgendwann einmal ist diese Aktivität ‚fest verdrahtet' und begründet einen Lebensstil. Geerdete und zentrierte Babys können laut lachen und wild spielen und danach mit Leichtigkeit in einen entspannten und friedlichen Zustand wechseln. Wenn Kinder jedoch kontinuierlich überstimuliert werden, ob durch Sie oder durch ihr eigenes inneres ungelöstes Trauma, ist es für sie zunehmend schwieriger, sich zu beruhigen. Sie können nicht gleichmäßig herunterfahren und entspannen, sie stürzen einfach ab. Entweder regen sie sich so sehr auf, dass ihr Organismus einen Schreizyklus als Ausgleich braucht oder sie spielen wild, bis ihr System einfach zumacht und sie in einen tiefen Schlaf fallen.

Spiele mit Gegenständen

Das erste interessante ‚Objekt' für ein Baby ist seine Mutter. Ihr in die Augen zu sehen, von ihr gestreichelt und angesprochen zu werden oder mit ihr zu kuscheln, das sind keine Spiele. Es handelt sich um eine intensive Gefühls- und Bindungsentwicklung sowie um Zuneigung und Liebe. Bindung und Liebe sind unerlässlich für die Entwicklung des Kindes. Das Gehirn, alle Nervenverbindungen, das Selbstbewusstsein, soziale Aufmerksamkeit und ein grundlegendes Gefühl von Sicherheit, das alles entwickelt sich besser durch Bindung und Liebe. Spielen kann bestimmte Formen der Bindung unterstützen. Tatsächlich spielen Kinder und Erwachsene gemeinsam Spiele, *damit* ihre Bindung sich vertieft. Stellen Sie sich ein paar steife Geschäftsleute vor, die sich gut kennen, aber im Büro nicht in der Lage sind, gegenseitige Sympathie zu bekunden. Vielleicht spielen sie gemeinsam Golf, nicht nur aus Freude am Spiel, sondern auch, um ihre Freundschaft zu vertiefen. Bindung im Spiel unterscheidet sich von einer intimen Bindung.

Wenn Sie mit Ihrem Baby Zeit verbringen, ist es hilfreich zu unterscheiden, ob Sie sich im intimen Kontakt mit ihm verbinden oder im Rahmen eines Spiels. Diese Differenzierung hilft Säuglingen, ihre Beziehungen, Grenzen und Rollen präzise zu verstehen. Achtsamkeit in verschiedenen Bindungs-Situationen führt zu einem gesunden Verständnis der Spiele des Lebens. Babys können lernen, dass Menschen keine Objekte sind und dass Intimität kein Spiel ist. Diese Werte werden über die Kindheit ins Erwachsenenalter getragen, und wer sie bereits früh verinnerlichen konnte, lebt später ein reiches und befriedigendes Leben mit tiefen, aufrichtigen und herzlichen Beziehungen zu Partnern, Freunden und Familie.

Objektspiele beinhalten Gegenstände. Für ein Baby kann jeder Gegenstand zu einem Spielzeug werden. Wenn Sie bemerken, dass Ihr Kind einen Gegenstand mit den Augen verfolgt, zum Beispiel einen Schlüssel oder Schnuller, halten Sie den Gegenstand so, dass Ihr Baby ihn wahrnimmt. Dann bewegen Sie das Objekt zunächst sehr langsam, später mit wechselnden Geschwindigkeiten und beobachten, ob das Baby die Bewegung verfolgt. Dieses Spiel kann jederzeit mit Gegenständen verschiedener Größe gespielt werden, die sich in unterschiedlichen Entfernungen in verschiedene Richtungen bewegen. Manche Babys lieben dieses Spiel, wenn sie noch sehr klein sind, aber es kann sich im Laufe der Zeit abnutzen und sie verlieren das Interesse, wenn sich ihr Sehvermögen voll entwickelt hat.

Es ist wichtig, zwischen der Aktivierung der Reflexe des Babys auf sich bewegende Objekte und dem Spiel mit sich bewegenden Gegenständen zu unterscheiden. Die ständig wiederkehrende

Aktivierung bestimmter Reflexe wirkt auf uns Menschen enervierend. Wenn Ihr Kind dem Gegenstand jedoch mit Freude und über immer längere Zeiträume hinweg folgt, lernt es in Wirklichkeit zu sehen. Augen, Sehnerv und Sehrinde im Gehirn werden angeregt. Der Sehvorgang, eine außerordentlich komplexe Aktivität, die wir für selbstverständlich halten, entwickelt sich durch die Koordination der Augenmuskulatur mit tausenden von Nervenverbindungen.

Im Laufe seiner Entwicklung kann man die sich verändernde Beziehung des Babys zu Gegenständen verfolgen. Anfangs kümmert es sich nicht sehr um Gegenstände. Wenn es beginnt, Gegenstände wahrzunehmen und zu verstehen, dass diese fest sind, in der Umgebung Raum in Anspruch nehmen und berührt werden können, fängt es an, sich darauf zu konzentrieren. Wenn Sie seine Körpersprache beobachten, können Sie irgendwann erkennen, dass Ihr Baby beginnt, Gegenstände ‚haben' zu wollen. Das zeigt sich, wenn es auf etwas fokussiert und danach verlangt. Vielleicht beugt es sich zum begehrten Objekt hin, winkt mit seinen Händen oder kreuzt diese zwischen seinem Körper und dem Gegenstand.

Das Greifspiel beginnt ungefähr zu dem Zeitpunkt, an dem das Kind lernt, dass es seine Arme kontrollieren kann. Es ‚begreift', dass die beweglichen Dinge an den Enden, die Finger, hilfreich sind, um etwas zu ergreifen. Wenn wir wissen, dass ein Baby etwas haben möchte, sind wir oft versucht, ihm dies zu holen und zu geben. Das ist an und für sich eine gute Idee. Noch besser ist es allerdings, den gewünschten Gegenstand innerhalb der Reichweite des Kindes hinzustellen. Positionieren Sie ihn links, rechts oder oberhalb des Babys, nicht ausschließlich davor und überlassen Sie es dem Kind selbst, ob und wie lange es so spielen möchte. Durch diese Verteilung der begehrten Objekte entwickelt das Baby leichter räumliches Vorstellungsvermögen und Koordination, als wenn es immer nur in der gleichen Weise nach vorne greifen muss.

Wenn Babys das Greifspiel beherrschen, möchten sie meistens zum „Gib-und-Nimm-Spiel" übergehen. Sie möchten uns ihren Gegenstand übergeben oder ihn gegen einen anderen eintauschen, es sei denn, sie sind gerade damit beschäftigt, diesen mit ihrem

Mund zu erforschen. Um am Gib-und-Nimm-Spiel teilzunehmen oder etwas aus der Hand des Säuglings zu entfernen, ist es am Besten, die Hand auszustrecken und diese in der Nähe bzw. unterhalb des Objekts zu halten. Babys wissen nicht immer, wie sie Gegenstände übergeben können, aber sie können diese in die Hand Ihres Gegenübers fallen lassen. Es macht ihnen manchmal auch Spaß, die Dinge gleich danach wieder aufzunehmen.

Wenn das Baby krabbelt, machen Spiele mit Gegenständen wie mit Bällen viel Spaß. Die selbst initiierte Fortbewegung verändert die Welt eines Säuglings erheblich: Er kann sich nun zu den Objekten, die er untersuchen möchte, selbst hinbewegen und die meisten Gegenstände, die sich im Haushalt befinden, sind für ihn genauso interessant wie Spielzeug. Zu Mutter oder Vater hinzukrabbeln kann ebenfalls ein schönes Spiel sein.

Tunnelspiele

Tunnel können aus allen möglichen Gegenständen hergestellt werden. Meine Lieblingstunnel bestehen aus Menschen, die sich Seite an Seite auf Händen und Knien befinden, so dass das Kind durchkriechen kann. Auch Stühle, Kissen und die Beine der Eltern sind bestens geeignet. Abgesehen davon gibt es heutzutage Tunnel in allen erdenklichen Formen und Farben im Spielwarenhandel zu kaufen. Sie sind sehr beliebt. Einem Baby zu erlauben und es aktiv zu ermutigen, einen Tunnel zu durchqueren, stellt eine direkte Möglichkeit dar, traumatische Belastungen aus der Geburt zu heilen und zu lernen, wie man Übergänge kraftvoll bewältigen kann.

Wenn das Kind in der Lage ist, den Tunnel zu durchqueren, empfindet es das starke Gefühl, etwas vollbracht zu haben. Manchen Babys gefällt es, wenn dieser immer enger wird, aber Eltern dürfen den Tunnel nicht zu eng schließen, weil dadurch ein ungelöstes Geburtstrauma aktiviert werden könnte. Wenn das geschieht, befindet man sich auf einmal mitten in einer Geburtstrauma-Therapiesitzung, was die meisten unvorbereitet überfordern könnte. In meinen Babytherapiekursen lernen Therapeuten, wie sie Tunnelspiele an die spezifischen Bedürfnisse der Kinder anpassen können. Dabei wird absichtsvoll und einfühlend eine Umgebung bereitgestellt, die das Baby als Geburtsprozess erkennt und dadurch in geburtsähnliche Bewegungen kommt. Kinder erkennen solche Möglichkeiten und reinszenieren spontan ihre Geburt einschließlich der traumatischen Anteile. Auch wenn jedes Baby einen einzigartigen Prozess durchlaufen hat, so neigen doch alle dazu, nicht geäußerte Emotionen auflösen und behindernde, durch Geburtstrauma entstandene Muster loswerden zu wollen. In der therapeutischen Situation kann man einen Geburtskanal mit dem eigenen Körper gestalten und das Kind darin unterstützen, ungelöste traumatische Elemente durchzuerleben. In der Regel ist dieser Prozess mit einer stärkenden Neuorientierung verbunden, die es zu bewältigen gilt. Diese Art von Babytherapie sollte nur von speziell dafür ausgebildeten Babytherapeuten durchgeführt werden, nicht von Eltern mit ihren eigenen Kindern. Sie würden riskieren, mit dem Schmerz und den Trauma verursachenden Umständen identifiziert zu werden und sich dadurch vom Kind zu entfremden.

Manche Babys mögen Tunnelspiele nicht, weil diese ihr Geburtstrauma zu stark aktivieren. Ein Tunnel ist für sie etwas Beängstigendes. In diesem Fall könnten Sie diesen sehr weit gestalten. Eltern können sogar im Stehen einen Torbogen bilden, wie es manchmal für kleine Fußballspieler nach einer Siegerehrung gemacht wird. Wenn Babys ermutigt werden, Tunnel zu durchqueren die sie bewältigen können und dafür gefeiert werden, fühlen sie sich gestärkt und neigen dazu, immer kleinere Durchgänge ausprobieren zu wollen. Gestalten Sie die Anordnung jedoch nicht zu eng und klemmen Sie das Kind niemals ein.

Kaiserschnittbabys haben Schwierigkeiten, Tunnel zu verstehen und meiden sie sogar. Schließlich haben sie bei ihrer Geburt auch keinen durchquert. Aus diesem Grund haben vaginal geborene Babys ein anderes Verhältnis zu diesem Spiel. Kaiserschnittbabys neigen dazu, um den Tunnel herumzukrabbeln, einige möchten sich sogar auf ihn setzen. Wenn sie sich im Tunnel befinden, möchten sie diesen oft seitlich oder nach oben hin verlassen, so wie es bei ihrer Geburt geschehen ist. Es ist für Kaiserschnittbabys sehr heilsam zu entdecken, dass sie in der Lage sind, einen Tunnel erfolgreich zu durchqueren und an der anderen Seite herauszukommen. Eltern müssen bei diesem Spiel mit Kaiserschnittbabys sehr geduldig sein. Wenn sie zu aufdringlich oder ermutigend sind, kann das Kind sich überwältigt und eingeschüchtert fühlen.

Während der Geburt haben Babys den grundlegenden Impuls, den Geburtskanal zu durchqueren. Bei Kaiserschnittgeburten wird dieser Impuls jäh und überwältigend unterbrochen. Seit über 150.000 Jahren werden Menschen durch Geburtstunnel geboren. Der Impuls, sich in einen Tunnel hinein zu begeben, ihn zu durchqueren und am anderen Ende wieder zu verlassen, ist tief in der menschlichen Psyche verankert. Wenn ein Kaiserschnittbaby diesen Impuls wiederfindet und erfährt, wird eine tiefe innere Verbindung hergestellt und ein unterbrochener Vorgang endlich abgeschlossen. Das ist für das Kind sehr befriedigend. Wenn es schließlich realisiert, dass es diese kleine symbolische Reise bewältigen kann, möchte es das immer wieder tun, insbesondere, wenn es dafür gelobt und gefeiert wird.

Mit zunehmendem Alter kann man natürlich mehr Spiele anbieten bis hin zu Spielen mit Regeln. Kleine Kinder, mit denen man gewissenhaft gespielt hat, lernen neue Spiele rasch. Sie verstehen und respektieren auch die Regeln. Es macht Spaß, mit ihnen zu spielen. Sie sind nicht enttäuscht, wenn sie nicht jedes Mal gewinnen, haben kein Bedürfnis zu mogeln und sind häufig etwas altklug. Bei den frühen Spielen mit Babys geht es mehr darum, sie immer genauer zu verstehen und zu respektieren. Das ist bewusste gelebte Liebe. Diese Liebe wird sich in Ihrem gesamten Leben sowie in den Beziehungen mit Ihren Kindern und sogar Enkelkindern positiv auswirken. Bewusst gelebte Liebe und eine gute Atmosphäre sind ansteckend und werden weitergegeben.

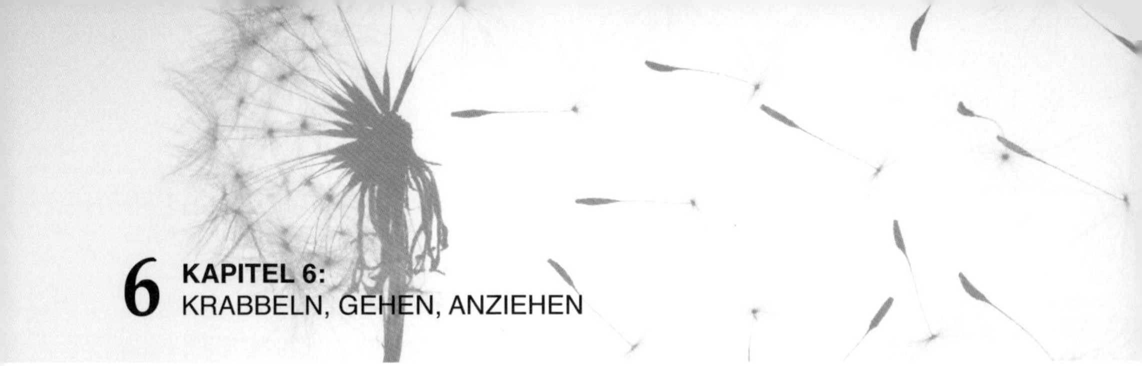

6 KAPITEL 6: KRABBELN, GEHEN, ANZIEHEN

Mein Vater hatte mit meiner Mutter eine Wette abgeschlossen, dass ich schon mit sieben Monaten laufen würde. Ich glaube, dass weder meinem Vater noch meinem Großvater die Größenordnung der daraus resultierenden Konsequenzen klar war. Ohne dass ich es wusste, ging es für mich in meiner Unschuld darum, einen Entwicklungsmeilenstein in einer Geschwindigkeit zu erreichen, die mit Sicherheit an meinen Bedürfnissen völlig vorbei ging. Es wäre besser für mich gewesen, in einer Atmosphäre aufzuwachsen, in der meine gesamte Sippe meine natürlichen Neigungen neugierig beobachtet. Dann hätten sie irgendwann meine Bereitschaft zu laufen wahrgenommen und mich erst dann ermutigend unterstützt. Die natürlichen Neigungen jedes Babys können vollkommen von dem abweichen, was Tabellen bei Kinderärzten als ‚normal' ansehen. Wenn ein Kind nicht ‚rechtzeitig' mit Krabbeln, Laufen oder womit auch immer beginnt, bedeutet dies, dass das Baby und sein Gehirn mit anderen Themen beschäftigt sind. Diese sind für das Vernetzen und ‚Verkabeln' der Gehirnzellen wichtiger, als just zum genormten Zeitpunkt mit dem Laufen zu beginnen. Ernsthafte Traumata oder organisch bedingte Verzögerungen sind mehr als seltene Ausnahmen. Wenn Babys beobachtet und ermutigt werden, das zu tun, was sie von selbst initiieren, entwickeln sie sich auf wesentlich gesündere Weise. Meine eigene Geschichte ist dafür ein trauriges Beispiel.

Mein eigener Vater war, glaube ich, ein wenig von der Erscheinung seines Schwiegervaters eingeschüchtert, der als kompromissloser Bauleiter in einem Bauunternehmen bekannt war. Ich bin ziemlich sicher, dass mein Vater sich nach etwas mehr Selbstbewusstsein und Anerkennung sehnte. Er wollte in den Augen meines Großvaters, der über eine kleine Armee von Bauarbeitern herrschte und nach Belieben heuerte und feuerte, als ‚richtiger

Mann' anerkannt werden. Ich war das erste Enkelkind, ein Junge und der mutmaßliche Erbe in einer Ahnenfolge männlicher Männer. In frühestem Alter laufen zu können, wäre der erste Schritt gewesen, die Erwartungen an männlichen Heldenmut zu erfüllen und in die mächtigen Fußstapfen dieser Männer zu treten.

Nun, die meisten Leute meinen, dass es normal ist, wenn ein Baby im Alter von einem Jahr zu laufen beginnt, aber das ist ein langer Zeitraum. Es dauert zwölf Monate. Es macht entwicklungsmäßig einen großen Unterschied, ob ein einjähriges Kind einen Entwicklungsschritt in 11 oder in 19 Monaten erreicht. Übertragen auf die Erwachsenenebene wäre das etwa der Unterschied zwischen einem 20- und einem 34-Jährigen. In 14 Jahren kann viel an Entwicklung stattfinden. In der Welt eines Babys kann in 8 Monaten eine Menge geschehen.

Ich hatte noch nie das Gefühl, dass ich gut gehen kann. Ich fühle mich häufig verlegen, so als würde jemand mein Gehen beurteilen und das sogar dann, wenn ich ganz allein bin. Als Teenager und junger Mann kam ich mir dumm vor, wenn ich ging. Ich versuchte verschiedene Arten des Gehens, die cool aussahen, aber keines dieser Experimente fühlte sich stimmig an. Unglücklicherweise war das auch nicht meine normale Art zu gehen. Bei Wettrennen und im Football-Team während meiner Schulzeit gelang es mir nicht, meine Beine besonders geschickt zu bewegen. Ich war genauso groß und lang und stark wie die anderen Jungs, aber egal, wie sehr ich mich anstrengte, ich war nicht besonders schnell. Es war eine Zeit in meinem Leben, in der ich mich wie verhext fühlte. In meinen Dreißigern versuchte ich, diese lästige persönliche Schrulle zu beheben. Ich begann Gewichte zu stemmen, ließ mich mit Akupunktur, Rolfing und Beinmassagen behandeln und all diese Anwendungen waren sehr hilfreich. Aber dieses ‚Gehen-Bein-Fuß'-Thema funktionierte nie wirklich so, wie ich es mir erträumt hatte. Obwohl aus mir ein guter Skifahrer wurde, weil mein Vater mich sehr jung damit anfangen ließ, konnte ich zum Beispiel nie tanzen. Ich kann noch immer nicht tanzen. Irgendwie gelingt es mir nicht, die Rhythmen und Gefühle, die ich empfinde, den ganzen Weg hinunter in meine Beine und Füße zu lenken und sie so zu bewegen, wie ich es mir vorstelle. Es kommt mir so lächerlich schwierig vor und wenn ich mich konzentriere, mache ich alles nur noch schlimmer, weil ich das Gefühl habe, mich viel zu sehr anzustrengen. Die Bewegungen meiner Beine fühlen sich für mich weder beim Gehen noch beim Wandern, Laufen oder Tanzen natürlich an. Ich beneide Baryshnikov und John Travolta. Nun, vielleicht ist es einfach mein Schicksal, in diesem Leben weder ein geschmeidiger Geher noch ein toller Tänzer zu sein. Ich werde es wahrscheinlich nie genau wissen, aber ein Teil von mir fragt sich, ob mein sieben Monate altes Gehirn unter dem Druck einer freundschaftlichen Wette auf eine linkische, tollpatschige Art verdrahtet wurde, während ich lernte zu gehen. Mein Vater hat die Wette übrigens gewonnen: Ich lief mit sieben Monaten.

Meilensteine in der Entwicklung

Ich bin davon überzeugt, dass es nicht sehr hilfreich ist, Druck auf ein Baby auszuüben, um vor seiner Zeit bestimmte Meilensteine seiner Entwicklung zu erwirken. Vielleicht glaube ich aufgrund meiner eigenen Geschichte nicht daran, oder weil ich den physischen und psychischen Schaden gesehen habe, den ehrgeizige Eltern anrichten können. Ich wünschte mir, dass Statistiken nicht so allgegenwärtig wären, weil sie Vergleiche, Bewertungen und eine Platzierung unseres Babys in der Liga so einfach machen. Dabei entsteht der Eindruck, dass Aufwachsen ein Wettbewerb ist.

Babys erlernen die grundlegenden menschlichen Funktionen in ihrer eigenen Entwicklungszeit. Ausnahmen bestehen bei Kindern mit offensichtlichen Behinderungen wie Zerebralparese oder Autismus, welche möglicherweise durch ein schweres Geburtstrauma und Hypoxie[16] verursacht werden. Das Köpfchen zu heben sowie Bewegungsabläufe wie Rollen, Sitzen, Krabbeln und Gehen sind Fähigkeiten, die sich von alleine entwickeln, weil die

16 i.e.S. herabgesetzter Sauerstoffpartialdruck im arteriellen Blut; i.w.S. verminderte bis unzureichende Sauerstoffversorgung der Körpergewebe

entsprechende Motivation dazu angeboren ist. Babys werden allzu oft aufgrund der Vorstelllungen ihrer Eltern oder Großeltern zu etwas angehalten. In diesen Fällen kommt die Motivation von außen, anstelle eines Impulses, der in den Kindern selbst entsteht, wenn man ihnen nur die Zeit lässt. Geschieht das, so lernt das Baby etwas zu leisten, um anderen zu gefallen. Es entkoppelt sich von seinen eigenen subtilen Rhythmen, Antrieben und Impulsen, weil es auf Anreize von außen reagieren muss. Statt an seinen inneren Bedürfnissen orientiert es sich an den Wünschen und Anforderungen seiner Umgebung. Es wird damit geschwächt und von seinem inneren Selbst getrennt. Das Gehirn entfaltet sich nicht auf natürliche Weise, sondern orientiert sich an den äußeren Anforderungen, auf die es dann auch reagiert. Als Schüler und Erwachsene werden später noch genügend Anforderungen auf uns zu kommen. Generell gilt: Babys, denen erlaubt wurde, sich nach ihren eigenen inneren Bedürfnissen und Erregungszuständen zu entwickeln und zu wachsen, können mit Stress viel besser umgehen als jene, die genötigt und gedrängelt wurden.

Wenn wir unser Leben abgeschnitten von unserem Selbst beginnen und uns daran orientieren, anderen zu gefallen, leiden wir emotional als Kinder und sozial als Teenager und junge Erwachsene. Unser Selbstbewusstsein leidet genauso wie unser Selbstvertrauen, unsere Motivation, unsere Zufriedenheit und die Fähigkeit, unsere Welt zu bewältigen. Es ist so süß, wenn ein Baby beginnt, an einem neuen Meilenstein seiner Entwicklung zu arbeiten. Mit Versuch und Irrtum übt es immer und immer wieder, bis es dann eines Tages geklappt hat (z.B. das Laufen). Das Baby jedoch zu drängen, diesen Punkt vor seiner Zeit zu erreichen, beraubt es seines Geburtsrechts, sich mit Hilfe unserer Unterstützung und Freude selbst zu entdecken und zu entwickeln.

Wenn Säuglinge zum ersten Mal nach etwas greifen sind sie sehr unbeholfen. Sie haben herausgefunden, dass die Arme an beiden Seiten ihres Körpers mit Händen und Fingern verbunden sind und dass sie ein gewisses Maß an Kontrolle über diese praktischen Phänomene haben. Sie haben entdeckt, dass der leuchtende Gegenstand vor ihnen (vielleicht ein Spiel-Schlüsselbund) sich im

Mund richtig gut anfühlt. Wenn Babys das erste Mal versuchen, die Arme, Hände und Finger auszustrecken und zu greifen, tun sie das mit unkoordinierten, ruckartigen Bewegungen. Ihr sehnsuchtsvoll sich bewegender Arm kann unvorhersehbar herumwedeln und die Schlüssel völlig außer Reichweite schlagen. Obwohl sie offensichtlich motiviert sind, ist der Vorgang anfangs ungelenk und unbeholfen. Ihr neurologisches Programm für ‚Arm strecken und greifen' ist noch nicht ausreichend mit Synapsen ausgestattet, um geschmeidige Bewegungen zu ermöglichen. Sobald genügend Neuronen verbunden sind, wird die Aufgabe einfacher und bleibt für immer im Gehirn verankert. Aus diesem Grund verlernen wir das meiste von dem, was wir einmal gelernt haben, nicht: Arme strecken, mit den Händen greifen, krabbeln, Rad fahren, Klavier spielen.

Es ist völlig in Ordnung, einem Baby Möglichkeiten anzubieten. Das ist aber etwas ganz anderes, als es zu nötigen. Es ist ein Geschenk, dem eigenen Kind dabei zu helfen, ohne Druck das tun zu können, was es möchte. Wenn Sie beispielsweise die zuvor fortgeschlagenen Schlüssel holen und diese wieder in Reichweite des Babys positionieren, kann es den Arm strecken und das Greifen weiter üben. Das bedeutet, es so lange zu wiederholen, bis es vollständig im Nervensystem verankert ist. Dabei spielt es keine Rolle, ob es sich beim Üben um unseren Golfschwung, Mozarts ‚kleine Nachtmusik' oder ‚Arm strecken und greifen' handelt. Einige russische Athleten sind bekannt dafür, bestimmte Bewegungsabläufe buchstäblich hunderttausend Mal zu wiederholen, um in einer extremen Variante dieses Prinzips die entsprechende Vernetzung im Gehirn zu perfektionieren. Wenn Sie daher den Schlüsselbund nehmen und Ihrem Baby in den Mund stecken, haben Sie die Übungseinheit beendet und das Thema gewechselt. Natürlich haben die Schlüssel ihr Ziel erreicht, aber das Wichtigste wurde ausgelassen. Das passende Maß an Unterstützung für Ihr Kind zu finden, gehört zu den subtilen Fähigkeiten in der Kunst des Elternseins. Die am häufigsten gemachten Fehler sind, das Baby dazu zu bringen, das zu tun, was *wir* möchten oder vermeintlich etwas *für* das Kind zu tun, wenn es gerade mit dem Erlernen anderer Aufgaben beschäftigt ist.

Den Schlüsselbund in Reichweite seiner zappelnden Händchen zu halten gibt Ihrem Baby die Freiheit, sich mit einem Gegenstand auseinanderzusetzen, so dass sein Gehirn die Verbindungen herstellt, um eine Meisterschaft zu entwickeln, die sein ganzes weiteres Leben nützlich sein wird. Die ersten unbeholfenen Versuche sehen vielleicht chaotisch und ziellos aus, aber auch diese so genannten Irrtümer sind wichtige Informationen: „Hoppla, so funktioniert es nicht! Gut zu wissen."

Manchmal kann man direkt beobachten, wie sich die Frustration beim Säugling aufbaut. Dieses Signal bedeutet, dass die Übungszeit beendet ist und das Baby Hilfe braucht. Einige Eltern verwenden gerne Schnuller. Ich glaube, dass es respektvoll ist, dem Baby den Schnuller immer ‚anzubieten'. Erlauben Sie ihm, ihn mit den Lippen und später mit seinen Fingern zu nehmen, statt ihn einfach in seinen Mund zu schieben.

Krabbeln

Normalerweise greifen Babys nach Objekten, bevor sie zu krabbeln beginnen. Es ist wichtig, dass Babys sich strecken und greifen können, um Gegenstände in ihren Mund zu stecken. Babys erforschen auf diese Weise ihre Welt: mit Mund, Zahnfleisch und Zunge. Im Alter von vier Monaten sind sehr viele, den Mund betreffende Neuronen, im Gehirn aktiv, und da Säuglinge gelernt haben, wie sie nach Gegenständen greifen können, findet natürlicherweise alles den Weg zum Mund. Für das Baby ist das eine sehr befriedigende Tätigkeit und sollte ohne Vorbehalte erlaubt sein, es sei denn, es handelt sich um etwas wirklich sehr Schmutziges oder tatsächlich Gefährliches. Die Arme ausstrecken, greifen und mit dem Mund erforschen sind für Babys ebenso bedeutende Vorgänge wie Laborexperimente für Wissenschaftler. Wenn sie einmal darin geübt sind, sich nach allem zu recken, zu greifen und an allem zu saugen, was sich in Reichweite befindet, beginnen sie zu verstehen, dass da draußen eine ganze Welt existiert, die begriffen und besaugt werden muss. Genau diesen Zeitpunkt finden viele Babys geeignet, um mit dem Krabbeln zu beginnen.

Für ihre Größe sind Säuglinge erstaunlich kräftig. Wir wissen, wie schwer sie nach einigen Monaten bereits sind, dennoch können sie sich auf diesen pummeligen kleinen Ärmchen aufrichten. Es sieht aus, als würden sie Liegestütze machen. Wenn Strecken, Greifen und Liegestütze sich etabliert haben, lässt das Krabbeln zumeist nicht mehr lange auf sich warten.

Nach Emmi Pikler ist es am besten, wenn das Baby in seinem eigenem Tempo krabbeln lernt. Bestimmte Formen ungelöster Geburtstraumata beeinträchtigen jedoch das Krabbeln. Die erste Erfahrung ‚sich vorwärts zu bewegen', machen wir im Geburtskanal. Für Kinder, die während des Geburtsprozesses mit den Wehen zusammenarbeiten und sich im Rhythmus der Wehen aktiv vorwärts schieben, ist diese Erfahrung stärkend. Sie haben ein neurologisches Programm im Gehirn, das besagt: „Ich kann meinen Kopf nach unten strecken und schieben und das Ergebnis ist Fortbewegung." Solche Babys sind oft frühreife Krabbler.

Viele Babys haben jedoch Probleme damit. Wenn ein Kind sich viel Mühe gibt, den schmalen Geburtskanal zu durchqueren, dabei jedoch aufgrund der Enge erfolglos bleibt, können seine Herzfrequenz, Körpertemperatur und sein Blutdruck gefährlich ansteigen. Es wird dann in der Regel aufgeben, vielleicht sogar ohnmächtig werden. Durch die Wehen wird es dennoch weiterbewegt, wobei ihm das Gefühl fehlt, dabei mit seinem eigenen Antrieb besonders erfolgreich zu sein. Für diese Kinder kann ‚Sichvorwärtsbewegen' nahezu unmöglich erscheinen. Obwohl sie es unglaublich gern möchten, um einen begehrten Gegenstand zu greifen, können sie das einfach nicht. Solche Babys neigen dazu, eine Vorwärtsbewegung zu initiieren, geben dann aber auf. Obwohl sie wahrscheinlich körperlich dazu in der Lage wären zu krabbeln, fehlt ihnen das dazugehörige neurologische Programm. Sie beginnen zwar, brechen dann aber plötzlich ab, weil ihr Programm sagt: „Nein! Das könnte wehtun. Lass es lieber."

Für Eltern, die ihr Kind gerne krabbeln sehen würden, kann das sehr frustrierend sein, insbesondere dann, wenn es bereits seit Wochen signalisiert, dass es das möchte, aber bislang nicht wirklich hineingefunden hat. Häufig kann man das ‚Widerstandsprogramm' bzw. die Blockade beobachten. Aber wenn man die Ursache nicht versteht, denkt man vielleicht, dass mit dem Baby etwas nicht stimmt. Insbesondere wenn alle anderen Babys, die sie kennen, bereits krabbeln. Wenn Eltern in solchen Fällen frustriert sind und anfangen, Druck auf das Kind auszuüben, können sie ein altes, negatives Programm triggern. Das nachdrückliche Beharren der Eltern wirkt auf das Baby wie damals die bedrohlichen Wehen, die viel Schmerz und Leiden verursacht haben. Es wird dann vielleicht großen Widerstand zeigen, mit rot angelaufenem Gesicht stark kontrahieren oder völlig schlaff werden. Krabbeln ist das letzte, wonach ihm dann der Sinn steht, und die armen Eltern haben keine Ahnung, warum sie alles nur noch schlimmer gemacht haben.

Säuglinge, die mit der Zange, der Saugglocke oder per Kaiserschnitt geholt wurden, können sogar einen noch tieferen Widerstand gegenüber dem Krabbeln entwickeln. Während ihrer Geburt gaben sie alles, um sich vorwärts zu bewegen. Der Geburtskanal wurde aber zu eng und sie klemmten so sehr fest, dass irgendjemand beschloss, sie bräuchten Hilfe. Dann kam etwas zu ihnen hinein, hielt sie fest und zog sie nach draußen. Babys, die auf diese Weise geboren wurden, neigen zu einem Überflutungskomplex und können sehr empfindlich auf Berührung reagieren[17]. Sie können aufgrund der Interventionen bei der Geburt den Eindruck gewonnen haben, man habe sich eingemischt oder sie gerettet oder beides. Sie können von daher einen ernsthaften Widerstand gegen jegliche ‚Unterstützung' entwickeln, krabbeln zu lernen. Oder sie glauben, was ebenso schlimm ist , dass sie andauernd Hilfe benötigen und sind davon überzeugt, dass sie eigentlich nichts selbst zu Ende führen können. Wohlmeinende Eltern, die ihr Baby zu sehr ermutigen, drängen oder ziehen, werden in diesem Fall voraussichtlich das Trauma reinszenieren, und ihr Kind wird darauf sehr heftig reagieren. Eltern können in solchen Augenblicken über den starken Protest und die ‚unverhältnismäßige' Angst oder Wut des Babys sehr verblüfft sein.

17 'invasion issue' bzw. 'tactile defensive'

Wenn sie jedoch den Hintergrund und die neurologische Grundlage der starken Reaktionen verstehen, sind sie in der Lage den Prozess des Babys zu respektieren, ohne perplex oder beleidigt zu sein. Wenn man das ungelöste Geburtstrauma seines Babys triggert und einen bösen Blick zurück bekommt oder mit einem aktivierten Kind konfrontiert ist, das unerwartet oder intensiv schreit, dann sollte man es keinesfalls persönlich nehmen. Versuchen Sie, das zugrunde liegende emotionale und psychische Thema zu respektieren, und Ihr Baby und Sie werden einen Weg finden, das gemeinsam durchzuarbeiten.

Einer der wichtigsten Aspekte, die ich in meiner Trainingszeit bei Dr. William Emerson erkennen konnte, ist, dass Babys, aus welchen Gründen auch immer, auf die gleichen Herausforderungen ganz unterschiedlich reagieren. Dr. Emerson nannte es Wiederholungs-Stile[18]. Manche Babys, die mit der Zange geholt wurden, hassen es, berührt zu werden oder gesagt zu bekommen, was sie tun sollen. Diese Kinder nennt man ‚vermeidende' Wiederholer, weil sie alles tun werden, um Situationen oder Reize, die sie an ein traumatisches Ereignis erinnern, zu vermeiden. Andererseits gibt es mit der Zange geborene Säuglinge, die eine Veranlagung dazu haben, unnötigerweise Hilfe einzufordern. Ihr vom Zangentrauma beeinflusstes neurologisches Programm sagt: „Wenn es schwierig wird, muss jemand mir sagen, was ich tun soll. Ich brauche jemanden, der mir hilft. Ich schaffe das nicht alleine." Diesen Typ nennen wir ‚direkte' Wiederholer, weil ihr Gehirn nach den gleichen Erfahrungen verlangt, die auch im Ursprungstrauma erlebt wurden.

18 'recapitulation styles'

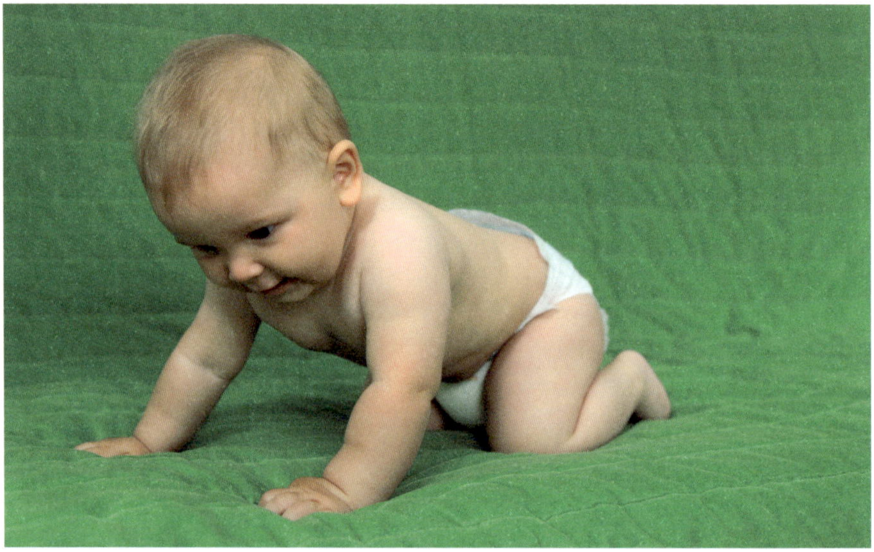

6.1 Aus dem Vierfüßlerstand schaut die Welt gleich ganz anders aus

Vielleicht war es für unsere Vorfahren wichtig, dass Babys so früh wie möglich aufstehen und gehen und am Leben teilnehmen können, um das Überleben des Stammes nicht zu gefährden. Aber die Zeiten haben sich geändert. Die raue Wirklichkeit des Lebens kommt früh genug. Mit einem Baby in dessen Welt zu leben ist immer besser, als es in unser Umfeld voll Aufgaben und Projekte hineinzuziehen. Realität ist, dass die Babyzeit gar nicht so lange andauert. Also sollten wir sie genießen, so gut wir können.

Ein Kind, das mit dem Krabbeln beginnt, entwickelt eine neue Beziehung zu seinen Füßen und Knien. Die Füße sind am weitesten entfernt vom neurologischen Zentrum des Babys, aber wenn wir sie berühren, massieren, kitzeln und das Spiel ‚Das ist der große Zeh' spielen, erweitern wir das ‚Fußbewusstsein' im Leben des Kindes. Wenn es beginnt zu krabbeln, vergisst es häufig seine Füße. Aber wenn wir diese berühren oder sogar unsere Hände gegen die Fußinnenflächen halten, hat das Kind etwas, gegen das es sich abdrücken kann wie ein Läufer in den Startblöcken. Dieser Kontakt hilft ihm, seine Füße zu ‚finden' und zu erkennen, so dass es sich vorwärts schieben kann, auch wenn es dabei auf dem Bauch kriecht. Schieben Sie niemals die Füße Ihres Babys, um es zum Krabbeln zu bewegen, auch wenn die Versuchung groß ist. Diese Einmischung wird einen Kurzschluss in den neuronalen Verbindungen verursachen, die gerade geknüpft werden, um das Krabbeln zu ermöglichen. Sie können Ihre Hände an die Füße des Babys legen, so dass es etwas hat, von dem es sich abstoßen kann.

Krabbeln ist mehr als nur eine Methode, sich fortzubewegen. Natürlich möchte das Kind irgendwo hinkommen. Meistens ist das Verlangen nach etwas zu greifen, der Hauptgrund für das Krabbeln. Dabei geschieht jedoch noch viel mehr. Abgesehen von der Geburt ist es das erste Mal, dass ein Baby sich systematisch mit dem ganzen Körper vorwärts bewegt. Es ist auch das erste Mal, dass es seinen Körper abwechselnd symmetrisch bewegen möchte: Zuerst einen Arm, dann ein Bein, anschließend der zweite Arm und das zweite Bein. Dafür muss es auf geordnete Weise Signale von einer Körperhälfte zur anderen senden. Die Gehirnhälften müssen sich dabei abstimmen. Die abwechselnde Bewegung von einer Seite zur anderen wird ‚Überkreuzkrabbeln'[19] genannt. Es ist ein entscheidender Vorgang, welcher die beiden Hemisphären des Gehirns ausbalanciert und sie einlädt, harmonisch miteinander zu kooperieren. Ist die Phase des Krabbelns zu kurz, so wird das Gehirn in seiner Entwicklung um wichtige Schritte betrogen.

Die beständige Wiederholung von Überkreuzbewegungen trägt dazu bei, ein grundlegendes Netzwerk über beide Gehirnhälften zu etablieren. Hier werden allmählich entscheidende Fähigkeiten geprägt, die sich zu Säulen menschlicher Erfahrung entwickeln, wie: Wahrnehmung der Körpersymmetrie, Gleichgewicht, Vertrauen in den eigenen Körper und dessen Bewegungsabläufe. Wenn Kinder krabbeln lernen, fallen sie oft hin. Glücklicherweise haben sie es nicht weit bis zum Boden und normalerweise verletzen sie sich nicht. Wenn Sie einen Film über krabbelnde Babys in Super-Zeitlupe betrachten, können Sie sehen, dass es einen Augenblick zwischen den ‚Schritten' gibt, in dem der Körper nicht zur Gänze von sämtlichen vier Gliedma-

19 "Cross-crawl movement"

ßen getragen wird. Insbesondere bei versierten Krabblern gibt es einen kurzen Moment, in dem die Hand an einer Seite gerade den Boden berührt, während das Knie auf der anderen Seite abhebt. Wenn Sie den Film in genau dieser Sekunde anhalten, werden Sie sehen, dass das Baby sich manchmal diagonal auf lediglich zwei Gliedmaßen hält.

Ohne es zu realisieren, machen die meisten Erwachsenen, wenn sie gehen etwas sehr Ähnliches. An einem bestimmten Punkt unserer Schritte wird der Körper nur von einem Bein getragen. Während es den meisten Menschen schwer fällt, länger als ein paar Sekunden bewusst auf einem Bein zu verharren, werden wir bei jedem Schritt tatsächlich nur von einem Bein gehalten, während der Schwung uns auf das nächste Bein bewegt. Beim Gehen befinden wir uns die meiste Zeit auf einem Bein, statt mit beiden Füßen auf dem Boden! Diese Fähigkeit, die für uns alltäglich und selbstverständlich ist, wird auf der Grundlage von neurologischen Netzen oder Clustern ermöglicht, welche in der Zeit des Krabbelns gebildet wurden. Gleichgewicht und Sicherheit in Bewegungsabläufen gehört zu den wichtigsten Fähigkeiten des Menschen. Die Grundlagen dafür werden in der Entwicklungsstufe des Krabbelns geschaffen. Für einen geübten Krabbler ist es daher einfacher, ein geschickter Gehender zu werden, und dieser wiederum kann sich leichter zu einem fähigen Radfahrer, Tänzer oder Athleten entwickeln. Entsprechend dem bekannten Sprichwort „Vor dem Laufen sollst Du gehen“,[20] sollte immer ein „Vor dem Gehen sollst Du krabbeln“ erfolgen.

Je mehr Babys krabbeln, desto besser werden sie darin, sich selbst auf wenigen Gliedmaßen abzustützen. Das führt über kurz oder lang zum Laufen. Geübte Krabbler können mitten in der Bewegung anhalten und einen Gegenstand zur Erforschung aufnehmen, meistens mit dem Mund. Dabei werden sie nur von zwei Knien und einem Arm, in der Haltung des Dreifüßers, gestützt. Aus dieser Position können sie damit beginnen, auch den anderen Arm zu heben und sich lediglich mit den Knien abzustützen. In

20 "You have to walk before you run"

weiterer Folge können sie sich hinaufziehen und sind bald bereit für die, zunächst schwankende, Erfahrung des Laufens.

Laufen

Wie ich bereits sagte: Drängen Sie Ihr Kind nicht zum Laufen, bevor es sich für Sie beide richtig anfühlt. Die ganze Welt verändert sich, wenn ein Baby zu laufen beginnt, also genießen Sie die Krabbelphase. Soweit ich Babys verstehe, sind sie so sehr mit sich selbst beschäftigt, dass sie wirklich kaum Zeit darauf verwenden, sich mit anderen zu vergleichen oder diese zu analysieren. Auch wenn sie zunächst schwankend mit dem Laufen beginnen, realisieren sie noch nicht, dass Sie bereits die ganze Zeit laufen. Sie sind das Zentrum des Universums und das Laufen beginnt für sie erst dann zu existieren, wenn sie selbst damit beginnen. Einem Baby das Laufen vorzumachen, ist reine Zeitverschwendung. Dagegen ist es sehr sinnvoll, sich in die Erfahrungen des Kindes hineinzuversetzen und sich vorzustellen, wie es sich in seinem Körper anfühlt.

Die frühe Laufphase gehört zu den süßesten Entwicklungsstufen. Wenn Babys diese Phase erreichen, fangen sie auch an zu verstehen, dass sie für uns der Mittelpunkt der Welt sind. In diesem Lebensabschnitt lieben sie es ganz besonders, gesehen, gespiegelt, angelächelt und gelobt zu werden. Sie fangen nun auch an, mit ihren Händchen zu klatschen und sich mit strahlendem Stolz über ihre Fortschritte zu freuen.

Um Laufen zu können, muss das Kind sich zunächst aufrichten und an etwas festhalten. Ihm den Übergang zu zeigen, wie es von allen Vieren am Boden hin zum mehr oder weniger aufrechten Stand mit zwei Händchen auf Beistelltisch oder Sofa gelangt, ist eine gute Idee. Dabei ist es wichtig, sich beim Übergang vom Boden in eine aufrechte Position Zeit zu lassen. Ihr Baby soll verstehen, dass es dies alleine schaffen kann. Es ist besser, mit beiden Händen das Bäuchlein zu halten und Unterstützung anzubieten, während Ihr

Kind den Übergang zum Laufen erkundet, als es plötzlich aufzurichten, so dass es auf beiden Beinen steht. Eine gute Idee ist auch, ihm sichere Möglichkeiten zum Abstützen zu zeigen und es von Gefahrenzonen wie Bügelbrettern oder Tischtüchern fernzuhalten.

Die frühe Laufphase, in der das Baby schwankt und watschelt, bildet eine wichtige Grundlage für das spätere unabhängige Gehen. Ebenso wichtig ist es, das Kind an der Hand zu nehmen, egal ob Sie beide Hände halten oder nur eine und Ihr Partner bzw. Oma oder Opa die andere. Beim Händchenhalten ist es wichtig, eine stabile Stütze zu sein, die sich im Tempo des Babys fortbewegt, welches bisweilen unglaublich gering sein kann. Wenn Sie die Arme zu fest nach oben ziehen, belastet das nicht nur das Schultergelenk, sondern verfälscht auch das Gefühl für das Gewicht auf den Füßen, das sich im Gehirn zu formen beginnt. Wenn Sie das Kind mit jemandem gemeinsam in die Mitte nehmen, dann versuchen Sie beide, in den Körper des Babys hineinzuspüren, um ihm gleichmäßig und symmetrisch Unterstützung zu geben. Dabei ist es auch wichtig, im Tempo des Kindes zu gehen, keinesfalls schneller. Manchmal können Babys in ihrer ersten Begeisterung fürs Laufen sich fast selbst überholen. Wenn sie abgelenkt sind, können sie sogar vergessen, dass sie gerade laufen.

Manche, die bereits mit dem Laufen begonnen haben, kehren anlassbezogen wieder zum Krabbeln zurück, weil das für bestimmte Aufgaben effizienter ist. Andere beginnen zu laufen und verfallen danach für längere Zeit in eine erneute Krabbelphase. Wenn dies geschieht, brauchen Sie sich keine Sorgen zu machen. Das bedeutet lediglich, dass irgendein Programm im Gehirn noch ein wenig mehr Zeit und Aufmerksamkeit benötigt, um sich zu verschalten. Sobald die Verschaltung ausreichend etabliert ist, wird sich Ihr Kind aufrichten und erneut mit dem Laufen beginnen.

Beim handgestützten Gehen ist es ganz besonders wichtig, behutsam mit den Schultergelenken des Babys umzugehen. Es ist ok, wenn man das Baby sanft an beiden Ärmchen in der Luft schwingt. Die Erfahrung des Schwingens und Fliegens scheint ein tief sitzendes Bedürfnis zu befriedigen. Vielleicht kann Ihr Baby davon nicht genug bekommen, aber seien Sie vorsichtig mit den Schultergelenken. Heben Sie es auch niemals nur an einem Arm hoch und reißen Sie es niemals an einem Arm von Gefahren weg.

Ich liebe die Phase, in der Kinder anfangen zu laufen. Es ist ein deutliches Zeichen für den Beginn einer neuen Entwicklungsphase. Es erinnert mich an den Lebensabschnitt, in dem Jugendliche ihren Führerschein machen. Man kann leicht die Fassung verlieren, wenn sie die Schlüssel nehmen und im elterlichen Auto einfach wegfahren. Wenn Babys zu gehen beginnen, können sie sich wie wilde Äffchen umherbewegen, sich in Schwierigkeiten bringen oder sich verletzen. Gegenstände, die einst auf dem Beistelltisch oder auf Stühlen vor unangemessener Inspektion sicher waren, müssen nun weit oben auf ein Regal gelegt werden. Das kostbare Erbstück aus Porzellan sollte für einige Zeit im Schrank verschwinden. Und achten Sie auf die Pflanzen und den Weihnachtsbaum!

Probleme beim Anziehen?

Babys können sich winden und schlängeln wie Würmer, insbesondere wenn Sie ihre Windeln wechseln oder sie anziehen möchten. Dies ereignet sich vor allem immer dann, wenn die Suppe auf dem Herd überkocht oder das Essen im Backrohr gar ist und es ganz nebenher an der Türe klingelt, weil Ihre Gäste da sind. Was kümmert es Ihr Baby? Es weiß nicht, dass Sie gerade ein neues Rezept ausprobieren. Es weiß nicht, dass Ihre Schwiegereltern die strikte Auffassungen vertreten, zwanzig Minuten zu früh eintreffen zu müssen. Es ahnt auch nichts davon, dass es unter allen Umständen den engen Pullover tragen muss, auf dem „Omas Liebling“ steht, einst von genau dieser geschenkt, nie getragen und nun zu klein. Und Gott sei Dank hat es auch keine Ahnung davon, dass Sie keine Chance hatten, das Haus in Ordnung zu bringen und zu putzen.

Was es jedoch ganz genau wahrnimmt ist, dass Sie es eilig haben. Es spürt Ihre Unruhe und Eile. Sie drehen Ihr Baby eilig um und ziehen an seinen kleinen Ärmchen und Beinchen, um Ihr

Programm durchzuziehen. Das klingt ein wenig nach der Behandlung meiner Tochter durch die Krankenschwestern nach der Geburt, oder? Wenn Sie das Anziehen jetzt nicht sehr bald geschickt und reibungslos über die Bühne bringen, wird Ihr Kind seine Toleranzgrenze ganz schnell erreicht haben. Sie können die wachsende Angst in seinen Augen sehen. Nur noch eine Sekunde, bevor es das Ausmaß an Panik in der Luft spürt. Während Ihnen dies bewusst wird, reißt Ihr Geduldsfaden und Zack, Ihr Baby brüllt vor Angst. Tränen und Rotz fließen, sein Gesicht läuft rot an. Sie öffnen die Tür, Ihr plärrendes Freudenbündel im Arm, und kämpfen vor lauter Enttäuschung mit den eigenen Tränen, während Ihre Schwiegereltern ‚wissende' Blicke austauschen.

Was läuft hier verkehrt?

Erstens: Gäste werden erst eingeladen, wenn Ihre Routineabläufe sitzen und Sie sich wirklich dafür bereit fühlen. Es sei denn, sie bringen Essen mit oder freuen sich darauf, Sie zu bekochen.

Zweitens: Seien Sie zurückhaltend mit neuen Rezepten, wenn Gäste kommen, egal ob mit oder ohne Baby.

Drittens: Schalten Sie in der Küche alles aus, was kurzfristig Aufmerksamkeit benötigt, wenn Sie Windeln wechseln oder Ihr Baby anziehen. Im schlimmsten Fall, wenn alles mehr Zeit beansprucht als geplant, stellen Sie in zehn Minuten alles erneut an und nichts ist übergelaufen oder angebrannt.

Viertens: Ihre Schwiegereltern haben den Pullover vermutlich längst vergessen und möchten am liebsten ihr Enkelkind so entspannt und kontaktfreudig wie möglich erleben.

Fünftens: Kümmern Sie sich nicht um das Äußere und das 'Supermutter'-Syndrom des Zuschnitts „phantastisches neues Rezept, aufgeräumte und saubere Wohnung, schnittige neue Frisur und perfekte Figur". Kein Baby wünscht sich eine Supermama als Mutter, weil es bedeutet, dass das Baby vernachlässigt werden muss, um all diese oberflächlichen Anforderungen zu erfüllen. Das wichtigste in Ihrem derzeitigen Leben ist Ihr Baby. Alles andere ist nebensächlich. Alle Menschen in Ihrem Leben sollten in den Monaten und Jahren, in denen Sie Ihr Baby begleiten, Nachsicht mit Ihnen haben.

Sechstens: Sie haben sich auf vielerlei Art und Weisen Zeitdruck aufgebaut, wodurch Sie sich vom Rhythmus und Tempo des Kindes weit entfernt haben. Um glücklich zu sein, benötigen Babys jedoch die Wahrnehmung ihres Tempos. Folgen Sie seinem Rhythmus, als würden Sie mit ihm tanzen, wobei das Kind führt. Wenn Ihnen das gelingt, werden Sie seine Bedürfnisse erfüllen, und dann öffnen Sie die Türe für Ihre Gäste: mit dem süßesten, glücklichsten, geerdetsten, charmantesten Freudenbündel der Welt im Arm. Ihre Schwiegereltern werden keine Chance haben, sich missbilligend zuzuzwinkern, weil sie ihre Augen nicht vom Baby lösen können. Sie werden nicht bemerken, dass der Pullover (ungetragen) verschenkt wurde, die Wohnung ein wenig unordentlich ist, die Suppe etwas zu salzig oder die Lasagne ein wenig angebrannt. Sie bemerken es nicht, weil sie sich von der Liebestrance, die ein glückliches Baby – ihr Enkelkind – ausstrahlt, berühren lassen. Sie fühlen sich großartig, vergessen alle Vorurteile und Zweifel, die sie in Bezug auf Sie jemals hatten, und die Welt ist wunderbar, lebenswert und gut!

Noch ein Wort zum Umgang mit notorischen Nörglern: Auch ihnen begegnet man am besten mit dem nötigen, geerdeten Selbstbewusstsein und einem Schuss Gelassenheit. Damit nimmt man ihnen am ehesten den sprichwörtlichen „Wind aus den Segeln".

Wenn Sie mit Ihrem Kind in Einklang sind, weiß es, dass es für Sie Priorität hat. Es wird sich sicherer fühlen und mehr Selbstbewusstsein entwickeln. Wenn Sie Ihr Baby gut genug kennen, so dass Sie wissen, was es benötigt und Sie diese seine Bedürfnisse erfüllen können, dann werden Sie ein glückliches Baby haben, und die Wahrscheinlichkeit steigt, dass Sie auch Ihre eigenen Bedürfnisse erfüllen können. Es ist ein Märchen, dass man ein Neugeborenes zu sehr verwöhnen kann. Tatsächlich wachsen Babys emotional und körperlich schneller, wenn sie Aufmerksamkeit, Liebe, Kuscheln, Milch und was sie sonst noch brauchen bereits im sehr jungen Alter bekommen. Ihr Sozialverhalten entwickelt sich früher, es ist einfacher, mit ihnen eine Bindung aufzubauen und schließlich lernen sie viel früher, für sich selbst zu sorgen. Sie sind bedeutend glücklicher und sozial erreichbarer als jene, die *diszipliniert* wurden (‚disziplinieren' dient hier als Umschreibung für ‚Jemandem etwas vorenthalten'). Wenn ihre Bedürfnisse gesehen und erfüllt sind, werden Babys ‚sich ihres eigenen Rhythmus' bewusst, lernen sich selbst besser kennen, können darauf vertrauen, dass sie gehört, gesehen und umsorgt werden und fühlen sich daher glücklicher, sicherer, geduldiger und vertrauensvoller. Statt verzogen zu sein, entwickeln diese Kinder mehr und früher Respekt und Selbstverantwortung als ‚disziplinierte' Babys. Das führt dazu, dass sie weniger Stress verursachen und im Allgemeinen glücklicher sowie sozial besser eingebunden sind, so dass ihre Eltern mehr Raum haben für Spiel, Bindungsaufbau und weitere Geschwisterchen.

Was hat dies alles zu tun mit Windel wechseln oder dem An- und Ausziehen des Babys? Diese pflegenden und sorgenden Tätigkeiten werden viel einfacher, wenn sie im Tempo des Babys durchgeführt werden, statt sie an einer aufgezwungenen Agenda zu orientieren!

An- und Ausziehen

Windeln wechseln und Umkleiden gehören neben Füttern zu den täglichen Hauptbeschäftigungen mit Ihrem Baby. Es geschieht mehrmals täglich, Tag für Tag. Wenn ein Baby isst, Blähungen hat oder schläft, tut es das selbst. Aber Windeln wechseln, An- und Ausziehen werden ihm *getan*. Wir haben es also mit Tätigkeiten einer ganz anderen Kategorie zu tun! Säuglinge würden es vermutlich bevorzugen, niemals umgekleidet zu werden. Mein eigener Sohn verstand erst im Alter von sieben oder acht Jahren den Sinn sauberer Kleidung. Andererseits konnte er sich selbst nicht so deutlich riechen wie wir ihn.

Da Babys Kleider wechseln für unnötig erachten und keinen Zusammenhang herstellen können zwischen einer vollen Windel und Hautausschlag, ist es am besten für Sie und Ihr Kind, wenn Sie geduldig und kooperativ die Dinge tun, die Sie für nötig halten.

Auf folgende Weise können Sie mit dem Baby einen Handel abschließen: *Tanzen*. Sie überzeugen Ihr Baby davon, dass es eine gute Idee ist, mehrmals am Tag zu tanzen. Der Tanz beginnt bereits, bevor Sie Ihr Baby zum Wickeltisch bringen (auch wenn es bereits höchste Zeit ist, weil es quengelt und weint). Sie bewegen sich die ganze Zeit über rhythmisch, am besten singend, summend oder sprechend und bleiben dabei, egal was passiert. Wie ein Soundtrack. Kinderreime und Babylieder eignen sich sehr gut.

Ein Tangotänzer wird Ihnen bestätigen, dass Sie „die Mitte kontrollieren" müssen, um die Partnerin zu führen. Wenn Sie ein Paar Tango tanzen sehen, können Sie beobachten, dass die Tänzer während des gesamten Tanzes auf der Ebene ihrer Herzen verbunden bleiben. Auch wenn sie sich kurzfristig für eine Drehung lösen oder sich zurück biegen, kommen sie danach wieder mit den Herzen zusammen, und darin liegt etwas sehr Beruhigendes. Mit Babys ist es ebenso. Wenn man sie trägt, hinlegt oder ihre Windeln wechselt, dann sollte man ihre Mitte kontrollieren. Wenn Ihnen das gelingt, ist es egal, wie sehr die Arme und Beine zappeln und sich winden. Sie halten das Kind in seiner Mitte, damit haben Sie die Situation im Griff. Das macht alles einfacher. Viele Eltern versuchen, die Arme oder Beine des Babys ruhig zu halten. Babys hassen das, denn damit wird das An- und Ausziehen oder das Windeln wechseln zum Albtraum. Babys fühlen sich sicherer, wenn man sie fest, aber behutsam, mit einer Hand am Rücken und der anderen zwischen Brustkorb und Bauch, hält oder mit einer Hand auf Brust und Bauch, wenn das Baby auf dem Rücken liegt, so dass die andere Hand frei bleibt.

Emmi Pikler ist eine Pionierin im Verstehen von Babys und deren Bedürfnissen, insbesondere, wenn es um Respekt vor ihrem Tempo, ihren natürlichen Rhythmen und emotionalen Zuständen geht. Sie hat mit Kollegen DVDs produziert über den bewussten Umgang mit Babys[21].

Nun zum Thema Ausziehen: Beginnen Sie das Entkleiden Ihres Babys mit den Socken; am besten einen nach dem anderen, das geht nämlich am einfachsten. Babys strampeln häufig mit ihren Beinchen in der Luft, wenn sie auf dem Rücken liegen, so dass es

21 Siehe www.pikler.de

keine gute Idee ist, ihnen ein Hosenbein nach dem anderen auszuziehen. Nehmen Sie stattdessen den Bund und ziehen im richtigen Augenblick mit festem Griff die Hose hinunter, auch wenn sie dadurch auf links gewendet wird. Der Bund wird dabei in einem Tempo vom Kind weggezogen, das zu seinen Bewegungen passt. Wenn Sie zu schnell oder zu langsam ziehen, stören Sie den natürlichen Rhythmus des Nervensystems. Das kann das Baby aktivieren. Es zieht sich zusammen, verkrampft sich, leistet Widerstand und auf einmal befinden Sie sich inmitten eines Machtkampfs statt in einem Tanz. Und das Schwierigste steht noch bevor: Das Ausziehen des Oberteils.

Viele Babys hassen es, wenn ein Hemdchen oder ein Pullover, insbesondere solche mit Rollkragen, über ihr Gesicht gezogen werden. Es kann sie an die schmerzhafte Phase während der Geburt erinnern, als ihr Gesicht in das Kreuzbein der Mutter gedrückt wurde, während sie sich hinaus pressen mussten.

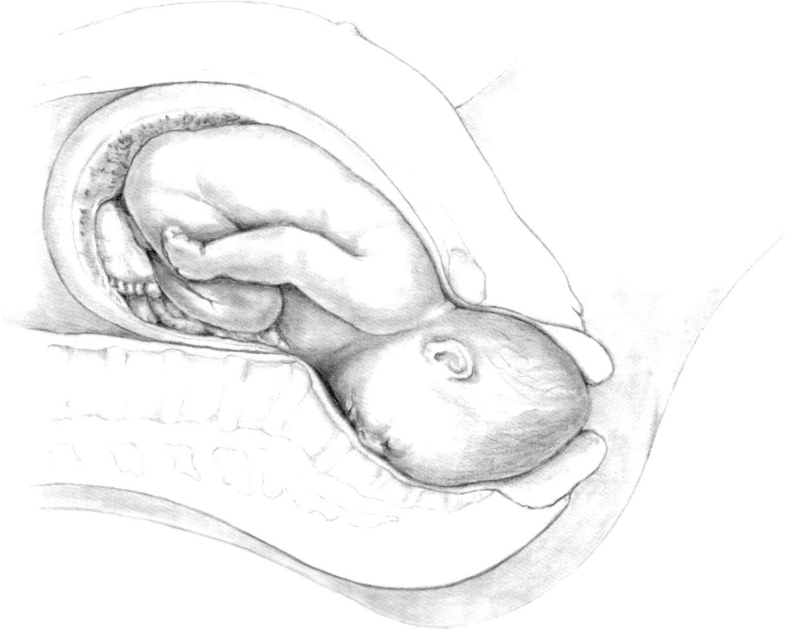

6.2 Phase 3 der Geburt

Während dieser Phase gibt es so viel Druck auf Stirn, Nase, Wangen, Mund und Kiefer, auf die gesamte Vorderseite des Gesichts, dass die meisten von uns Verletzungen in den Knochen, asymmetrische Nasennebenhöhlen und geringfügige Entstellungen davongetragen haben. All diese ‚Kriegsverletzungen' werden vom Babyspeck, der Babys so süß aussehen lässt, verdeckt. Babys sehen sich wegen dieses Babyspecks auch sehr viel ähnlicher als Erwachsene. Tatsächlich ist es einfacher, Geburtstraumata in den Gesichtern von Erwachsenen zu erkennen als in jenen von Babys.

Wenn Sie Ihrem Kind das Oberteil ausziehen, empfehle ich, das Projekt mit größter Zartheit und Respekt anzugehen, so, als hätte Ihr Baby gerade zehn Runden mit Muhammad Ali im Ring gestanden.

Geben Sie Ihr Bestes, um das Gesicht des Säuglings vor Druck zu schützen. Sie könnten zunächst die zappelnden Arme aus den Ärmeln befreien, auch wenn sie dann für ein paar Augenblicke wie in einer Zwangsjacke fixiert sind. Das ist viel besser, als wenn der (Roll-)Kragen mitten im Gesicht des Kindes stecken bleibt. Greifen Sie in das Oberteil hinein, weiten Sie den Halsausschnitt mit Ihren Händen und lassen Sie dann das Kleidungsstück über das Köpfchen gleiten. Falls das nicht funktioniert, können Sie versuchen, den Kragen von außen vom Gesicht abzuheben, indem Sie ihn von vorne bis hinten fassen.

Lassen Sie das Oberteil dann über den Kopf des Babys gleiten, in seinem Rhythmus, nicht zu schnell und auf gar keinen Fall zu langsam. Mit dem T-Shirt machen Sie das gleiche. Wenn Sie die Abbildung von Phase 3 der Geburt auf Seite *(Anm.: Buchseite 159)* betrachten, können Sie erkennen, warum Babys es nicht mögen, wenn ihr Gesicht durch Kleidung bedeckt ist. Behalten Sie diese Vorgehensweise bei, bis für Ihr Kind An- und Ausziehen kein Thema mehr ist. Haben Sie Vertrauen, dieser Tag wird kommen! Vielleicht achten Sie auch darauf, dass Ihr Kleines Oberteile mit bauchseitigen Knöpfen anzieht oder mit nicht allzu engen Halsweiten, so dass es einfacher ist, diese auszuziehen.

Anziehen ist ein wenig anders. Beginnen Sie mit den Socken, wie erwähnt sind diese am einfachsten. Sie können die Hose nicht in einer Bewegung anziehen, wie Sie es beim Entkleiden gemacht haben. Statt zu versuchen, beide Beinchen gleichzeitig hinein zu bekommen, empfiehlt es sich, jeweils nur eines zu nehmen. Sitzt das erste in der Hose, kann man diese mit einer Hand am Bund aufhalten und mit der anderen behutsam, aber bestimmt, das zweite Beinchen erfassen. Anschließend wird es in das freie Hosenbein gezogen. Sind beide Beine in der Hose positioniert, kann man diese leicht hinaufziehen.

Nun der schwierige Abschnitt: T-Shirts, Oberteile und Pullover – alles über den Kopf? Der Kragen eines Oberteils, ob T-Shirt oder Rollkragenpullover, ist immer enger als der Rest. Sie können das Kleidungsstück zusammenfalten, so dass Sie Halsausschnitt und Rumpfteil gemeinsam erfassen, eine Hand hält hinten, die andere vorne. Öffnen Sie den Kragen so weit wie möglich und ziehen Sie in einer sanften und entschiedenen Bewegung das Oberteil über den Kopf des Kindes. Achten Sie darauf, dass danach das gesamte Top unter dem Kinn des Babys sitzt. Ziehen Sie nun das Kleidungsstück über die Arme zum Bauch. Die Arme sind dann zwar abermals wie gefangen, aber das ist immer noch besser, als beträfe es das Gesicht. Mit einer Hand halten Sie den ersten Ärmel, mit der anderen suchen Sie die entsprechende Babyhand und führen diese hinein. Ebenso verfahren Sie mit der anderen Seite. Eines Tages werden Sie sich freuen zu entdecken, dass Ihr Baby Ihnen hilft, indem es die Öffnung des Ärmels von alleine findet und sein Händchen hindurchsteckt.

Es ist auch schön, die Ankleide-Routine als Tanz zu visualisieren: in Frieden mit sich selbst und im Einklang mit dem Baby. Es kann eine gute Gelegenheit zur Vertiefung der Bindung sein, die Sie bis zum zweiten Geburtstag des Kindes so etwa 3.000-mal wiederholen können. Wenn sich daraus kein Tanz oder Bindungsvorgang entwickelt, kann auch ein Machtkampf die Folge sein, den Sie dann ebenfalls 2.000- bis 3.000-mal wiederholen.

Umkleiden sollte zu einem Routineablauf werden, insbesondere dann, wenn die Eltern sich auf eine Ausführungsform einigen können und auch Großeltern und Babysitter mit einbeziehen. Dann weiß das Baby, was es erwartet, wenn das Ritual beginnt. Wenn es an einer bestimmten Stelle im Ablauf protestiert, könnte man diesen

Teil vielleicht verbessern. Sie müssen Ihr Kind auf jeden Fall anziehen, deshalb ist es dienlich, sich über die Details auszutauschen. Sie sorgen damit nicht nur für Ihr Kind, sondern auch für sich selbst. Wenn die Routine eines Tages regelmäßig und im Einklang verläuft, werden Sie alle ein glücklicheres, effizienteres Leben führen können.

Windeln wechseln

Windeln wechseln ist eine weitere Notwendigkeit, die sehr viel einfacher wird, wenn Sie und Ihr Baby sich nicht in einem Machtkampf verstricken. Erinnern Sie sich daran, die Körpermitte Ihres Babys zu halten, wenn es sich wie ein zappelnder Fisch bewegt. Versuchen Sie dabei nicht, seine Arme und Beine stillzuhalten. Halten Sie immer beide Beine gleichzeitig, wenn Sie den Popo hochheben. Seien Sie rücksichtsvoll gegenüber den zarten und schnell wachsenden Hüftgelenken. Diese tragen das Gewicht, solange Sie die Beine hochheben, um die schmutzige Windel zu entfernen, den Po zu säubern und die neue Windel unterzuschieben. Die Füße sollten dabei gleich weit vom Körper entfernt bleiben. Wenn Sie an einem Bein stärker ziehen, kann sich das Becken des Babys in einem Winkel verdrehen, der nicht gut ist für die Sicherheit und das Wachstum der Hüftgelenke. An einem Bein ziehen oder hochziehen ist noch schlimmer, weil es das Gelenk in einen unnatürlichen Winkel schiebt, während dieses das Gewicht trägt.

Und schließlich: Lächeln Sie Ihr Baby an, während Sie es säubern und die beschmutzte Windel entfernen. Sie zeigen ihm damit, dass Sie seine Ausscheidungsprodukte toll finden und es etwas Feines produziert hat. Eltern, die ihrem Baby beim Windeln und Säubern ganz unbewusst ein von Ekel verzogenes Gesicht zeigen, bringen ihm damit auch unbewusst bei, dass es selbst ekelig ist.

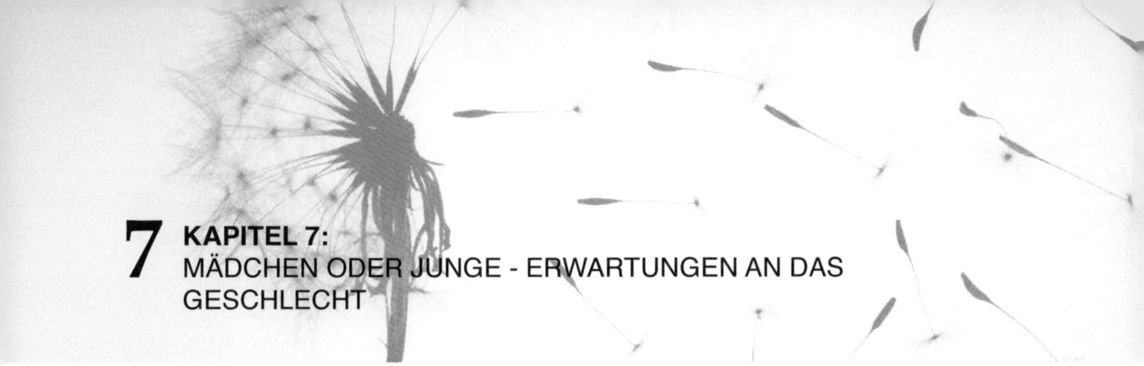

7 KAPITEL 7: MÄDCHEN ODER JUNGE - ERWARTUNGEN AN DAS GESCHLECHT

Die elterliche Vorliebe für ein bestimmtes Geschlecht übt bereits vor der Geburt einen starken Einfluss auf die Kinder aus, und zwar auch dann, wenn diese subtil oder nur schwach ausgeprägt ist. Unser Selbstbewusstsein und die Art, wie wir uns auf andere beziehen, formieren sich im frühesten Alter in Gehirn und Psyche. Dies geschieht bereits vor der Geburt. Wie wir uns in der Welt sehen, und ob wir uns gestärkt oder geschwächt fühlen, ist abhängig davon, wie unser Selbstwert ausgeprägt ist. Wer als Baby gewollt ist und auch das richtige Geschlecht hat, darf sich – zumindest für einige Zeit in den frühen Entwicklungsphasen – als Mittelpunkt des Universums fühlen. Dieses Gefühl, bedeutsam, wertvoll und liebenswert zu sein, ist für eine gesunde Psyche und ein produktives wie erfüllendes Leben außerordentlich wichtig. Wenn das Baby jedoch das ‚falsche Geschlecht' hat, ist etwas in seiner existentiellen Erfahrung von Anfang an nicht in Ordnung. Das Baby ist als Person in der Welt nicht in Ordnung. Und es gibt nichts, was es tun könnte, um das zu ändern. Babys scheinen ihr Geschlecht zu kennen, auch wenn sie noch sehr jung sind. Sie kennen es, sogar vorgeburtlich. Wenn ein Baby das ‚unpassende' Geschlecht hat, ist etwas unbestreitbar, unerbittlich und dauerhaft verkehrt mit ihm. Er oder sie muss dann einen Weg finden, das Leben als nicht-idealer Mensch zu bewältigen.

Babys verstehen die Stimmungen und Intentionen ihrer Eltern, bevor sie deren Worte begreifen. Fast jeder versteht, dass weiche, hohe, liebevolle Stimmen den Babys eine deutliche Botschaft vermitteln. Scharfe, harsche, ärgerliche und laute Stimmen übermitteln ebenso klare Informationen. In unserer Kultur wird jedoch nicht anerkannt, wie empfindsam, sensibel und empfänglich Babys und Kinder bereits im Mutterleib sind. Sie leben zutiefst im

Einklang mit den subtilen Gefühlen und Intentionen ihrer Eltern. Sie wissen vielleicht nicht, dass Papa am Nachmittag auf Eurosport ein Golfspiel sehen möchte, während Mama will, dass er die Garage aufräumt und einkaufen geht. Aber sie wissen, dass ein Konflikt existiert. Sie spüren Emotionen und nehmen die Empfindungen aus dem Klang der Stimme wahr. Sie verstehen mit anderen Worten in fast jeder Situation die entscheidende *Bedeutung*. Wenn das Baby gerade mit der Verdauung seines Frühstücks beschäftigt ist oder einen Schlüsselbund vom Beistelltisch in seinen Mund befördert, dann ist es nicht so sehr in das Geschehen um es herum eingebunden. Dennoch nimmt es vieles von dem, was im Hintergrund seiner Umgebung passiert, auf. Und diese Ereignisse im Hintergrund haben eine Menge Einfluss auf die Entwicklung von vorgeburtlichen Kindern sowie Neugeborenen.

Je mehr wir über das menschliche Gehirn wissen, desto deutlicher wird uns, wie viele Millionen Reize im Laufe eines Tages von einem Baby wahrgenommen, erkannt, verarbeitet und erinnert werden. Unser Unterbewusstes nimmt Hintergrundgeräusche, Temperatur, Helligkeitsstufen, räumliche Anordnung von Gegenständen, Tageszeit, Nähe von Menschen oder Tieren und eine Menge anderer Umweltbedingungen wahr. Wenn ein Insekt auf unser Auge zufliegt, blinzeln wir, bevor es uns bewusst wird. Währenddessen überwacht das Gehirn eine Vielzahl innerer Vorgänge: Herzschlag, Blutdruck, Körpertemperatur, Atmung, Verdauung, Organfunktionen und Haltung. Das Nervensystem erhält laufend Informationen aus dem Körper, damit etwas unternommen werden kann: Hunger, Durst, Müdigkeit, volle Windel, Hauttemperatur usw. Schon das Erkennen eines bekannten Gesichts erfordert eine verblüffende Anzahl von Beobachtungen, Auswertungen, Vergleichen und Erinnerungen zu Hautfarbe, Augenfarbe, Form des Kopfes, Haarwuchs, Haarfarbe, Größe und Form von Augen, Stirn, Nase, Wangen und Mund, Gesichtsbehaarung, Form der Augenbrauen, Anzahl und Tiefe der Falten und eine astronomische Zahl anderer subtiler Formen und Strukturen. Dennoch kann das Gehirn, sogar das eines Babys, ein bekanntes Gesicht sofort erkennen.

Wenn Babys mit einer vertrauten Person zusammen sind, erkennen Sie viele emotionale und psychologische Merkmale: Stimmungen, Absichten, Schattierungen von Freude, Angst, Anerkennung und Ablehnung. Wenn ein Säugling das unerwünschte Geschlecht hat, wird er eine fortwährende Ablehnung in der Hintergrunderfahrung seines Lebens spüren. Irgendetwas an ihm stimmt nicht und es wird nie richtig sein. Das Phänomen ‚unerwünschtes Geschlecht' existiert in verschiedenen Abstufungen, wie die folgenden Glaubenssätze (ob ausgesprochen oder schweigend) veranschaulichen:

„Ich dachte, dass ich einen Jungen haben wollte, mein Liebling, aber als ich Dich sah, habe ich mich vollkommen in Dich verliebt. Jetzt, wo ich Dich kennen gelernt habe, bin ich völlig glücklich darüber, eine Tochter zu haben, und es tut mir leid, dass ich das nicht von Anfang an wusste."

„Ein weiterer Junge war das Letzte, was wir in dieser Familie gebrauchen konnten. Aber ich denke, wir werden uns daran gewöhnen."

„Es ist ein entsetzlicher Fluch, als Frau geboren zu werden, also erwarte – wie ich – weder Glück noch Erfüllung in Deinem Leben."

Bei der Geburt: „Oh nein! Nicht schon wieder ein _______!"

Die stufenweisen Schweregrade dieser Aussagen korrespondieren mit dem Schweregrad der Prägung und der Informationen, die auf das Baby und den Erwachsenen einwirken. Es handelt sich bei den oben aufgeführten Äußerungen nicht um einzelne verunglückte Botschaften, sondern um eine teils unbewusste, fortlaufend auf das Baby einwirkende Botschaft mit Bewertung. Zudem beinhalten diese Aussagen unmöglich zu erfüllende Erwartungen. All das erzeugt ein harsches und schwächendes Klima. Angesichts der Komplexität und Vielfalt des Gehirns sowie der Offenheit und

Aufnahmefähigkeit von Babys, sowohl vor als auch nach ihrer Geburt, ist es nachvollziehbar, dass sie die Bevorzugung eines Geschlechts spüren und davon zutiefst betroffen sind. Wie schwerwiegend ist die Erfahrung, das unerwünschte Geschlecht zu haben und welche Konsequenzen folgen daraus?

Babys mit unerwünschtem Geschlecht werden zu Erwachsenen mit unerwünschtem Geschlecht

Sind wir als Baby mit dem ‚unerwünschten Geschlecht' zur Welt gekommen, so fühlen wir uns nicht gut, weil wir kein Urvertrauen entwickeln konnten. Unser Selbstbild und unser Selbstbewusstsein, das Gefühl, zu etwas berechtigt zu sein oder nicht sind davon betroffen. Daraus erwächst eine generelle Unzufriedenheit mit unserer eigenen Lebensqualität. Diese Themen gehören zu den wichtigsten Erfahrungsbereichen unseres Lebens. Wenn wir das unerwünschte Geschlecht haben, ist es möglich, dass wir unser Leben mit dem unterschwelligen Gefühl leben, dass etwas an uns für immer verkehrt ist. Ein Leben voller Unzulänglichkeit, Scham und Unsicherheit kann die Folge sein. Auch aus diesem Grund können Babys schreien.

Die Folgen zeigen sich manchmal auf subtile, für die Betroffenen selbst häufig unsichtbare Weise. Es kann bewusst oder unbewusst im äußerlichen Erscheinungsbild zum Ausdruck kommen. Manche Frauen mit unerwünschtem Geschlecht fühlen sich beispielsweise nur mit kurzen Haaren und in männlicher Kleidung wohl und tragen nie Röcke oder weibliche Accessoires. Andere Frauen, z.B. viele unserer Politikerinnen, tragen feminine Kleidung, wirken aber dennoch nicht sehr weiblich.

Was die äußere Erscheinung angeht, könnten Männer mit unerwünschtem Geschlecht weiche Körperformen entwickeln und später ungewöhnliche Frisuren tragen. Es ist ein großer Unterschied, ob ein Mann seine Schattenseiten bearbeitet und eine gesunde weibliche Seite entwickelt oder ob er unbewusst feminin wirkt. Wenn man einen Menschen zum ersten Mal sieht und nicht genau sagen kann, ob es sich um eine Frau oder einen Mann handelt, hat man es wahrscheinlich mit jemandem zu tun, der als Baby mit dem unerwünschten Geschlecht geboren wurde.

Im Amerika der vierziger, fünfziger und sechziger Jahre, der Babyboom-Generation[22], war es angemessen und sogar politisch korrekt, pro-männlich zu sein. Meine Eltern und fast alle ihre Freunde bevorzugten es, einen Jungen zu bekommen oder zumindest *zuerst* einen Jungen, *um den Familiennamen weiter zu tragen*. Unsere Nachkriegskultur war sehr patriarchal, ohne sich dessen zu schämen. Viele Mütter und Väter wollten auch Mädchen haben, mindestens ein Junge sollte jedoch dabei sein! Ein Junge als Erstgeborener bestätigte daher die starken patriarchalen Kräfte in der Familie. Der Familienname war gerettet und würde in die Geschichte eingehen, zumindest für eine weitere Generation.

Ich bin sicher, dass es vielen Familien nichts ausmachte, ob sie als Erstgeborenen einen Jungen oder ein Mädchen bekamen. Und für viele Familien war es auch in Ordnung, zwei Jungen oder zwei Mädchen zu haben. Diese Familien befanden sich aber in der Minderheit. Familien, die mit mehreren Kindern des gleichen Geschlechts glücklich sind, sind sogar noch seltener.

Wie erging es den Babyboom-Familien, die sich zuerst einen Sohn wünschten, stattdessen aber eine Tochter bekamen? Viele waren frustriert und schämten sich öffentlich oder heimlich, und ihr kleines Mädchen entwickelte einen 'unerwünschtes-Geschlecht'-Komplex. Das bedeutet nicht nur, dass dieses Kind das unerwünschte Geschlecht hat. Biologisches Geschlecht und sexuelle Vorliebe stellen nur einen kleinen Teil des Komplexes dar. Es kann während seiner ganzen Kindheit im Herzen danach streben, liebenswerter zu sein, um den Vorstellungen seiner Eltern besser zu entsprechen. Vielleicht entwickelt sich ein Mädchen aus diesem Grund zu einem Wildfang, auch wenn nicht alle burschikosen Mädchen diesen Komplex haben. Sie kann andere ‚männlichere' Eigenschaften entwickeln, um dem Idealbild ihrer Eltern

22 Unter „babyboom" versteht man die Generation nach dem 2. Weltkrieg, also alle diejenigen, die zwischen 1946 und 1965 geboren wurden.

besser zu entsprechen, z.B. konkurrenzbetonter oder besonders gut im Sport, was sonst eher Jungen sind. Vielleicht wählt sie einen Beruf als Ärztin oder Anwältin oder orientiert sich auf andere Art an eher männlichen Unternehmungen. Oder sie macht sogar Jagd auf hübsche Mädchen. Und bei alldem kann es sein, dass sie ihr gesamtes Leben nicht weiß, welche tiefen inneren Motive ihre Entscheidungen beeinflussen und innerlich antreiben.

Natürlich wollte sie geliebt werden. Aber Eltern, die sich einen Jungen wünschen, können ihr Mädchen nicht mit der gleichen Intensität lieb haben. Und Babys spüren das! Das Mädchen in unserem Beispiel hätte es gespürt. Auch wenn sie stets sehr gute Noten nach Hause bringt, Sporttrophäen gewinnt, eine Geschäftsfrau wird, viel Geld verdient und mit einer guten Frau in Beziehung lebt. Sie hat nie empfunden, wie es sich anfühlt, ‚richtig' zu sein. Das bezeichnen wir mit 'unerwünschtes-Geschlecht'-Komplex.

Wenn in unserer Babyboom-Generation die Eltern das Glück eines erstgeborenen Sohns hatten, dann musste das zweite Kind ein Mädchen werden! Sogar viele männliche Männer wollten eine Tochter, wenn sie bereits einen Sohn hatten, der den Familiennamen weiter trug. Auch viele Mütter der Nachkriegsgeneration wünschten sich eine Tochter, wenn nicht als erstes, dann aber auf jeden Fall als zweites Kind. Viele wünschten sich insgeheim ein Mädchen, aber nach außen hin – aus Respekt vor dem unausgesprochenen Grundsatz des großen amerikanischen Traums – bekannten sie sich zu einem Jungen. Natürlich hatten viele Familien zwei Söhne und in zahlreichen Familien litt dann der zweite Junge am 'unerwünschtes-Geschlecht'-Komplex. Je nachdem wie stark der Wunsch der Eltern nach einer Tochter war, mussten die Eltern sich entscheiden, ob sie ein weiteres Baby haben wollten oder nicht. Dann bestand aber das Risiko, dass sie einen dritten Sohn bekommen könnten. Wie würden sie dann mit ihm umgehen?

Für den zweiten oder dritten Sohn gibt es zwei Möglichkeiten. Entweder werden sie weicher, kleiner, interessierter an (weiblichen) Themen, die ihre Mutter gerne mit einer Tochter geteilt hätte (direkte Wiederholung der Erwartung). Oder sie rebellieren gegen die Erwartungen des anderen Geschlechts und werden hyper-männlich (vermeidende Wiederholung der Erwartung). Beide Wiederholungsstile können für das Baby mit dem unerwünschten Geschlecht dazu führen, dass das Leben schwerer, unnatürlicher und weniger befriedigend wird. Diese Kinder müssen härter für Liebe und Anerkennung arbeiten. Ihnen fehlt die Erfahrung, einfach nur geliebt zu werden für genau das, was sie sind.

Über Transgender[23] und unerwünschtes Geschlecht

Je vertrauter ich mit dem Phänomen des unerwünschten Geschlechts wurde, desto mehr begann ich, dieses Syndrom als eine wesentliche Ursache für Transgender in Betracht zu ziehen. Eine Transgender-Person ist jemand, dem bewusst wird, dass er nicht das gleiche Geschlecht hat wie sein physischer, biologischer Körper. Das kann das Kind bereits in der Kindheit realisieren, sogar bereits im Alter von zwei Jahren. Transgender-Menschen treffen keine *Wahl*. Sie entdecken, dass sie ein anderes Geschlecht als ihr biologisches *sind*. Diese Erkenntnis ist verwirrend und rätselhaft. Transgender sein bedeutet in unserer Kultur, dass das Leben erheblich schwerer wird. Man muss die Entscheidung treffen, ob man sich öffentlich zum gefühlten Geschlecht bekennt oder nicht. In den meisten Schulen oder Vereinen werden Transgender nicht akzeptiert, und es ist schwieriger für sie, eine Familie zu gründen. Sie sind eine Zielscheibe für alle möglichen Wertungen, Diskriminierungen und sogar für Gewalt. Man wird selten Transgender, es sei denn, man hat unter dem 'unerwünschtes-Geschlecht'-Komplex gelitten.

Wenn man das unerwünschte Geschlecht hat, kann man, abgesehen von einer operativen Geschlechtsumwandlung, nur wenig tun, um sich zutiefst liebenswert oder richtig zu fühlen. Die zerstörende und lähmende Kraft des unerwünschten Geschlechts wird deutlich bei Menschen, die ihr Geschlecht verändert ha-

23 Transgender: (lat. *trans* „jenseitig", „darüber hinaus" und engl. *gender* „soziales Geschlecht") ist ein Begriff für Abweichungen von der zugewiesenen sozialen Geschlechterrolle beziehungsweise den zugewiesenen sozialen Geschlechtsmerkmalen (Gender) [Wikipedia]

ben. Das zu tun, braucht eine Menge Mut, Vertrauen und Geld. Aber einige von jenen, die es tun, berichten anschließend, dass sie sich erstmals frei fühlen von ihren tiefsten negativen Gefühlen sich selbst gegenüber. Sie empfinden sich endlich als ‚richtig.' Babys mit unerwünschtem Geschlecht verbringen als Erwachsene manchmal unzählige Stunden mit Therapie, nicht immer mit Erfolg, um zu versuchen, ihr Selbstwertgefühl zu heben.

Viele Menschen, die in ihren Ursprungsfamilien als Kinder unter emotionalem, physischem oder sozialem Missbrauch gelitten haben, bekommen selbst keine Kinder. Ein sehr hoher Prozentsatz an Erwachsenen, die selbst nicht Eltern werden wollen, waren einst ungewollte Kinder oder Babys mit unerwünschtem Geschlecht. Die zweitgrößte Gruppe bewusst kinderloser Erwachsener ist diejenige, die als Kinder unter sexuellem Missbrauch, Liebesmangel oder sonstigen Misshandlungen gelitten haben. Währenddessen scheinen jene, die gewollt und geliebt wurden und eine glückliche Kindheit hatten, eigene Kinder haben zu wollen.

Viele schwule und lesbische Paare werden auf kreative Weise Eltern, und es gibt keinerlei Hinweise darauf, dass sie in irgendeiner Hinsicht schlechtere Eltern wären. Tatsächlich erfordert es ein hohes Maß an Motivation und Aufwand, um als schwules oder lesbisches Paar Eltern zu werden. In einer gleichgeschlechtlichen Beziehung gibt es kein Baby ‚aus Versehen', daher sind diese Kinder gewollt und geplant. Sie haben Glück, denn sie bekommen normalerweise viel Liebe von ihren Eltern und haben daher meistens ein großes Selbstbewusstsein.

Was Eltern tun können

Geschlechtervorlieben sind in unserer Kultur nur allzu verbreitet, und es ist nicht einfach, damit umzugehen. Sicherlich ist das in Kulturen wie der chinesischen oder indischen, wo weibliche Babys manchmal immer noch getötet oder verlassen werden, wesentlich schlimmer. Gleiches gilt für jene Kulturen, in denen Frauen heute noch auf brutale Art beschnitten und dazu gezwungen werden, sich ihr Leben lang unter Narben und Tüchern zu verstecken. In unserer westlichen Kultur reichen die Konsequenzen des 'unerwünschtes-Geschlecht'-Komplexes von geringfügig (lediglich eine kleine Beeinträchtigung des eigenen Selbstwertgefühls oder des Auftretens) bis hin zu großem Leid, so dass eine operative Geschlechtsumwandlung oder der Suizid die einzigen Alternativen zu sein scheinen. 50% der Transgenderkinder erwägen Suizid.

Sich des Themas ‚ungewolltes Geschlecht' bewusst zu sein, ist der erste Schritt, die beschriebenen leidvollen Konsequenzen zu entschärfen. Ist es nicht bemerkenswert, dass man bei Babys, die Windeln tragen, nicht sagen kann, welches Geschlecht sie haben? Babys sind Babys und brauchen bedingungslose Liebe, Akzeptanz und Einfühlung, welches Geschlecht sich auch immer in ihrer Windel verbirgt. Stellen wir uns vor, wie es wäre, wenn wir das Geschlecht unseres Babys nicht kennen würden oder es sich erst in der Pubertät entwickelte. Es gäbe weder den 'unerwünschtes-Geschlecht'-Komplex noch seine zerstörerischen Folgen. Die Erwartung, Kinder müssten sich auf geschlechtsspezifische Weise verhalten, wäre verschwunden. Wir würden Babys und Kinder lieben für das, was sie sind, statt irgendwelchen Vorstellungen über ihr Verhalten nachzuhängen! Die Notwendigkeit, Geschlechterrollen erfüllen zu müssen, wäre verschwunden. Jedes Kind wäre frei, sich in eine Richtung zu entwickeln, die seiner Seele angemessen ist. Mit unseren geschlechtsspezifischen Erwartungen beschneiden wir vermutlich ungeahnte Entfaltungspotentiale. Wenn wir bei einem Baby ohne Geschlechtervorurteil die sich natürlich entwickelnden Orientierungen, Vorlieben und Ausdrucksformen betrachten, erschaffen wir eine Umgebung wahrer Freiheit, so dass es sich zu einem Menschen entfalten kann, der nicht wegen seines Geschlechts begrenzt, beschämt, eingebildet oder arrogant ist.

Was können wir aber tun, wenn wir bei der Entdeckung der Schwangerschaft realisieren, dass wir uns wirklich einen Jungen oder ein Mädchen wünschen? Der erste und wichtigste Schritt besteht darin, uns selbst die Geschlechtervorliebe einzugestehen, egal wie subtil oder stark sie ist. Wenn wir ein bestimmtes Geschlecht bevorzugen und es uns selbst nicht eingestehen, so entwickelt sich daraus eine Lüge, die dem soliden Fundament unserer Familie entgegenwirkt. Wenn wir uns unserer eigenen Präferenz bewusst werden, können wir erkennen, wie stark sie ist. Wo könnte diese Vorliebe herkommen? Das zu untersuchen ist ein sehr hilfreiches Unterfangen. Es führt uns meistens zu einem Ereignis in unserer Kindheit, bei dem wir Schmerz, Scham oder Bestürzung empfunden haben. Die Entdeckung des Ursprungs unserer eigenen Geschlechtervorlieben ist bereits heilsam für uns und unsere Babys.

Eine Geschlechterpräferenz ist keine psychologische Krankheit, und wir müssen uns deswegen auch nicht schämen. Aber es bedeutet, dass eine Vorliebe oder Abneigung gegen das eigene oder das andere Geschlecht existiert. Und was geschieht, wenn Sie ein Baby mit diesem Geschlecht erwarten? Auch wenn Sie drei Söhne hätten und sich verzweifelt ein Mädchen wünschten, gibt es Risiken. Da wir wissen, dass der 'unerwünschtes-Geschlecht'-Komplex leidvolle Konsequenzen für unsere Kinder hat, lohnt es sich, darüber nachzudenken. Der nächste Schritt besteht darin, die Vorliebe mit dem Partner zu besprechen. Wie bei jeder menschlichen Vorliebe (meine Tochter beispielsweise hasst Tomaten, aber mein Sohn liebt sie) ist auch die Vorliebe für ein Geschlecht nichts, für das man sich schämen müsste, sondern eher etwas, das neugierig hinterfragt werden kann. In vielen Fällen verringert sich die Vorliebe oder verschwindet gänzlich, wenn sie gesehen und besprochen wird. Auch wenn dies nicht geschieht, lohnt sich der Aufwand, weil er vor dem Hintergrund einer Zeugung zu Selbsterkenntnis und Ehrlichkeit zwischen den Eltern führt.

Bei der Geburt eines Kindes wird normalerweise als erstes sein Geschlecht verkündet oder gefeiert. Wenn Eltern, Großeltern und Geschwister sich vor der Geburt eingehend mit diesem Thema auseinandergesetzt haben, so wird das für das Baby sehr entlastend sein, da ihm große emotionale Bestürzung, Betroffenheit, Fassungslosigkeit oder Chaos erspart bleiben, und dies in einer Situation des Übergangs, die ohnehin mit vielen anderen Themen aufgeladen ist.

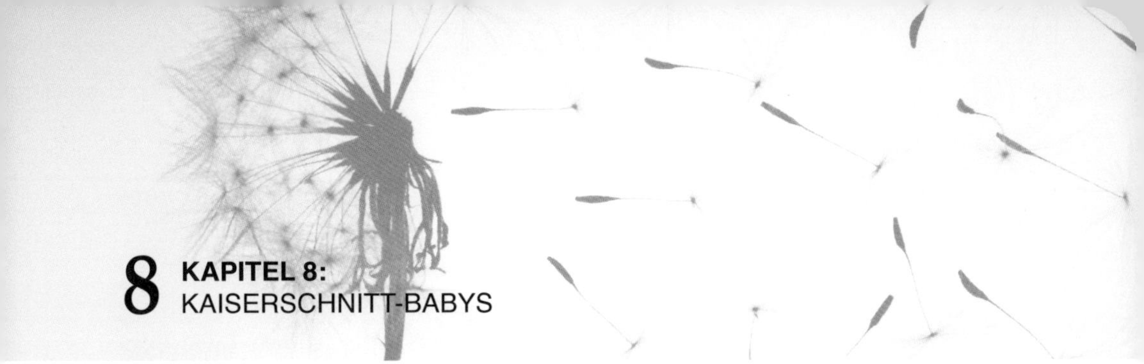

8 KAPITEL 8: KAISERSCHNITT-BABYS

Wenn die natürliche Geburt wegen der Kräfte, die während der Geburt auf den Kopf des Babys einwirken, so traumatisch ist, warum holen wir dann nicht alle Babys per Kaiserschnitt? Dafür gibt es viele gute Gründe. Eine Kaiserschnittgeburt ist in erster Linie eine unnatürliche Geburt. Mit ihr verbunden sind Anästhesie und eine größere Bauchoperation. Weder für die Mutter noch für das Baby ist das ein gesunder oder schmerzloser Vorgang. Er sollte auch insbesondere aufgrund der psychischen Folgen für das Kind nur in wirklichen Notfällen angewandt werden. Es ist wichtig, sich vor Augen zu halten, dass eine Geburt nicht nur wegen des Schädeltraumas für Babys eine Herausforderung darstellt. Sie ist auch wegen des extremen Übergangs traumatisch. Für Kaiserschnittbabys ist der Geburtsübergang plötzlich und schockierend.

Stellen Sie sich nur einmal die Schwierigkeiten vor, mit denen wir bei unseren eigenen großen Übergängen zu kämpfen haben: Umzug in eine neue Wohnung, Wechsel des Arbeitsplatzes oder der Schule. Irgendwo hinkommen, wo man neu und die einzige Person ist, die sich nicht auskennt. Eine Beziehung beenden und alleine sein oder das bisherige Zuhause für immer verlassen. Diese Situationen können, einzeln für sich betrachtet,ein wenig traumatisch sein. Bei einer Geburt bilden jedoch all diese Übergänge in Summe eine immense Herausforderung. Hinzu kommen weitere große Bewährungsproben, die gemeistert werden wollen, wie die Durchtrennung der Nabelschnur oder zum ersten Mal eigenständig atmen und essen müssen. Für das eigene Überleben ist man weiterhin vollständig von anderen abhängig und dabei gleichzeitig die verletzlichste Person im Raum. Der Geburtsübergang ist nicht nur auf der körperlichen Ebene traumatisch, sondern in einem noch größeren Ausmaß auf emotionaler, psychischer und existentieller Ebene. Die Folgen dieser Veränderungen sowie die

Weise, wie wir die ersten Minuten und Stunden erleben und verarbeiten, bleiben uns ein ganzes Leben erhalten.

Während einer vaginalen Geburt, insbesondere einer bewussten, wird das Baby von seinen Eltern zum Teil über mehrere Stunden begleitet. Der Übergang vollzieht sich über einen längeren Zeitraum hinweg. Er besteht aus vielen Abschnitten, die Mutter und Baby gemeinsam erfolgreich bewältigen. In den gemeinsamen Mühen des Gebärens vertieft sich die Bindung. Schließlich tritt das Köpfchen durch und das Baby wird mit großer Erleichterung und dem Gefühl, gemeinsam etwas erreicht zu haben, geboren. Wenn Sie jemals ein Kind geboren haben oder bei einer Geburt anwesend waren, sind Sie vertraut mit der Kraft, der Intensität, der Intimität und Heiligkeit dieses Augenblicks. Bei einer Kaiserschnittgeburt erfolgt ein chirurgischer Eingriff: ein Fremder zieht das Baby mit hoher Geschwindigkeit innerhalb von nur einer Minute (nach Öffnung der Gebärmutter) aus dem Bauch der Mutter heraus, während die Mutter unter dem Einfluss starker Medikamente steht und der Vater häufig vom blutigen Vorgang sicher abgeschirmt ist, damit er nicht in Ohnmacht fällt.

Die Geschwindigkeit einer Kaiserschnittgeburt ist für das Baby psychisch und emotional traumatisch. Anstelle von Stunden, wie bei einer natürlichen Geburt, dauert der Übergang nur Sekunden oder Minuten, was für das Kind abrupt und desorientierend ist. Das Baby wird vom Körper seiner Mutter nach dem Schema einer medizinischen Prozedur entfernt, statt seinem eigenen natürlichen Rhythmus folgen zu können. Eine natürliche Geburt ähnelt eher einem Zehnkampf, in dem mehrere Abschnitte absolviert und viele Heldentaten vollbracht werden, während die meisten Kaiserschnittgeburten invasiv, plötzlich, überwältigend und gewaltsam sind.

Ohne sich dessen bewusst zu sein, riskieren Mütter bei einem Wunschkaiserschnitt alle möglichen negativen Folgen für das Leben ihrer Kinder. Persönliche, existentielle, emotionale und psychische Konsequenzen entstehen als direkte Folge der Geburtserfahrung und vermindern die Lebensqualität des Kaiserschnittbabys und des Erwachsenen, der es einmal sein wird. Auch wenn das

Wissen um die Folgen noch nicht weit verbreitet oder erkannt ist: Meiner Meinung nach sind die Risiken zu schwerwiegend, so dass es nur wenige Gründe gibt, aus denen eine Kaiserschnittgeburt wirklich gerechtfertigt ist. Außer im Fall eines wirklich lebensbedrohenden medizinischen Notfalls oder im seltenen Fall einer körperlichen Anomalie der mütterlichen Anatomie, die den Weg des Babys durch das Becken verschließt, rate ich von Kaiserschnittgeburten dringend ab. Das betrifft etwa 7% aller Geburten. Die Rate von Kaiserschnittgeburten liegt in der westlichen Welt zur Zeit bei etwa 30%.

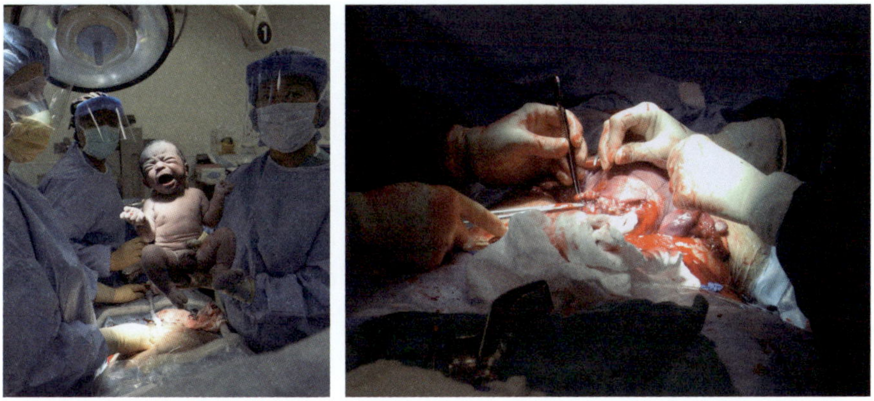

8.1. Wie fühlt sich eine Geburt für ein Kaiserschnittbaby an, die für die Mutter eine große Bauchoperation bedeutet?

Nur allzu oft hören Mütter, sie hätten ein zu enges Becken oder ein zu großes Baby oder die Herztöne seien gesunken und man rät ihnen daher zu einem unnötigen Kaiserschnitt. Wenn eine Mutter bei der ersten Geburt einen Kaiserschnitt hatte, wird ihr aus medizinischen Gründen nahezu immer dazu geraten, diesen auch bei den weiteren Geburten zu wählen, obwohl die meisten natürlichen Geburten nach einem Kaiserschnitt absolut sicher sind. Manche Ärzte empfehlen den Eingriff, wenn die Geburt ‚zu lange' dauert. Außer in extremen, ungewöhnlichen und sehr seltenen Fällen ist die Vorstellung, dass eine Geburt ‚zu lange' dauert, absurd, es sei denn, die Gesundheit der Mutter oder des Babys steht ernsthaft auf dem Spiel. Kontinuierliche Messung der Körperwerte des Babys und fehlerhafte Signale von Messgeräten verursachen Unruhe bei der Mutter und dem medizinischen Team und führen damit zu einer Zunahme unnötiger Kaiserschnittgeburten. Manche Mütter planen sogar den Termin des Kaiserschnitts, um den Zeitpunkt kontrollieren zu können. Teams, die künstliche Befruchtungen durchführen, kontrollieren beim Babymachen gerne so viel wie möglich, so dass IVF-Babys[24] fast immer per Kaiserschnitt geboren werden. Es ist nicht fair, ein Baby zu zwingen, zu einem bestimmten Termin geboren zu werden, statt ihm eine Geburt in seinem natürlichen Timing zu erlauben. Hier einige Gründe, die für die ‚praktische' Terminfestlegung einer Geburt angeführt werden:

- Um das erste Neugeborene im neuen Jahr zu sein
- Damit das Baby den gleichen Geburtstag wie Opa hat
- Damit die Geburt nicht mit einem wichtigen Geschäftsmeeting kollidiert
- Um am Valentinstag geboren zu werden
- Um als Zwilling statt als Krebs geboren zu werden
- Um an einem Tag geboren zu werden, an dem alle Großeltern anwesend sein können
- Damit das Baby am 11.11.11 oder 12.12.12 Geburtstag hat
- Damit das Baby vor dem 31. Dezember geboren wird, um für das weitere Kind eine extra Steuererleichterung zu bekommen

Wäre ich ein Baby, ich würde mir ‚meine Zeit' nehmen wollen, um geboren zu werden, anstelle irgendwelcher dummen, oberflächlichen Gründe, die von meinem natürlichen In-die-Welt-kommen ablenken. Ich würde ein individuelles Timing, das auf meine eigenen biologischen und körperlichen Prozesse abgestimmt und für diese wesentlich ist, bevorzugen. Nichts ist wichtiger als der eigene persönliche Rhythmus, mit dem ein Kind auf die Welt kommen kann, mit Ausnahme von wirklichen medizinischen Notfällen.

---

24 IVF - In Vitro Fertilisation: künstliche Befruchtung

Einige Mütter wünschen sich eine Kaiserschnittgeburt, weil sie keinen Schmerz empfinden möchten. Sie glauben, dass eine Kaiserschnittgeburt schmerzfrei ist, was ihnen auch häufig erzählt wird. Nun, die Wahrheit ist, dass jede größere Operation einschließlich Kaiserschnitt einen längeren Krankenhausaufenthalt, Infektionsrisiken und Komplikationen nach sich ziehen kann sowie *alle möglichen Arten von Schmerz*. Einige Mütter leiden Tage bis Wochen, weil ihre Bauchmuskulatur versagt. Sie können ihr eigenes Baby nicht einmal halten oder sich vorbeugen, um es aufzuheben. Sie sind so sehr mit ihrem eigenen Heilungsprozess beschäftigt, dass sie für ihr Neugeborenes nicht so präsent sein können, wie sie es gerne möchten. Sie spüren zwar während des Kaiserschnitts keinen Schmerz, aber danach spürt man den Schmerz der Operation, und das Kind wird vermutlich an einigen der mittlerweile gut erforschten und gut dokumentierten Nebenwirkungen leiden.

Einige Mütter möchten nicht gebären oder haben das Gefühl, dass sie dafür nicht kompetent genug sind. Sie wünschen sich professionelle Unterstützung. Im Grunde genommen möchten sie jemanden anheuern, der für sie die Arbeit macht. Angst vor der Geburt und Unsicherheit sind normale Gefühle, aber wenn sie so stark sind, dass man die Geburt ‚vermeiden' möchte, dann sollte man mit einer guten Gynäkologin, Hebamme oder Therapeutin darüber sprechen. Nahezu alle Frauen sind körperlich wie auch emotional in der Lage, auf natürliche Weise zu gebären. Die Natur stellt üblicherweise allen Müttern, die den Mut zu einer natürlichen Geburt haben, eine Fülle an Unterstützung zur Verfügung, was auch immer das sein sollte. Für die meisten Frauen stellt das Gebären einen tiefgründigen Übergangsritus dar, welcher das wundersame Geschenk kreativer weiblicher Stärke ehrt. Der Akt des Gebärens birgt die Freude und die Bereitschaft in sich, ein Baby durch die Schwangerschaft zu begleiten sowie das heilige Wunder der Zeugung eines neuen Lebens. Einige Frauen berichten nach einer Kaiserschnittgeburt, dass sie sich ihrer Stärke und der Möglichkeit dieses besonderen Übergangsrituals beraubt fühlten. Eine Kaiserschnittgeburt bedeutet keinesfalls, dass Sie als Frau versagt haben. Aber wenn Sie eine natürliche Geburt in die Wege leiten, segnen Sie Ihr Baby damit, die psychischen Folgen einer Kaiserschnittgeburt zu vermeiden.

Psychische Konsequenzen einer Kaiserschnittgeburt

Eine Kaiserschnittgeburt bedeutet für das Kind den anschließenden Aufenthalt in einem Krankenhaus sowie die Erfahrung, dass seine Mutter den Geburtsprozess in die Hände anderer Menschen gelegt hat. Im Gegensatz zu einer natürlichen Geburt hat ein Baby bei einer Kaiserschnittgeburt weder die Kontrolle noch die Möglichkeit, sich selbst aktiv daran zu beteiligen. Während einer natürlichen Geburt kann das Kind sich anstrengen und sich vorwärts schieben, sich mit den Beckenknochen arrangieren und auf die Wehen reagieren. Nichts davon ist allerdings möglich während einer Kaiserschnittgeburt, bei der das Baby dem Timing, der Gewalt, der Grobheit oder Sanftheit der Ärzte und Krankenschwestern ausgeliefert ist. Auch diese Art, geboren zu werden, führt zu Prägungen sowie daraus resultierend zu Mustern im Gehirn und zu Glaubenssätzen wie:

- Mit mir kann jeder machen, was er will.
- Ohne Hilfe stehe ich schwierige oder wichtige Dinge nicht durch.
- Ich bin nicht in der Lage, etwas alleine zu beenden.
- Warum sollte ich mir Sorgen machen? Was auch immer geschieht, geschieht.
- Ich brauche mir keine Sorgen zu machen oder mich anzustrengen. Für alles wird gesorgt sein.
- Sie werden kommen, um mich zu holen.
- Ich bin nicht stark genug.
- Ich habe es nicht verdient, die Dinge auf meine Art zu tun.
- Egal wie schlimm es wird, irgendetwas oder irgendjemand wird kommen, um mich zu retten.
- Ich bring's einfach nicht.
- Man kann dem natürlichen Fluss der Dinge nicht vertrauen, denn

alles kann von einem Augenblick zum nächsten ganz anders sein.
- Warum sollte ich mich anstrengen, etwas Wichtiges zu erledigen, wenn am Ende sowieso jemand kommt und alles zerstört?

Diese Aussagen bilden den Kern aller Glaubenssätze zur Bewältigung künftiger Übergänge und der Antworten auf sämtliche Fragen, wie das Leben zu bewältigen ist. Das hieraus entstehende Glaubenssystem prägt das Selbstbild und macht einen erheblichen Teil der Identität eines Menschen aus.

Die zweite Erfahrung von Kaiserschnittbabys betrifft den chirurgischen Eingriff. Die gesamte Welt des Kindes erlebt einen unnatürlichen, schockierenden Vorgang. Mehrere Schnitte durchtrennen die Haut der Mutter, die subkutanen Fettschichten sowie das Bindegewebe. Dann werden die senkrechten Bauchmuskeln auseinander geschoben. Ein weiterer Schnitt findet statt, diesmal im Bauchfell (Peritoneum). Die Blase wird von der Gebärmutter gelöst. Letztere wird aufgeschnitten, dann weitet der Arzt mit seinen Fingern die Öffnung, um nach dem Baby zu fassen und es rasch hinauszuziehen. „Dass vor der Zeit Macduff geschnitten ward aus Mutterleib“, wie Macduff zu Macbeth sagt[25].

Aus der Sicht des Babys ist der gesamte Vorgang ein massiver Eingriff in seine Privatsphäre. Skalpell und Hände dringen in sein Zuhause aus Fleisch und Flüssigkeiten ein. Das alles geschieht äußerst schnell und kann fürchterlich überraschend sein. Während das Fruchtwasser hinausströmt, vollzieht sich ein Druckabfall, und das Baby ist plötzlich der Außenwelt ausgesetzt. Ich kenne einige Erwachsene, die ihre Kaiserschnittgeburt in der Regressionstherapie erforscht haben und anschließend feststellten: „Sie haben meinen Körper heraus gezogen, aber *ich* war noch drin!“ Für die Mutter ist die Operation damit noch lange nicht beendet. Die Plazenta muss aufgespürt und herausgeholt werden. Dann wird die gesamte Gebärmutter vorübergehend entnommen, um unter-

25 “So verzweifle an deiner Kunst; und sage dir der Engel, dem du von je gedient, dass vor der Zeit Macduff geschnitten ward aus Mutterleib.” (Shakespeare)

sucht und repariert zu werden. Schließlich wird diese wieder in den Körper zurück platziert und zugenäht ebenso wie das Bauchfell. Anschließend wird die Haut zugeklammert.

Diese Operation findet während der wichtigsten Zeit in der Beziehung zwischen Mutter und Kind statt: Dem nachgeburtlichen Zeitfenster, in dem durch Augenkontakt Bindung hergestellt wird. Ich möchte aber nochmals betonen, dass ein Kaiserschnitt aus stichhaltigen medizinischen Gründen kein mütterliches oder persönliches Versagen darstellt, er sollte meines Erachtens jedoch wirklich nur in Notfällen und damit allerletzte Möglichkeit sein.

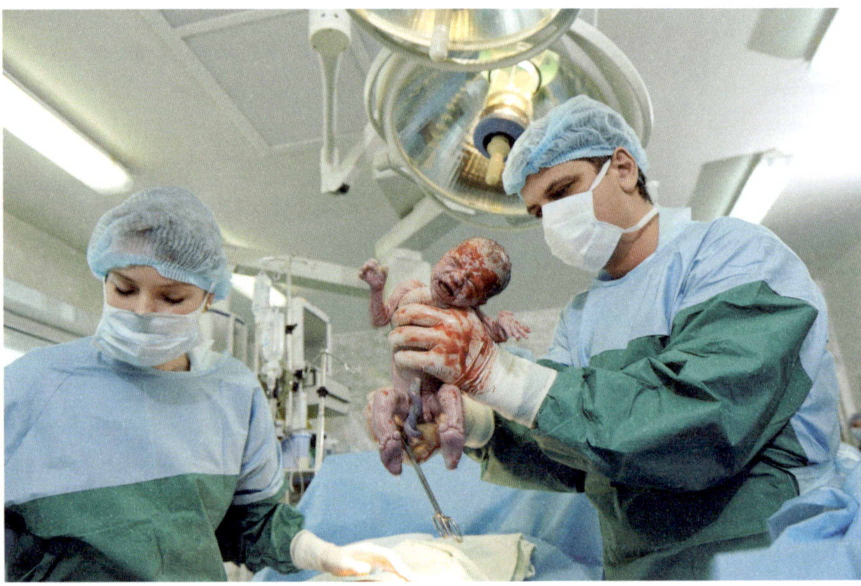

8.2. Vielleicht ist das nicht der beste Weg um geboren zu werden, es sei denn, das Leben des Babys wird dadurch gerettet.

Es gibt eine Phase während der Kaiserschnittoperation, die wir aus der Perspektive des Babys betrachten sollten: Große Hände langen zu und schieben die Schultern des Babys zurück, um das Köpfchen vom Beckeneingang zu entfernen. Dann ergreift der Arzt das Köpfchen und zerrt es hinaus, und zwar in die entgegengesetzte Richtung der natürlichen Geburtsbewegung. Es ist nicht das Baby, dem die Geburt gelingt. In seinem Gehirn wird kein neuronales Muster angelegt, mit dem es begreift, dass es stressige Situationen durchstehen, sich durchsetzen und große Projekte zu Ende bringen kann. Kaiserschnittbabys sind meistens nicht sehr stresstolerant, schnell frustriert, und schon sehr leichte Berührungen können sie ablenken oder sogar aufschrecken. Sie sind besonders empfindlich gegenüber Berührungen. Kaiserschnittbabys fällt es häufig schwer, Projekte alleine abzuschließen und sie suchen häufiger Hilfe bei anderen. Krabbeln ist meistens eine größere Herausforderung, weil sie keine Blaupause dafür haben, sich vorwärts zu bewegen, um irgendwo anzukommen.

Die unvermeidbare Erfahrung der Überwältigung kann für das Baby und später für den Erwachsenen zu allen möglichen Problemen führen. Manche Kaiserschnittbabys reagieren außerordentlich empfindlich auf Überraschungen und können ihr gesamtes Leben schreckhaft bleiben. Andere brechen beim geringsten Reiz in Tränen aus oder wollen gar nicht berührt werden. Sogar Streicheln ist schmerzhaft und erinnert sie an die körperliche Überwältigung. Später im Leben kann dies zu Schwierigkeiten mit Intimität und Sexualität führen. Und schließlich gibt es Babys, die wegen einer Geburt, in der sie machtlos waren, einfach nur empört und wütend sind. Solche Babys können Autoritätsprobleme entwickeln und selbst fordernd und ungeduldig werden.

Weil die meisten Kaiserschnittbabys das **Bindungsfenster** verpassen, nehmen ihre Schwierigkeiten mit Intimität und Emotionen zu. Unmittelbar nach der Geburt brauchen Babys vor allem den beruhigenden Kontakt zu ihren Müttern als Trost und um den Übergang abzuschließen. In diesen wenigen kostbaren Minuten werden im Gehirn des Kindes eine Vielzahl neuronaler Muster und Vorlagen festgelegt. Babys, die Hautkontakt mit ihren Müttern haben, ihre liebevolle Stimme hören, beruhigt und besänftigt werden, deren Anstrengungen anerkannt und gewürdigt werden, neigen dazu, zu friedlichen, geduldigen, selbstsicheren und liebevollen Menschen heranzuwachsen. Die meisten Kaiserschnittbabys werden, wegen des Übergangs-Schocks schreiend, ihren Müttern nur einige Sekunden lang über der

Operationsdecke gezeigt, bevor operativ die Wunde der Mutter geschlossen wird.

Erwachsene ehemalige Kaiserschnittbabys, die an ihrer persönlichen Entwicklung arbeiten, klagen über Schwierigkeiten, den eigenen Rhythmus zu finden, den eigenen Körper nicht oder nur unzureichend zu spüren, ungenügend Selbstvertrauen zu haben, um sich Ziele zu setzen und diese zu erreichen oder darüber, dass es schwierig ist, eine gesunde Beziehung zu beginnen und zu pflegen. Für einige von ihnen ist der Zusammenhang zwischen diesen Schwierigkeiten und ihrer Geburt deutlich. Manche leiden darunter, dass es ihnen schwer fällt, aus eigener Kraft heraus Projekte zu beenden, hassen es aber gleichzeitig, auf andere angewiesen zu sein.

Offensichtlich sind nicht alle Kaiserschnittbabys von diesen Beschwerden betroffen. Viele der möglichen psychischen Verletzungen durch eine Kaiserschnittgeburt können durch viel liebevollen Kontakt mit dem Baby kurz nach der Geburt gelindert oder abgeschwächt werden. Einige Mütter sind davon überzeugt, dass sie die meisten Fallgruben vermeiden konnten, indem sie vor einem notwendigen Kaiserschnitt mit ihren Babys darüber gesprochen haben. Im Allgemeinen erfordert die Entschärfung des Übergangs- und Bindungstraumas einer Kaiserschnittgeburt einen großen Einsatz seitens der Eltern. Der Schwerpunkt sollte darin liegen, dem Kind zu helfen, seinen eigenen Rhythmus und seine Stärke zu finden. Allen Babys tut geduldiger und liebevoller Kontakt gut, aber Kaiserschnittbabys brauchen ganz besonders viel davon.

Über meine Erfahrungen mit Kaiserschnittbabys und –Erwachsenen könnte ich ein ganzes Buch schreiben. Ich empfehle die Arbeiten von Michel Odent, dessen medizinische Kenntnisse von Kaiserschnittbabys meine bei weitem übersteigen und dessen Leidenschaft und Mitgefühl mit den betroffenen Menschen inspirierend ist[26].

---

26 Z.B. M. Odent, Im Einklang mit der Natur - Neue Ansätze der sanften Geburt, Walter 2004; M. Odent, Es ist nicht egal, wie wir geboren werden, Walter 2005

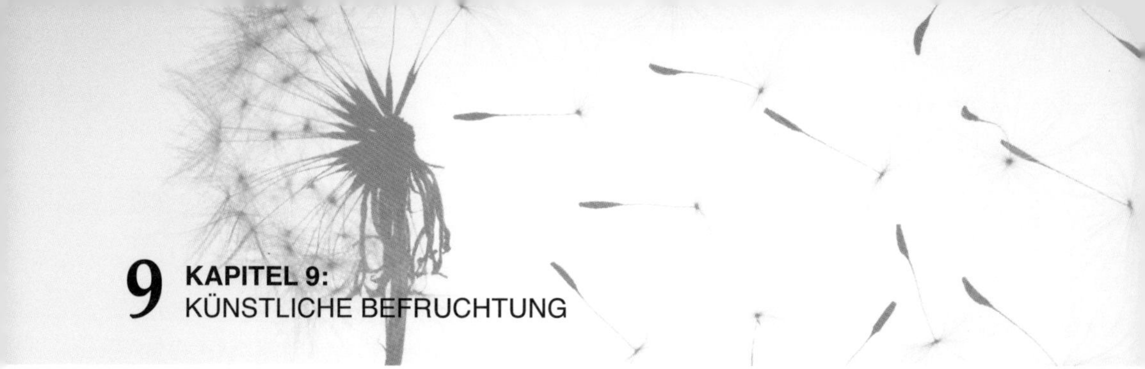

9 KAPITEL 9: KÜNSTLICHE BEFRUCHTUNG

Zu erfahren, dass man unfruchtbar ist, gehört zu den verstörendsten Nachrichten, die man als Frau oder Mann jemals bekommen kann. Scham über die Unfähigkeit, ein Kind zu bekommen, spielt eine große Rolle bei der Entscheidung, eine künstliche Befruchtung in Erwägung zu ziehen. Ich habe sehr viel Mitgefühl für Paare, die ahnen, dass ihr Wunschtraum nach einer Familie mit eigenen Kindern nicht in Erfüllung gehen wird.

Allein in den Vereinigten Staaten von Amerika existieren fast eine Million Embryonen – tiefgefroren! Nebenprodukte einer aufkeimenden Industrie, die sich dem Geschäft des menschlichen Lebens widmet. Wissen wir, ob das nicht auch eine Million Seelen sind, eingefroren mit unsicherer Bestimmung? Wir wissen heute, dass das Risiko nachteiliger physischer und psychischer Konsequenzen mit der Zahl der Interventionen vor und während der Geburt zunimmt. Heutzutage werden medizinische Interventionen bereits auf der Ebene von Keimzellen und Blastozysten durchgeführt, der Grad möglicher Folgen daraus nimmt dabei dramatisch zu. Embryonen werden evaluiert, ‚reduziert', genetisch verändert und – wenn sie nicht eingesetzt oder durch die Reproduktionstechnologie getötet werden – eingefroren. Bei den IVF[27]-Babys, die es bis zur Geburt schaffen, gibt es nach meinen Beobachtungen eine hohe Wahrscheinlichkeit für labile Stimmungen, Orientierungsschwierigkeiten bei Spiel und Kontakt mit Personen und Gegenständen, Berührungsempfindlichkeit, ADHS. Viele IVF-Babys fühlen sich nicht wohl in ihrem Körper oder haben Schwierigkeiten, ihren Körper zu ‚finden' und sich vollständig und befriedigend zu verkörpern. Die meisten IVF-Babys werden per Kaiserschnitt geboren und leiden unter den Folgen, wie sie im

27 'In Vitro Fertilisation': künstliche Befruchtung

Kaiserschnitt-Kapitel beschrieben werden. Viele IVF-Babys werden zu früh geboren und brauchen nach ihrer Geburt mehr Betreuungszeit im Krankenhaus. IVF führt typischerweise auch zu Mehrlingsschwangerschaften und -geburten, eine weitere große Problematik. Ein einzelnes Baby reicht völlig aus, um das Leben seiner Eltern vollständig zu verändern.

Ich habe mit vielen IVF-Babys gearbeitet und war dabei einigermaßen erfolgreich, so dass es mir ein Anliegen ist, IVF-Babys und ihren Eltern zu helfen. Die prä- und perinatale Psychologie konnte in den vergangenen 35 Jahren deutlich machen, dass eine steigende Anzahl vorgeburtlicher Interventionen zu mehr Trauma und Schock führt, die Entwicklung eines lebendigen Körpergefühls für das vorgeburtliche Kind und das Baby komplizierter macht und die Homöostase des Organismus aus der Balance bringt. IVF-Babys müssen sehr viel mehr Interventionen über sich ergehen lassen (sogar schon vor ihrer Zeugung) als andere Babys.

Therapiesitzungen mit Erinnerungsschreien sind bei IVF-Babys nur dann empfehlenswert, wenn ein pränataler Therapeut mit IVF-Erfahrung die Sitzung begleiten kann. Manchmal reicht es aus, einfach nur aufmerksam und einfühlend da zu sein, um dem Baby zu helfen. Das gilt auch für Eltern: Es ist nicht immer erforderlich, etwas zu tun. Wegen der vielen Interventionen, die IVF-Babys vor, während und nach ihrer Empfängnis erdulden mussten, ist ihre Fähigkeit, einen lösenden Höhepunkt zu erreichen und sich danach wieder ruhig und stabil zu erden, beeinträchtigt. IVF-Babys sollte man sogar ein eigenes Buch widmen.

Die Dankbarkeit vieler IVF-Eltern für die Existenz ihrer ‚Wunder-Babys' ist so groß, dass bei den Eltern blinde Flecke entstehen können und es ihnen schwer fällt, psychische Probleme wahrzunehmen oder angemessen Grenzen zu setzen.

Nachdem ich mit IVF-Babys einige Zeit therapeutisch gearbeitet habe, sind einige ihrer Mütter auf natürliche Weise schwanger geworden. Ein wirklich bemerkenswertes Phänomen. Die Erfolgsquote von IVF liegt, im Vergleich zu den Kosten, nicht höher als die anderer Methoden zur Behandlung unerklärbarer Unfruchtbarkeit wie z.B. Akupunktur oder Psychotherapie. IVF hat weltweit eine Erfolgsquote von 10 % bis 20 % pro Implantationsversuch, und es braucht zumeist mehrere Implantationsversuche, um die Erfolgsquote zu erreichen, mit der einige IVF-Institute werben. Diese Prozeduren können für die Frauen, die sich dem aussetzen, schmerzhaft und beschämend sein.

Auch sind nur wenige Eltern vorbereitet auf die Entscheidungen, die sie im Zusammenhang mit nicht verwendeten Embryonen treffen müssen: Sollen diese ebenfalls implantiert werden, um mehr Babys zu bekommen oder für Forschungszwecke gespendet werden? Sollen sie für unbestimmte Zeit eingefroren oder vernichtet werden? Ist die Vorliebe für künstliche Befruchtung nicht erstaunlich, obwohl so vieles dagegen spricht? Der Wunsch, am Wunder der Zeugung von Leben teilzunehmen, treibt unfruchtbare Paare dazu, sich auf teure und extreme Verfahren einzulassen. Das intensive Verlangen danach, Eltern zu werden, ist meistens stärker als die Vergegenwärtigung möglicher Risiken für die auf diese Weise verkörperten Seelen. Nur wenige Eltern mit einem IVF-Baby entscheiden sich für ein weiteres Kind.

Wie können wir IVF-Babys und deren Familien unterstützen?

Auch wenn sie in einigen Bereichen mehr Probleme haben als auf natürliche Weise empfangene und geborene Babys, sind IVF-Babys genauso liebenswert und unwiderstehlich. Es hat sehr viel Anstrengung gekostet, sie ins Leben zu bringen und sie sind zutiefst ersehnt. Für Eltern, deren größter Wunsch damit in Erfüllung geht, ist das wie ein Wunder. Häufig wächst ihr Baby mit sehr viel geringeren Erwartungen seitens der Eltern auf. Sitzungen, in denen das Verhalten des Babys mit genauer Einfühlung gespiegelt wird, können für IVF-Babys sehr hilfreich sein.

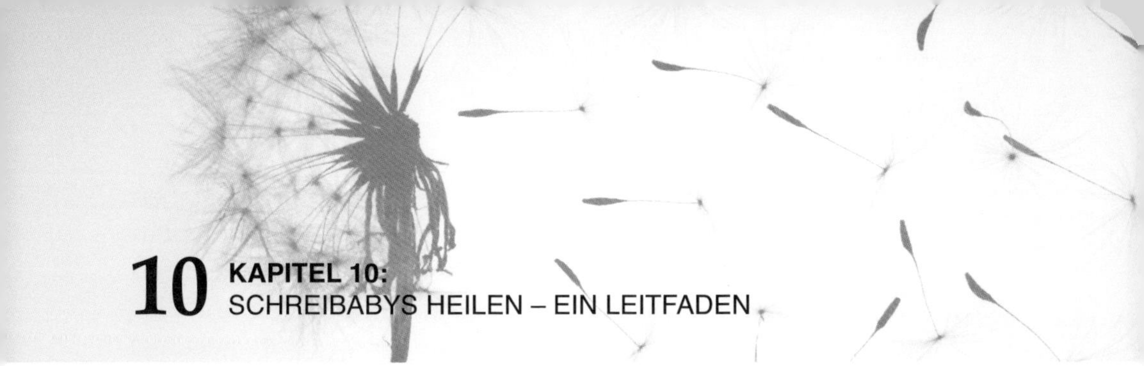

10 KAPITEL 10: SCHREIBABYS HEILEN – EIN LEITFADEN

Erstens: Versuchen Sie, das Bedürfnisschreien Ihres Babys zu verstehen

Ein Baby weint nur, wenn es etwas braucht, das es sich selbst nicht geben kann (Bedürfnisschreien) oder wenn es innere Impulse aus seinem kleinen Körper oder seiner Psyche zum Ausdruck bringen möchte (Erinnerungsschreien). Wenn ein Säugling weint, geht es zunächst immer darum festzustellen, ob es für uns etwas zu tun gilt. Hat das Kind ein körperliches Bedürfnis, das es selbst nicht stillen kann, so müssen wir herausfinden, worum es sich handelt, um es dem Baby zu geben.

Wie Dr. William Emerson erklärte, handelt es sich beim Bedürfnisschreien um eine Aufforderung zu handeln. Hört man genau hin, so wird man vielleicht feststellen, dass das Weinen des Babys eine bestimmte Färbung hat, je nachdem, ob es hungrig ist oder satt und ein Bäuerchen machen muss. Manche Babys hören sich unruhig an, wenn sie getröstet werden wollen, um leichter einzuschlafen, während andere sich regelrecht wütend oder panisch anhören. Manche Säuglinge haben für jedes Bedürfnis eine bestimmte Art zu schreien, während das Schreien anderer sich bei jedem Verlangen gleich anhört. Jedes Baby ist anders, wobei manche mit ihrer Art zu schreien durch verschiedene Entwicklungsphasen gehen. Das wichtigste ist, dass wir ihnen zuhören, ohne aufgeregt oder innerlich unruhig zu sein, so dass wir präzise den Grund des Schreiens herausfinden können: „Was braucht mein Kind gerade jetzt?“

Einem weinenden Baby zuzuhören kann sehr hart sein, weil sein Schreien unsere eigenen ungelösten Verletzungen aktivieren kann. Großmütter sind häufig geduldiger und weniger anfällig für Aktivierungen. Sie haben oftmals mehr Geduld. Aus ihrer Erfahrung wissen sie, dass die Dinge funktionieren werden: Sie haben das alles schon durchgemacht. Wie befriedigend ist es, wenn ein Baby zu weinen aufhört. Wow! Wenn aber die *Ursache* des Schreiens nicht bearbeitet wird, was geschieht dann? Dann beginnt alles wieder von vorne! Wenn wir geduldig und ruhig (oder geerdet) genug sind, um unserem schreienden Baby *wirklich zuzuhören*, sind wir auf dem bestem Weg, die Art des Schreiens und das dahinter liegende Bedürfnis zu erkennen. Erst dann können wir wirklich etwas Sinnvolles tun, um das Schreien zu beenden.

Die Tonlage eines schreienden Babys kann manchmal unerträglich sein, wie Fingernägel auf einer Kreidetafel. Unser ganzes System stürzt in vorübergehendes Entsetzen. Solange es keine akuten Schmerzen hat, ist das für ein Baby keine große Sache. Aber für uns ist es ein Albtraum! Erinnern Sie sich daran, wie gut es sich anfühlte, so laut wie man nur konnte, zu kreischen oder zu schreien? Tief im Körper vibrierte etwas, das auf sehr befriedigende Weise nur mit einem solchen Schrei ausgedrückt werden konnte, auch wenn es die Eltern in den Wahnsinn trieb. Aber so ist das nun mal für Babys.

Wenn wir die Ruhe bewahren und zuhören können, werden wir an der Heftigkeit des Schreiens, das durch Mark und Bein gehen kann, einige Aspekte normalen menschlichen Ausdrucks hören können. Babys möchten, dass wir die Details wahrnehmen. Man kann sich auch Stöpsel in die Ohren stecken, nicht um das Schreien zu ignorieren, sondern um genauer zuhören zu können, ohne durch die gellenden Töne aktiviert zu werden. Es geht darum, das hinter dem Alarm verborgene, menschliche Bedürfnis nach Trost zu hören. Es ist so, als würde man auf einer Autofahrt einen Radiosender suchen und das Rauschen verschwindet, um der Musik Raum zu geben. Hören Sie bei Ihrem schreienden Baby nicht auf das Rauschen, lassen sie sich davon nicht abschrecken: *Hören Sie auf die Musik!* Wenn Sie gelernt haben, dabei entspannt und präsent zu bleiben, wird es immer einfacher, einem schreienden Baby zuzuhören. Und ein kleines Wunder wird geschehen: Wenn man einem Baby zuhört, wird immer verständlicher, um was es eigentlich geht!

Die Lebensqualität eines Babys steigert sich erheblich, wenn sich die Intuition der Eltern mit seinem Schreien in Einklang befindet. „Wow, ich verlange nach Milch und ich bekomme Milch! Ich wünsche mir eine frische Windel und ich bekomme eine frische Windel! Ich möchte getröstet werden, so dass ich einschlafen kann und ich werde getröstet! FANTASTISCH! Diese Welt funktioniert. Es ist wohl doch ein guter Ort. Ich freue mich, dass ich auf die Welt gekommen bin!"

Zweitens: Erkennen Sie den Unterschied zwischen Bedürfnis- und Erinnerungsschreien

Die meisten Eltern gehen ihre Bedürfnis-Checkliste durch, wenn ihr Baby weint: Milch, Bäuerchen, Windel, Trost, Körperstellung usw. Wenn der Säugling dann immer noch weint, geraten sie in Panik. „Oh Gott, mein Baby hört nicht auf zu schreien, irgendetwas stimmt nicht, ich muss dafür sorgen, dass es mit dem Schreien aufhört. ICH MUSS DAFÜR SORGEN, DASS ES MIT DEM SCHREIEN AUFHÖRT!"

An dieser Stelle kann alles Mögliche schief gehen. Das schlimmste, was passieren kann ist, wenn das Baby geschüttelt wird. Die mildere Form des Desasters ist, den Mund zuzustopfen, wenn man einem Baby, das nicht hungrig ist, die Brustwarze oder die Flasche in den Mund schiebt. Dies löst den Saugreflex des Babys aus, so dass es trinken *muss.* Es hört auf zu schreien und sein Körper muss sich beruhigen, so wie wir uns beruhigen, wenn wir den Sicherheitsgurt im Flugzeug umschnallen: Wir *müssen* uns beruhigen. Mit dem Zustopfen ist jedoch eine versteckte Anforderung verbunden, die subtil und unerbittlich ist: HÖRE SOFORT AUF ZU SCHREIEN! Tatsächlich handelt es sich unbewusst um eine gefühllos aggressive Maßnahme dem Baby gegenüber. Sie ist tröstend gemeint, und das Baby wirkt vorübergehend auch beruhigt. Aber die Ursache des Schreiens ist weder aufgedeckt noch behoben worden. Das Zustöppeln, ob Brust, Schnuller oder Flasche, steht sehr häufig in einem engen Zusammenhang mit einer psychischen Dysfunktion. Die meisten Mütter glauben aufrichtig, dass sie ihr Baby stillen oder seine Bedürfnisse erfüllen, während es sich in Wirklichkeit um ein unbewusstes Machtspielchen handelt: Ich werde – mit Liebe – dafür sorgen, dass Du jetzt ruhig bist. Das kann zumindest bei zugefütterten Babys zu Übergewicht führen, und das Baby hat nach wie vor das Bedürfnis zu schreien.

Manche Mütter machen den Fehler, statt die Bedürfnis-Checkliste durchzugehen, sofort das Baby anzulegen, weil das ‚funktioniert'. Wenn Ihr Baby weint, ist es am besten, eine gut ausgearbeitete Bedürfnisliste durchzugehen. Versuchen Sie einfach herauszufinden, aus welchem aktuellen Anlass Ihr Baby schreit: hat es Hunger oder bringt es einen inneren Impuls zum Ausdruck und will sein körperliches oder emotionales Unbehagen durch Erinnerungsschreien entspannen.

Zuhören ist der beste Weg, um mit Erinnerungsschreien umzugehen. Hören Sie mit genauer Einfühlung zu. Um das tun zu können, müssen Sie geerdet, nicht-aktiviert und präsent bleiben. Lassen Sie Ihr Baby schreien und sorgen Sie dafür, dass es weiß, dass Sie zuhören. Sobald Ihnen klar wird, dass Sie das Weinen nicht beenden müssen, werden Sie mehr Vertrauen entwickeln. Sie können das Baby später trösten und beruhigen, wenn es aufgehört hat zu schreien. Ihr Baby wird aufhören zu schreien, wenn es alles ‚gesagt' hat, was wichtig war. Natürlich lassen Sie Ihr Baby nicht allein. Sie bleiben anwesend, indem Sie es mit Augenkontakt, liebevoller Präsenz und Herzkontakt halten oder neben ihm sitzen. Widerstehen Sie dem Bedürfnis, Ihr Baby durch Laute wie ‚Schhhh' zu beruhigen oder es zu schütteln. Es will auch nicht hören, dass ‚alles gut' ist. Wenn alles gut wäre, würde es nicht schreien. Es muss auch noch nicht beruhigt oder getröstet werden. Was es braucht ist, dass Sie seiner Geschichte zuhören. Ihr unschuldiges, verletzliches Baby hat eine Menge durchgemacht. Es möchte, dass Sie seinen Schmerz sehen und verstehen. Erst wenn Sie das spüren, können Sie Ihr Kind beruhigen und trösten.

Drittens: Finden Sie einen Partner für Sitzungen mit Erinnerungsschreien

Wenn Sie alleine nicht in der Lage sind, entspannt und neugierig zu bleiben, während Ihr Baby erinnerungsschreit, müssen Sie sich gut auf die nächste Sitzung vorbereiten. Bitten Sie deshalb einen guten Freund, Ihre Mutter oder den Partner, Sie in der Sitzung mit Ihrem Baby beim Erinnerungsschreien zu unterstützen.

Wen auch immer Sie aussuchen, er oder sie muss natürlich den Unterschied zwischen Bedürfnis- und Erinnerungsschreien kennen. Die Person muss wissen, was genaue Einfühlung ist. Sie darf selbst *nicht* aktiviert werden, während das Baby schreit. Und sie muss damit einverstanden sein, während der Sitzung *Sie* (und nicht das Kind) zu unterstützen. Die Rolle gleicht einer guten Doula, das ist eine Schwangerschafts-, Geburts- und Wochenbettbegleiterin, welche die Mutter unterstützt. Eine gute Doula weiß objektiv, genau und im Vorhinein, auf welche Weise die Mutter die Geburt stattfinden lassen möchte. Sie begleitet die Mutter während der intensiven körperlichen und emotionalen Erfahrung des Gebärens und hält zu ihr Kontakt über körperliche Berührung oder Massage. Verläuft der Geburtsprozess schwierig, erinnert die Doula die Mutter an ihre Wünsche und Ziele für die Geburt. Sie hilft der Mutter zu entscheiden, ob die ursprünglich gesetzten Ziele für die Geburt angesichts unerwarteter oder herausfordernder Entwicklungen noch Sinn machen.

Ihr Partner für das Erinnerungsschreien hat eine ähnliche Rolle. Er oder sie erkennt genau und im Vorhinein, welche Ziele Sie in der Sitzung mit Ihrem Baby erreichen möchten. Sie erhalten emotionale Unterstützung, wenn das Erinnerungsschreien des Babys Ihre Gefühle aktiviert. Während das Baby schreit, gibt die Bezugsperson Ihnen Kontakt, körperliche Berührung oder Massage, wenn Sie das benötigen. Und Sie sind die Person, welche das Baby unterstützt, indem Sie es halten oder ihm nahe und präsent sind. Wenn es hart wird, erinnert er oder sie Sie an Ihre ursprünglichen Absichten und Ziele für die Sitzung und hilft Ihnen, objektiv zu entscheiden, ob diese Zielsetzung gegebenenfalls angepasst werden muss, je nachdem, ob Ihr Baby in selbst aktiviertes Schreien verfällt. Erinnern Sie sich: Selbst aktiviertes Schreien ist gegenwärtiges Leid. Es ist keinesfalls befreiend und heilend. Beide Arten zu schreien sind sehr intensiv, über kurz oder lang werden Sie den Unterschied leicht erkennen können.

Viertens: Bereiten Sie sich auf eine Sitzung vor

Für sein Baby präsent zu bleiben erlernt man am besten mit einem Partner für Erinnerungsschreien. Manche Eltern fühlen sich sicher genug, um die Sitzung alleine durchzuführen. Ob mit oder ohne Partner, es gibt einiges, was man tun sollte, um sich auf eine Sitzung vorzubereiten. Als erstes sollte man sich daran erinnern, dass der Säugling über kurz oder lang von alleine das Erinnerungsschreien beenden wird, wenn er genug hat.

VORBEREITUNG

Es gibt nichts Wichtigeres, als während des Erinnerungsschreiens achtsam und präsent zu sein. Daher braucht man ein Umfeld, welches das ermöglicht. Es ist wichtig, dass man alles so vorbereitet, als stünde ein bedeutendes Ereignis bevor. Man braucht Zeit und Raum, ähnlich wie ein Chirurg in angemessenem Umfang Zeit und Raum benötigt, um eine Operation durchzuführen. Eine Sitzung für Erinnerungsschreien ist ein äußerst lebenswichtiger Vorgang, auf den man sich konzentrieren muss. Vielleicht gibt es in Ihnen einen ängstlichen oder widerwilligen Teil und eine Stimme, die sich alle möglichen Ausreden ausdenkt, um die Sitzung zu früh (vor dem Höhepunkt) abzubrechen oder bevor das Baby von sich aus die Sitzung beenden kann (wodurch es in einem nervösen, unruhigen Zustand bleiben könnte). Ein klingelndes Telefon ist beispielsweise kein Grund, eine Sitzung zu beenden. Was Sie beim Erinnerungsschreien stets im Auge behalten sollten: *Sie* möchten es durchstehen, indem Sie zulassen, dass Ihr Baby die Sitzung selbst beendet. Nur das stoppt den Schrei-Zyklus! Wenn Sie Ihr Baby vorher dazu bringen aufzuhören, wird es weiterhin schreien müssen. Geben Sie also Ihr Bestes dabei zu bleiben, selbst dann, wenn es für Sie schwierig wird.

DER BEFREIENDE HÖHEPUNKT

Bereiten Sie sich auf ein intensives Schreien Ihres Babys vor. Was werden Sie tun, wenn das Schreien so stark wird, dass Sie beginnen, sich Sorgen zu machen oder zu zweifeln? Sind Sie entschlossen genug es durchzustehen, um das Leiden ein für allemal zu beenden? Das Erinnerungsschreien des Säuglings wird sich steigern bis zu einem befreienden ‚Höhepunkt'. Diese befreiende Wende wird dann erreicht, wenn das innere Bedürfnis des Babys gestillt und sein im Körper gespeicherter Schmerz gelöst ist, dann hört das Erinnerungsschreien auf. *Endlich kann es sich dort kratzen, wo es juckt.* Wenn das Baby weiß, dass Sie bei ihm sind und es unterstützen (ab und zu wird es eine Pause einlegen, um sich Ihrer einfühlenden Präsenz zu vergewissern), wird sein Schreien an Intensität zunehmen.

Aus neurologischer Perspektive puscht die Intensität des Schreiens das Nervensystem hoch, so dass sich Traumen lösen und damit neue Synapsenverbindungen entstehen können. Erinnern Sie sich: Durch die Intensität der Geburt (oder bestimmter vorgeburtlicher Ereignisse) fanden neurobiologische und chemische Prozesse im Körper des Babys statt mit der Folge, dass die Gefühle eingeschlossen wurden. Um eine alchemistische Metapher zu verwenden: Stellen Sie sich ein Goldstück vor, das geschmolzen wird, dabei auf einen schmutzigen Boden tropft und dort eine groteske Form annimmt, mit Dellen und Verschmutzungen. Zur Reinigung und zur Neuformung muss das Gold erneut verflüssigt und in eine neue Form gegossen werden, damit es wieder rein, symmetrisch und schön wird. Im befreienden Höhepunkt des Schreiens wird genau das gemacht. Und weil Ihr Baby diesen Wendepunkt in einer liebevollen Umgebung und mit genauer Einfühlung erreicht, müssen Sie nichts weiter tun. Wir Menschen verfügen über außerordentliche Selbstheilungskräfte. Unser Organismus reguliert sich von selbst, wenn die Umgebung es nur zulässt.

PROJEKTIONEN – EINE FALLGRUBE

Bereiten Sie sich darauf vor, dass Sie mit Ihren eigenen Projektionen konfrontiert sein werden, wenn Ihr Baby schreit. Aus psychologischer Sicht bedeutet Projektion, dass Sie Ihre Gefühle oder Sichtweisen in eine andere Person hinein interpretieren. Sie sind dann nicht mehr in der Lage klar zu erkennen, was vor Ihren Augen stattfindet. Ihre eigenen Erfahrungen, Erregungszustände und mentalen Programme prägen das, was Sie sehen. Sie deuten die wahrgenommene Realität aufgrund Ihrer eigenen Lebensgeschichte und aktuellen Gefühle. Wenn zum Beispiel mehrere Personen dasselbe Foto von jemandem betrachten, der mit zusammengebissenen Zähnen breit lächelt, kann es sein, dass alle unterschiedliche Dinge wahrnehmen. Der Eine könnte das lächelnde Gesicht eines glücklichen Menschen sehen. Eine Andere könnte das Bild eines Menschen erkennen, der kurz davor steht zu weinen, aber die Tränen mit einem aufgesetzten Lächeln zurückhält. Ein Dritter nimmt einen wütenden Menschen wahr, der seine Zähne zusammenbeißt um nicht zu explodieren oder einen Menschen mit schmerzverzerrter Grimasse. Wir bringen unsere eigene Geschichte in unsere Wahrnehmung ein. Babys sind geeignete Opfer von Projektion, weil sie nicht in der Lage sind, sich mit Worten auszudrücken.

Ich möchte vor einer klassischen Projektion warnen, die ich selbst viele Male beobachtet habe: Ein Baby befindet sich im Modus des Erinnerungsschreiens und die Intensität nimmt zu. Die Mutter beobachtet ihr Baby und das Baby erwidert den Blick mit einem starken Gefühlsausdruck in seiner Mimik. In diesem Fall hat es Tränen in den Augen und es sieht seine Mutter flehend und verzweifelt an. Was das Baby damit tatsächlich sagen möchte, ist, „Bitte, *bitte, BITTE: S*ieh meinen Schmerz! Teile ihn mit mir! Lass mich davon erzählen, mit allen schrecklichen Details!“ Die Mutter jedoch sieht und hört, „Bitte, bitte hilf mir, das Weinen zu beenden. Wenn Du mich so schreien lässt, bist Du eine schlechte Mutter. Wie *kannst* Du mich bloß so im Stich lassen?“ Diese Projektion ist deshalb gefährlich, weil Mütter sie oft nutzen, um eine Sitzung voreilig und unangemessen zu beenden, meistens kurz bevor ihr Baby den befreienden Wendepunkt erreicht. Das Baby ist fast am Ziel, die Erlösung liegt in Reichweite.Just in diesem Augenblick hält die Mutter es jedoch nicht mehr aus und beendet die Sitzung. Aus nahe liegenden Gründen kann es unter diesen Umständen sehr schwierig sein, das Baby wieder zu beruhigen und es kann auch weiterhin noch eine längere Zeit unruhig bleiben.

Wenn Ihr Baby Sie auf diese Weise ansieht und Sie das Gefühl haben, eine schlechte, herzlose Mutter zu sein, ist es viel besser, Einfühlung zu zeigen, als etwas zu tun. Tun bedeutet Stillen, Schnuller oder Flasche geben, ‚Schhh'-Laute abzugeben, das Baby zu schütteln oder eine andere Intervention einzuleiten, die dazu führen soll, dass das Baby endlich aufhört. Einfühlung bedeutet, dass Sie mit zarter und fester Stimme, mit Mitgefühl und im Augenkontakt sagen: „Oh mein Liebling, Du schreist so laut! Was kann es nur sein? Du siehst so ________ (wütend, ängstlich, traurig, …) aus. Es tut mir so leid mein Kleines, bitte erzähle es mir." Wenn Sie das sagen und es ehrlich meinen, werden Sie sich niemals als schlechte, herzlose Mutter fühlen, weil Sie wissen, dass es nicht stimmt. Sie versuchen, auch wenn es schwierig ist oder Ihrer Intention widerspricht, mit allem, was Ihnen zur Verfügung steht, Ihrem Baby zu helfen. Wenn Sie das aushalten, ist das Ergebnis ein kleines Wunder. Auf einmal verstehen Sie alles. Sie verstehen, warum Ihr Baby weint, es macht alles Sinn. Ihr Baby spürt, dass Sie in seinem Schmerz ganz bei ihm sind und ist endlich in der Lage, alles loszulassen. Das Monster verschwindet.

IHR EIGENES WEINEN

Jedes gesunde Baby kann intensiv, kraftvoll und ausdauernd schreien, ohne dass es ihm schadet, solange es damit schlechte Gefühle befreit und nicht selbstaktiviert ist. Ein gesunder Säugling wird durch Schreien weder ersticken noch einen Schlaganfall oder einen Herzinfarkt bekommen. Wenn Ihr Baby unter Schreiattacken leidet, dann hat es sowieso bereits zu viel und zu lange geschrien. Aus genau diesem Grund möchten Sie es erinnerungsschreien lassen: Um sein Bedürfnis zu schreien über die Ziellinie zu führen und die inneren Monster loszuwerden. Manchmal erinnerungsschreien Babys wegen einer bestimmten Erinnerung. Wenn es scheint, als wären sie zufrieden und mit dem Thema durch und man eben anfängt, endlich zu entspannen, beginnen sie wegen einer anderen Erinnerung zu schreien. Dann kann es sich so anfühlen, als ob alles schon viel zu lange andauert und Ihr Baby viel zu heftig schreit. An diesem Punkt möchten Sie vielleicht die Sitzung beenden oder selbst weinen.

Selbst zu weinen ist völlig in Ordnung. Wenn Sie unruhig werden, wenn Ihre Sorgen, Enttäuschungen und Ängste auftauchen, wenn Ihre eingesperrten Gefühle explodieren wollen: LASSEN SIE LOS UND WEINEN SIE! Weinen ist auch für Sie heilsam! Es gehört zum Gesündesten, was Sie für sich tun können. Gesundes Weinen, bei dem sich Gefühle lösen, kann Ihnen sogar helfen, eine Wochenbettdepression zu vermeiden. Vielleicht weinen Sie Ihretwegen, wegen dem, was Sie selbst durchgemacht haben als Neugeborenes damals oder weil Sie jetzt Mutter geworden sind oder einfach nur, weil Sie so müde sind und sich so verändert fühlen. Vielleicht weinen Sie auch, weil Ihr Baby so traurig wirkt, weil seine Geburt so schwierig war, weil seine Seele so leiden musste, um auf die Welt zu kommen. Manchmal bemerken Sie, dass Ihr Baby und Sie aus den gleichen Gründen und wegen ein und derselben Ereignisse weinen. Gemeinsam zu weinen ist sehr heilsam.

EINGREIFEN ODER NICHT EINGREIFEN

Zur Planung einer Sitzung gehört auch zu entscheiden, ob und wann Sie eingreifen werden, um das Schreien Ihres Babys zu beenden. Das beste Ziel wäre, das Baby in liebevoller Präsenz zu halten und ihm solange zuzuhören, bis das Schreien auf natürliche Weise beendet ist, bis das Baby von sich aus spürt, dass der Wendepunkt erreicht wurde. Im Nachhinein wird dann meistens auch deutlich, warum sich das Abwarten gelohnt hat. Das Kind entspannt sich tiefer, schläft besser, die Bindung zu den Eltern verstärkt sich, es fühlt sich wohler in seinem Körper: welch eine Erleichterung. Wenn

Sie die Gründe erkennen, aus denen Ihr Baby erinnerungsschreit, wird es immer leichter, das Erinnerungsschreien zu ertragen. Das Bedürfnis des Babys nach diesem Schreien geht zurück, und die Schreiattacken sind für immer geheilt.

Wenn Sie sich in einer Sitzung mit Erinnerungsschreien befinden und es absolut nicht mehr aushalten, ist es in Ordnung, diese zu beenden. Dem Baby mag es nicht gefallen und es könnte schwer sein, es wieder zu beruhigen. Aber mit Brust oder Flasche, mit ein wenig Gehen, Halten und Schaukeln wird es gelingen. Im Grunde genommen haben Sie das ja schon die ganze Zeit getan, haben alles Mögliche ausprobiert, um Ihr Kind zu beruhigen. Irgendwann wird es wieder zu schreien beginnen, womit Sie eine weitere Chance in einer nächsten Sitzung für Erinnerungsschreien bekommen. Vielleicht können Sie das nächste Mal ein wenig länger dabei bleiben oder das Ganze mit mehr Selbstvertrauen angehen. Machen Sie sich keine Selbstvorwürfe, wenn Sie das Weinen des Babys unterbrochen haben, weil *Sie* es nicht mehr ausgehalten haben. Ihr Baby wird Ihnen verzeihen. Und weil es sein Schreien nicht mit einem befreienden Höhepunkt beenden konnte, wird es Ihnen eine weitere Chance geben: Es trägt immer noch das Bedürfnis zu schreien in sich.

Fünftens: Genaue Einfühlung und Spiegeln

Babys, deren Eltern in der Lage sind, während des Erinnerungsschreiens präsent, geduldig und konzentriert zu bleiben, haben Glück. Einige können dies von sich aus und ihre Kinder entwickeln niemals unerklärliche Schreiattacken, unabhängig davon, wie schwierig ihre Geburt war. Für andere Paare gibt es nichts Schlimmeres, als ihrem Baby beim Schreien zuzuhören. Sie haben das Gefühl, dass ihr Baby sich selbst verletzen könnte, fühlen sich als unzureichende Eltern oder sind einfach fest davon überzeugt, dass es grundverkehrt ist, ein Baby weinen zu lassen. Dies wäre natürlich nur dann der Fall, wenn das Baby weint, weil es etwas braucht, das es sich nicht selber geben kann.

Neugierde gehört zu den hilfreichsten und positivsten Qualitäten von Eltern mit Schreibabys. „Worum geht's, Liebling? Warum weinst Du so?" Babys spüren unsere Sorge, Einfühlsamkeit und Liebe. Es hilft ihnen zu weinen und die inneren Schmerzen zu lösen. Wenn das Baby unsere Unterstützung spürt, wird es deutlicher werden in den Emotionen, die es äußern muss. Wenn wir zuhören und antworten, hat sein Gefühl etwas, an dem es sich festmachen kann und wir tragen dazu bei, dass das Kind es loswerden kann. „Ach du meine Güte, Du Süßes, Du bist gerade SO WÜTEND! Du bist so mutig. Bitte erzähle mir alles!" Dies ist eine Anerkennung des inneren Zustands des Babys, falls es tatsächlich wütend ist und man nicht projiziert. Wir nehmen den Säugling und sein Gefühle genau wahr. Anerkannt und gesehen zu werden ist Heilung in Aktion.

Wenn wir die Wahrheit des Babys, seine negativen Gefühle oder traumatischen Erinnerungen anerkennen, verliert es das Bedürfnis, uns von seinen Empfindungen überzeugen zu müssen. Wenn wir erkennen, was es empfindet, nehmen wir das Kind auf einer tieferen Ebene wahr. Das wird mehr als alles andere, was man tun kann, dazu führen, dass das Baby sich sicher fühlt. Wenn es erfährt, dass wir es immer besser kennen lernen, weiß es, dass seine Bedürfnisse genauer erfüllt werden und wir es noch ungetrübter lieben können. Es kann sich wirklich entspannen und sich immer sicherer fühlen. Unerklärbares Schreien wird immer seltener auftreten. Erreichbar ist dies alles durch **Spiegeln**.

Spiegeln bedeutet, dass Sie Ihrem Baby widerspiegeln, was Sie wahrnehmen. Sie können dies jederzeit tun, zum Beispiel, wenn Sie Ihr Baby ansehen und nicht anders können, als zu sagen: „Du bist so süüüüß!". Ihr Baby zu spiegeln ist immer gesund, wenn Sie die Wahrheit dessen, was Sie sehen, spiegeln. Auch wenn es nicht so erfreulich ist: „Ach Liebstes, schau doch, wie furchtbar Du aussiehst, Du hast Marmelade im ganzen Gesicht und im Haar." Oder sogar: „Donnerwetter! Das stinkt aber!"

In Sitzungen mit Erinnerungsschreien ist es besonders wichtig, Babys zu spiegeln: „Ach Liebling, Du fühlst Dich gerade so ängstlich. Du siehst aus, als hättest Du Angst, dass dieser Terror niemals enden wird und Du für immer in diesem schrecklichen

Gefühl bleiben musst!" Diese Art zu spiegeln, tief und intensiv, ist genau das, was Ihr Baby braucht, um ein Terror-Monster loszuwerden, das sich in seinen Eingeweiden festgesetzt hat. Wie funktioniert das? Es funktioniert, weil Sie die Wahrheit sagen, egal wie schmerzhaft diese ist. Und Babys benötigen die Wahrheit, um glücklich und gesund zu sein. Dann fühlen sie sich sicher genug in ihrem Wissen, dass sie nur noch schreien müssen, wenn ihnen etwas fehlt, das sie sich selbst nicht geben können. Wenn Sie ein Baby beim Erinnerungsschreien spiegeln, helfen Sie ihm, sich seinen Dämonen zu stellen und sie zu bekämpfen. Kinder benötigen dazu unsere Hilfe. Allein schaffen sie es nicht, aus dem einfachen Grund: Sie waren allein, als die Dämonen sie in ihre Klauen bekamen. Sie waren allein und wurden nicht gesehen. Sie waren körperlich geschwächt und verletzlich, entweder während der Geburt oder während bestimmter vorgeburtlicher Phasen, die traumatisch waren. Sie sind nicht mehr allein, wenn wir mit genauer Einfühlung präsent sind. Sie werden gesehen, wenn wir sie spiegeln. Sie finden ihre Stärke wieder, wenn wir sie dazu ermutigen. Auf diese Weise lösen sich ihre Gespenster auf: Mit unserer Hilfe, genauer Einfühlung und Spiegeln.

Sechstens: Der Probelauf

Ihr Baby wartet nur darauf, dass Sie bereit sind für eine Sitzung mit Erinnerungsschreien, damit es ihm bald besser geht. Wenn Sie sich bereit fühlen und Ihren Plan für die Sitzung gemacht haben, Ihre Partnerin oder Ihren Partner eingeladen und die Umgebung vorbereitet haben, müssen Sie Ihrem Baby nur noch in die Augen sehen und fragen: „Liebling, was möchtest Du mir erzählen?" Kein Lächeln, Kitzeln, Baby-Tonlage oder sonst etwas, das ablenken könnte. Sehen Sie Ihrem Baby einfach in die Augen und öffnen Sie Ihr Herz. Ihr Baby wird verstehen und mit dem Erinnerungsschreien beginnen. Gelegentlich kann es vorkommen, dass dies nicht der Fall ist. Dann können Sie nichts tun, außer beim nächsten Mal genauso gut vorbereitet zu sein.

Einige Mütter finden es hilfreich, einen Termin fürs Erinnerungsschreien festzulegen. Das bedeutet, dass Sie ein wenig Zeit reserviert haben, beispielsweise am Nachmittag. Sie verbringen Zeit mit Ihrem Baby und sind darauf vorbereitet, dass Ihr Baby erinnerungsschreien könnte. Versuchen Sie niemals, Ihr Baby zu drängen, damit anzufangen. Wenn Sie sich vorbereitet haben, kann es passieren, dass Ihr Baby spontan zu schreien beginnt, und Sie befinden sich mitten in einer ungeplanten Sitzung. Wenn Sie das zulassen können, ist es wunderbar. Vermutlich geht das nicht, wenn Sie gerade einkaufen oder mit dem Auto fahren.

Bleiben Sie geerdet, wenn Ihr Baby zu schreien beginnt. Erinnern Sie sich an Ihre Ziele für die Sitzung. Denken Sie daran, dass das Schreien intensiv sein wird und finden Sie Möglichkeiten, sich zu entspannen und zu erden: Atmen Sie tief ein und vor allem aus, stellen Sie Augenkontakt her mit Ihrem Partner oder Ihrer Partnerin. Erinnern Sie sich daran, dass Sie den Impuls haben könnten, das Schreien Ihres Babys zu unterbrechen. Aber das ist nicht das, was es braucht. Sie haben das bereits zahllose Male getan und es hat nicht funktioniert – Ihr Baby leidet immer noch unter Schreiattacken. Also können Sie genauso gut etwas Neues ausprobieren. Hören Sie einfach nur zu. Seien Sie neugierig und einfühlend. Spiegeln Sie. Erden Sie sich selbst. Weinen Sie. Es kann wirklich sehr hart werden, aber bleiben Sie dabei, bis Ihr Baby von alleine aufhört zu weinen.

Und es ist auch in Ordnung, wenn Ihnen das nicht gelingt. Sie werden später eine neue Chance bekommen. Verurteilen Sie sich nicht. Nehmen Sie lediglich wahr, was Sie aus der Begleitung Ihres Babys heraus gebracht hat, so dass Sie das nächste Mal auf dieses Gefühl vorbereitet sind. Trösten Sie Ihr Baby so, wie Sie es immer tun. Und trösten Sie sich selbst oder lassen Sie sich von Ihrer Partnerin oder Ihrem Partner trösten. Sie arbeiten am wichtigsten Projekt Ihrer beider Leben: an der Gesundheit, dem Wohlbefinden und dem Glück Ihres gemeinsamen Kindes. An Ihrer eigenen Gesundheit, Ihrem Seelenfrieden, Ihrem Recht auf Schlaf, Ihrem Recht darauf, sich als gute Eltern zu fühlen und alles versucht zu haben, was Ihrem Baby hilft.

Es ist völlig in Ordnung, wenn die Generalprobe noch nicht so gut verläuft. Nehmen Sie sich danach ein wenig Zeit, sie auszuwerten. Besprechen Sie es mit Ihrem Partner oder Ihrer Partnerin. Vielleicht ist es zuviel für Sie, eine Sitzung mit Erinnerungsschreien zu begleiten, und Sie werden sich niemals daran gewöhnen. Auch das ist in Ordnung. Sie können das Erinnerungsschreien zur Gänze vergessen und andere Methoden ausprobieren. Aber wenn Sie herausfinden, was in der ersten Sitzung geschehen ist, sind Sie auf die nächste Sitzung besser vorbereitet. Diese wird auf jeden Fall kommen, solange, bis Ihr Baby zufrieden ist und sich in seinem kleinen Körper ganz entspannen kann.

Siebtens: Praktizieren Sie genaue Einfühlung, Spiegeln und Erinnerungsschreien

Wenn Sie mehr Erfahrung darin haben, Ihrem Baby beim Schreien zuzuhören, statt es zu unterbrechen, werden Sie bemerken, dass es für Sie beide einfacher wird, eine Sitzung durchzuführen. Letztendlich ist es doch nicht so schlimm. Es gibt immer ein Ende. Hinterher fühlen Sie und Ihr Baby sich anders, entspannter, erleichtert. Babys schlafen hinterher meistens sehr gut. Sie werden bei Ihrem Baby Veränderungen feststellen können. Manchmal sieht es etwas älter aus. Oft ist es ruhiger. Es kann länger Augenkontakt halten, ohne dass negative Gefühle auftauchen. Es muss immer weniger schreien.

Im Prinzip ist es immer gut, Babys das Erinnerungsschreien zu ermöglichen, wenn diese es benötigen und Sie dabei ganz natürlich präsent bleiben können. Manchmal möchten Babys aber erinnerungsschreien, wenn es nicht so gut passt, und Sie müssen sofort etwas unternehmen, bevor Ihr Baby zu tief eingestiegen ist. Es könnte auch in der Gegenwart uneingeweihter Freunde und Großeltern keine so gute Idee sein, wenn diese nicht wissen, was Sie genau tun und Sie dafür verurteilen. Sie würden negative Schwingungen im Feld verbreiten, was nicht zuträglich wäre. Aber vielleicht können Sie es ihnen erklären. Vielleicht können Sie ihnen zeigen, was für eine Geduld Sie entwickelt haben. Sie können ihnen etwas über genaue Einfühlung und Spiegeln erzählen.

Sie können so viele Sitzungen durchführen, wie Sie beide benötigen. Ihr Baby wird wissen, wann es genug geweint hat. Ich war an einigen sehr guten Sitzungen beteiligt, bei denen das Baby mit einem einzigen Mal ‚durch' war. Die Eltern waren auf dem Weg nach Hause vollkommen verblüfft darüber, dass die hartnäckigen Schreiattacken in nur einer Sitzung geheilt waren. Ich kannte aber auch Säuglinge, die schreien und schreien und schreien wollten. Jedes Mal ging es ihnen danach etwas besser. Babys haben großes Glück, wenn sie Eltern haben, die sie schreien lassen können, ohne gestresst oder beunruhigt zu sein. Lassen Sie niemals ein erinnerungsschreiendes Baby allein. Wenn Sie es nicht dabei begleiten können, müssen sie eingreifen und es trösten.

Die Sitzungen mit Erinnerungsschreien werden im Verlauf der Zeit immer kürzer. Ihr Baby weiß, dass es schreien darf und dabei Unterstützung bekommt. So verspürt es weniger Druck, alles in einer einzigen Sitzung loszuwerden. Auch Sie werden während der Sitzungen immer entspannter sein, weniger gestresst und besorgt, so dass es auch für Sie immer einfacher wird.

Eines glücklichen Tages – bei einigen Babys früher, bei anderen später – werden Sie feststellen, dass Ihr Baby sein Bedürfnis nach Erinnerungsschreien vollständig abgearbeitet hat. Die Schreiattacken sind für immer geheilt. Ab jetzt wird Ihr Baby nur noch dann schreien, wenn es etwas braucht oder sich verletzt. Herrlich! Diese Art von Schreien ist erklärbar und es dauert nicht lange. Ihre Lebensqualität hat sich verbessert. Ihr Baby fühlt sich wahrgenommen und ist glücklich. Es wurde von seinen Monstern befreit. Sein Selbstbewusstsein ist gewachsen und es weiß, dass es immer weinen darf, wenn es möchte. Das ist ein glückliches, gesundes Baby!

Umgang mit Problemen

Es ist zu schwierig für mich, zu aktivierend

Manche Eltern können ihr Baby nicht beim Erinnerungsschreien unterstützen und sollten sich damit auch nicht unter Druck setzen. Es gibt auch andere Wege, mit Schreiattacken umzugehen. Vielleicht brauchen Sie mehr Unterstützung. Wenn Sie keinen Partner für Erinnerungsschreien haben, dann bemühen Sie sich, einen zu finden. Wenn Sie jemanden gebeten haben, mit dem es nicht so gut läuft (vielleicht werden sie aktiviert oder haben zu viele eigene Projektionen), dann suchen Sie einen anderen oder vielleicht sogar zwei.

Vielleicht gibt es bei Ihnen eigene ungelöste emotionale Themen. Ein Baby zu bekommen bringt manchmal tiefe, alte, schmerzhafte Erinnerungen an die Oberfläche. In diesem Fall ist es wirklich wichtig, selbst in eine Therapie zu gehen. Sie sollten Erinnerungsschreien nicht begleiten, solange Ihre eigenen ungelösten Anteile aktiviert werden.

Mein Baby hört nicht auf zu weinen

Normalerweise *wird* Ihr Baby irgendwann aufhören zu weinen. Es scheint nur so, als hörte es nie auf. Sie können die Zeit messen. Wenn Ihr Kind ohne Unterbrechung länger als zehn Minuten schreit und Sie sich nicht sicher sind, ob Sie das Richtige tun, können Sie etwas unternehmen und es trösten. Wenn Sie sich sicher fühlen und Ihr Kind lange schreit, brauchen Sie sich keine Sorgen zu machen. Lassen Sie es schreien und seien Sie mit genauer Einfühlung bei ihm. Manche Babys schreien zwanzig, dreißig, sogar vierzig Minuten, und wenn sie ihr Trauma auflösen und die dazugehörigen Gefühle zeigen, ist das sehr heilsam. Sie brauchen jedoch durchgehend Ihre Präsenz und Ihre Unterstützung.

Vielleicht schreit Ihr Baby selbst aktiviert. Das bedeutet, dass es nicht länger Trauma auflöst und Gefühle zum Ausdruck bringt, sondern im gegenwärtigen Augenblick leidet. In diesem Fall können Sie Ihr Baby so beruhigen, wie es für Sie beide am besten ist: Brust, Flasche, Schnuller, Körperkontakt, sanftes Wiegen.

Für einige Babys ist es eine sehr hilfreiche Erfahrung, wenn sie lernen, dass sie sich auch bei sehr heftigem Schreien beruhigen können. Man beruhigt und tröstet sie langsam und ohne Druck, so dass sie Schritt für Schritt weniger schreien. Schnuller oder Brust sind ok, wenn das Kind von sich aus auf das Angebot eingeht. Man sollte Schnuller oder Brustwarze niemals in den Mund hineinpressen oder -zwingen. Man kann auch die Brust oder den Schnuller abwechselnd anbieten und dann in erreichbarer Nähe belassen.

Wenn Sie alles unternommen haben, um Ihr Baby zu trösten und es schreit immer noch, dann bedeutet das meistens, dass es weiter schreien muss und darauf besteht, weiterzumachen. *Erinnern sie sich daran, dass Sie nicht die Ursache für sein Schreien sind.* Sie erlauben ihm lediglich zu schreien. Es ist noch nie vorgekommen, dass ein Baby mit dem Schreien nicht mehr aufgehört hat und für immer weiter schrie. Vielleicht muss es sich in den Schlaf weinen. Was auch immer Sie tun, auch wenn Sie selbst weinen, lassen Sie Ihr Baby nicht allein, schütteln Sie es nicht und halten Sie ihm nicht mit Ihrer Hand den Mund zu. Bleiben Sie einfach in der Nähe. Frieden wird einkehren und danach wird das Bedürfnis Ihres Babys, so lange zu schreien, gesunken sein.

Ich kann Bedürfnisschreien, selbst aktiviertes Schreien und Erinnerungsschreien nicht voneinander unterscheiden

Wenn Sie unsicher sind, dann gehen Sie die Checkliste für Bedürfnisschreien durch und prüfen Sie, ob sich bei Ihrem

Baby während des Erinnerungsschreiens nicht ein Bedürfnis eingestellt hat. Versuchen Sie, von Ihrem Partner eine objektivere Meinung zu bekommen. Wenn Ihr Baby selbstaktiviert schreit, braucht es Trost. Es muss sich aber zunächst etwas beruhigen, bevor es in der Lage ist, Brust, Flasche oder Schnuller anzunehmen oder sich auf andere Weise trösten zu lassen. Lassen Sie es einfach wissen, dass Sie da sind, ohne sich Sorgen zu machen oder aggressiv zu werden.

Wenn Sie Ihr Baby beim Erinnerungsschreien unterbrechen möchten, wird es Sie wissen lassen, wenn es anderer Meinung ist. Es wird Trost, Beruhigung und Augenkontakt ablehnen und versuchen, weiter zu schreien. Es verhält sich vollkommen anders als ein Baby, das sich beruhigen möchte, um getröstet zu werden. Versuchen Sie, dabei entspannt zu bleiben. Das macht es einfacher, die verschiedenen Arten des Schreiens zu unterscheiden.

Bleiben Sie einfach dabei, Ihr Baby immer wieder in Sitzungen zu begleiten. Im Laufe der Zeit werden Sie genau wissen, auf welche Art Ihr Baby gerade schreit. Das wird ein großer Erfolg für Sie: Wenn Sie die Art des Schreiens erkennen, wissen Sie genau, was zu tun ist.

Es sieht so aus, als verletze mein Baby sich selbst

Damit Ihr Baby erinnerungsschreien kann, muss es gesund sein. Wenn es Asthma oder ein anderes Lungenproblem, Epilepsie, Kinderlähmung, Herzprobleme, sonstige ernsthafte Krankheiten hat oder autistisch ist, dann soll es keinesfalls erinnerungsschreien.

Wenn Ihr Baby sich tatsächlich zu verletzen scheint, keine Luft mehr bekommt oder sehr blass wird, müssen Sie die Sitzung sofort unterbrechen.

Sobald sich der Säugling beruhigt hat, werten Sie das Ereignis aus. War es tatsächlich ein Notfall? Oder wurde eine dramatische Projektion in Ihnen aktiviert? Wenn es ein echter Notfall war, müssen Sie zum Kinderarzt, entweder sofort oder Sie sorgen für einen Termin, wenn die Notfallsituation vorüber ist. Erklären Sie dem Arzt, was geschehen ist. In sehr seltenen Fällen kann Erinnerungsschreien unbekannte Krankheiten aufdecken, die behandelt werden müssen. In fast allen Fällen wird jedoch das, was wie ein Notfall aussah, sich nur deshalb so angefühlt haben, weil intensives Schreien äußerst aktivierend sein kann. Sie werden sich beim nächsten Mal sicherer fühlen.

Ihr Baby könnte sich kratzen oder sein Köpfchen schlagen, wenn es sich beim Erinnerungsschreien um die Folgen eines Geburtstraumas handelt. Halten Sie seine Fingernägel kurz. Solange es diese nicht in die Augen drückt oder sich kratzt, wird es sich nicht verletzen und Sie brauchen den Prozess nicht zu unterbrechen. Es tut, was es tun muss, um das geburtsbedingte Kopftrauma aufzulösen. Fragen Sie sich selbst, ob der Schmerz, den Sie wahrnehmen, im gegenwärtigen Augenblick entstanden ist oder ob es die Schmerzen der Geburt sind, die sich gerade zeigen. Wenn Sie die Antwort bekommen, wissen Sie, was zu tun ist.

Es kann sein, dass Ihr Baby beim Erinnerungsschreien merkwürdige oder extreme Körperhaltungen einnimmt, z.B. den Rücken sehr stark krümmt. Das Beste, was Sie tun können, ist, Ihr Baby darin zu unterstützen, die Körperhaltung einzunehmen oder die Bewegung auszuführen, die es gerade benötigt. Sein Körper weiß, was zu tun ist. Sie müssen ihm nur behilflich sein und sicherstellen, dass sein Köpfchen nicht auf dem Boden aufschlägt!

In ganz seltenen Fällen kann es vorkommen, dass Sie den Notfall nicht unterbrechen können.

Was können Eltern tun, deren Baby so stark schreit, dass sie befürchten, es könnte sich selbst verletzen oder sie könnten die Kontrolle gänzlich verlieren ? Wenn Sie befürchten, dass Ihr Baby ein medizinischer Notfall ist, dann sollten Sie die Notfallnummer 112 (144 für Österreich) anrufen oder sofort zur Notfallaufnahme in das nächstgelegene Hospital fahren. Gehen Sie niemals ein Risiko ein, wenn Sie das Gefühl haben, das Baby sei krank oder auf irgendeine Weise verletzt.

Vielleicht bemerken Sie aber auch bei dem Gedanken an das Krankenhaus, dass dies doch nicht nötig ist. Vielleicht sind Sie durch all den Stress, die Aufregung und das Geschrei Ihres Kindes selbst aktiviert worden? Sind Sie vielleicht nervös oder ängstlich oder fühlen sich schuldig oder beschämt? Meinen Sie mit einem Mal, Sie seien keine gute Mutter bzw. kein guter Vater, weil Sie die Kontrolle verloren haben und somit Ihr Baby nicht beruhigen können? Vielleicht glauben Sie auch, dass Sie Ihr Baby verletzen, indem Sie es einfach so stark schreien lassen? Sie können mir glauben, all das sind ganz normale Erfahrungen, die vor allem sehr sensible Eltern durchmachen.

Sollte es ein Problem geben, das dem Doktor oder Ihnen nicht bekannt ist, kann das Schreien des Säuglings Sie genau zu diesem Problem führen. Intensives Schreien kann aber auch einige Probleme verschlimmern. Bei gesunden Kindern ist es so, dass Schreien sie niemals verletzt. Ich habe nie davon gehört, dass sich ein Baby zu Tode geweint oder so schlimm geschrien hat, dass es dadurch große Atemprobleme bekam oder es eine Gehirnblutung, Herzattacke oder andere schwere Verletzungen erlitten hätte. Eltern können dagegen durch das Schreien so außer sich geraten, dass sie nicht präsent bleiben können, während der Säugling erinnerungsschreit. Das ist eine ganz normale Erfahrung mit schreienden Babys. Es geht dabei nicht darum, dass Sie sich dafür selbst kritisieren oder gar verurteilen. Allerdings ist das dann kein guter Zeitpunkt, mit dem Baby Erinnerungsschreien durchzuführen. Wenn das passiert, und es wird wahrscheinlich passieren, dann ist es am allerwichtigsten, sich zunächst selbst zu beruhigen. Sie sollten sich an diesem Punkt auch überlegen, ob Sie selbst vielleicht die Unterstützung eines guten Therapeuten in Anspruch nehmen, um Ihre eigenen Ängste und Stressreaktionen besser verstehen und in weiterer Folge besser mit diesen umgehen zu können. Im Augenblick des Stresses ist es jedoch das Wichtigste, dass Sie versuchen, sich selbst zu beruhigen. Damit sind Sie dann auch ein gutes Vorbild für Ihr Baby. Egal wie jung es ist, es wird das bemerken und anerkennen: „Oh, Mama kann sich selbst beruhigen."

Wenn Sie wieder ruhig sind und zu Ihrem eigenen Atem zurück gefunden haben, können Sie auch Ihrem Baby helfen, wieder zur Ruhe zu kommen. Das Zählen von Atemzügen ist übrigens eine gute Möglichkeit, zu eigener Ausgeglichenheit zurückzufinden. Ist dies geschehen, so besteht Ihre erste Aufgabe darin, Ihrem schreienden Kind Empathie zu vermitteln. Es ist ein sehr junges, unschuldiges und verletzbares Baby, das lediglich etwas außer sich geraten ist. Sie könnten sagen: „Oh, du Liebes, du bist so aufgeregt und ich war nicht in der Lage, Dir zu helfen, weil es mir ebenfalls nicht gut ging. Ich bin jetzt aber ok, und ich kann dich hören und sehen. Lass uns gemeinsam schauen, wie wir dich beruhigen können."

Im nächsten Schritt geht es darum, verschiedene Methoden der Beruhigung anzuwenden. Das Stillen an der Brust ist in solch einer Situation durchaus in Ordnung. Wir nennen es ‚comfort sucking', was soviel wie ‚Trösten durch Stillen' oder ‚Trinken zur Beruhigung' bedeutet. Das mag zu Beginn, wenn das Baby zu aufgeregt ist, um richtig zu trinken, jedoch saugen kann, eine gute Möglichkeit sein, Bindung und Verwöhnung zuzulassen. Ab und zu kann man auch einen Schnuller anbieten. Ich empfehle jedoch, das Baby nicht daran zu gewöhnen, durch das Angebot eines Schnullers sein Schreien zu beenden. Viele Eltern greifen zu schnell und zu häufig zum Schnuller. Wickeln, Halten oder Wiegen sind gute Möglichkeiten, das Baby wieder zu beruhigen. Diese Methoden haben Generationen von Müttern erfolgreich angewendet.

Ich kann nicht empfehlen, folgende Botschaften zu vermitteln:

> ‚Oh, du liebes Baby, hör auf zu weinen, das ist ganz falsch.'
> ‚Ich liebe Dich, aber hör bitte auf zu weinen.'
> ‚Es gibt keinen Grund zum Schreien.'
> ‚Es ist doch alles gut.'

Diese Sätze würdigen keinesfalls die momentanen Erfahrungen, die Ihr Baby macht und leugnen dessen Realität. Auf der psychologischen Ebene wird das Baby damit verletzt.

Finden Sie selbst heraus, welche Methode für Sie und Ihr Baby am besten wirkt, sobald es aus seiner Schreiphase etwas herunter gekommen ist und Sie wieder hören kann:

> ‚Oh, mein Liebling, jetzt geht es dir ein bisschen besser, nicht wahr, du schreist jetzt nicht mehr so stark.'
> ‚Das war für dich eine schlimme Zeit, in der du ganz laut geschrien hast.'
> ‚Ich wünschte, ich wüsste es besser, wie ich dich beruhigen kann.'
> ‚Danke Dir mein Schatz, dass du dich beruhigt hast, und schau mal: das hast du selber gemacht.'

Diese Botschaften sind ehrlich, verleugnen nichts und sind empathisch. Sie führen dazu, dass sich Ihr Baby sicher fühlt und sich künftig noch leichter beruhigen wird.

Vielleicht möchten Sie jetzt aber auch noch einmal Ihre Checkliste für Bedürfnisschreien durchgehen, um zu sehen, ob sich während dieser intensiven Schreiphase noch andere Wünsche außer dem nach Beruhigung entwickelt haben.

Meine Familie traut dem Erinnerungsschreien nicht

Man kann keine Sitzung mit Erinnerungsschreien durchführen, wenn jemand anwesend ist, der dem Prozess nicht vertraut. Diese Menschen haben in Bezug auf intensives Schreien eine niedrige Toleranzschwelle, was für Sie und Ihr Baby nicht gut ist. Für ein Baby ist es eine Qual, mit Erinnerungsschreien zu beginnen und dann aufhören zu müssen, weil das jemandem nicht gefällt oder er es nicht aushält. Sie müssen sich Mühe geben, den Unterschied zwischen Bedürfnisschreien und Erinnerungsschreien zu erkennen und sich auf genaue Einfühlung und Spiegelung konzentrieren. Es gibt jedoch Menschen, die das nicht verstehen werden. In deren Gegenwart eine Sitzung durchzuführen tut nicht gut, also versuchen Sie es auch besser nicht. Es würde für Sie und Ihr Baby nur in einer Enttäuschung enden.

Finden Sie jemanden, der das, was Sie tun, richtig findet. Suchen Sie einen guten Partner für die Sitzungen oder führen Sie diese allein durch. Die Ergebnisse werden für sich sprechen. Sogar Skeptiker werden akzeptieren, dass man nichts unversucht lassen sollte, damit das Baby gesund, friedlich und glücklich wird.

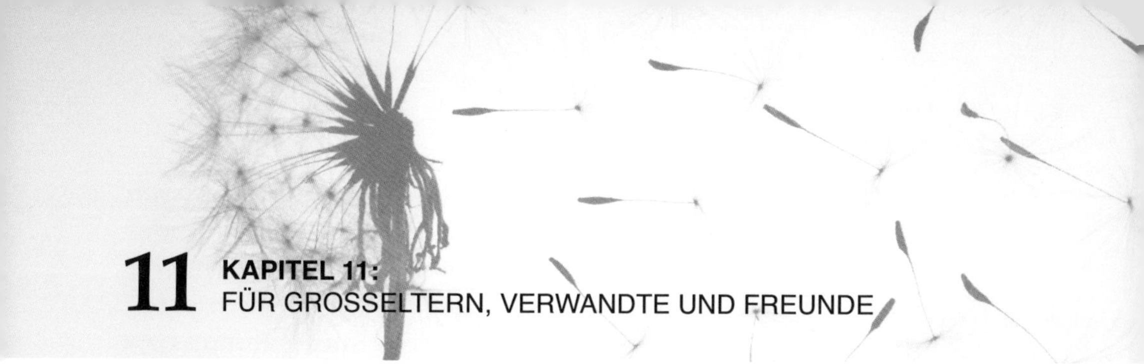

11 KAPITEL 11: FÜR GROSSELTERN, VERWANDTE UND FREUNDE

Ob Sie Großvater oder Großmutter, ein Freund oder ein Verwandter eines Babys oder geplanten Kindes sind, Sie können in diesem Kapitel eine Menge lernen. Großeltern können so viel tun, um ihren Kindern und Enkelkindern zu helfen. Je nachdem, wie gut die Qualität der Beziehung zu Ihren Kindern ist, gibt es für Großeltern unterschiedliche Ebenen von Präsenz und Beteiligung. Wenn die Beziehung zu Ihren Kindern nicht sehr eng ist, kann die Geburt eines Enkels eine gute Gelegenheit sein, die Probleme der Vergangenheit zu lösen und den persönlichen Kontakt zu verbessern. Wenn Sie Ihrem Kind, das nun selbst Vater oder Mutter geworden ist, nahe stehen, können Sie die Geburt Ihres Enkels zum Anlass nehmen, die Beziehung zu vertiefen.

Die Geburt eines neuen Enkelkindes ist ein besonderer Augenblick im Leben. Es ist aber auch eine sehr intensive Zeit, die den neuen Eltern sehr viel Stress bescheren kann. Schon ein kleiner Fehler kann Großeltern in Schwierigkeiten bringen. Ungebetene Ratschläge, unwillkommene Anregungen oder der Zwang, bestimmte Elternpraktiken zu übernehmen, können auch eine bis dahin gute Beziehungen untergraben. Großeltern befinden sich manchmal in der unangenehmen Situation, völlig entsetzt zu sein und dabei gleichzeitig keine Ratschläge geben zu dürfen. An dieser Stelle daher der explizite Rat: *Sagen Sie nichts!* Entspannen Sie sich, seien Sie geduldig und warten Sie, bis Ihre Meinung gefragt ist. Es sei denn, Ihr Enkelkind ist in ernsthaften Schwierigkeiten oder körperlich bedroht. In ernsten Situationen müssen Sie eingreifen! Vielleicht benötigen Sie dabei zusätzliche Unterstützung von Profis wie Psychologen, Ärzten, Sozialen Diensten oder sogar der Polizei.

Manche ‚frischgebackene' Eltern werfen ihre Babys in die Luft, halten sie kopfüber zu lange nach unten, lassen sie zu schmutzig werden, füttern sie zu oft oder zu selten, lassen sie zuviel weinen, verwöhnen sie, lassen sie nicht schlafen, wenn sie ‚sollten' oder erlauben ihnen, alles in den Mund zu nehmen. Es gibt hunderte Dinge, die Ihr Kind als Mutter oder Vater ‚falsch' machen kann. Aber es ist sehr riskant, das zu kommentieren und schlimmer, es zu verurteilen oder zu kritisieren. Wenn Sie sich nicht von Ihren Kindern entfremden und damit den Verlust der Beziehung zu Ihrem Enkelkind riskieren möchten, dann üben Sie sich in Geduld und Toleranz. In vielen Situationen gibt es eine feine Grenze zwischen hilfreicher Fürsorge für Ihr Enkelkind (und der Unterstützung Ihres eigenen Kindes) und dem Festhalten an alten, überholten Regeln, mit denen junge Eltern nichts mehr anfangen können.

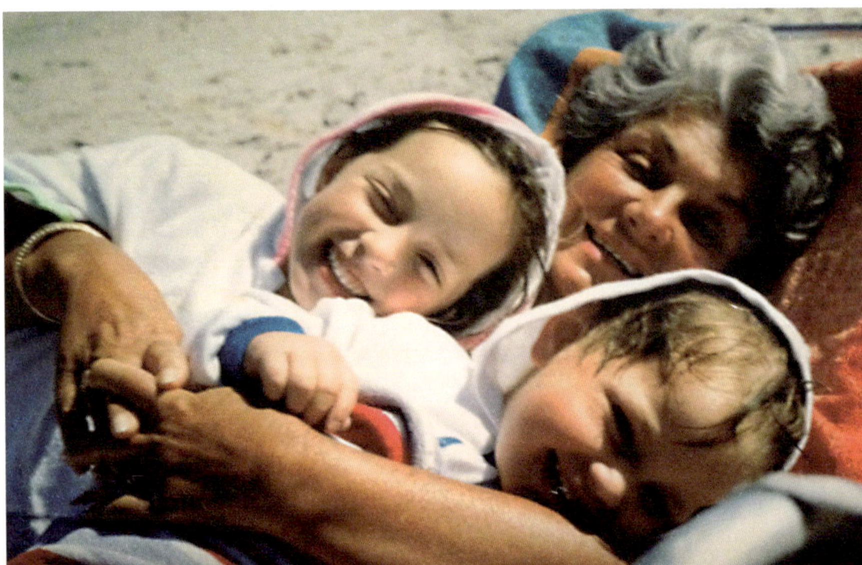

11.1 Glückliche Großmutter – glückliches Kind – glückliches Baby

Häufig prallen differierende Elternbilder verschiedener Generation aufeinander. Normalerweise wiederholen Kinder den Elternstil, mit dem sie aufgewachsen sind, insbesondere, wenn die Methoden erfolgreich waren. Dies gefährdet das Baby oder die Beziehung zu den Großeltern nicht. Es kann aber sein, dass unsere Kinder als Erwachsene gegen Verhaltensweisen rebellieren, durch die sie sich als Kinder misshandelt gefühlt haben. Das kann den Interessen des Babys zuwider laufen, und Großeltern können sich kritisiert fühlen wegen der Fehler, die sie einst gemacht oder wegen guter Dinge, die sie unterlassen haben, als sie selbst noch sehr jung waren. Vielleicht haben Sie auch sehr ausgeprägte Vorstellungen über bewährte Elternmethoden. Durch bessere Informationen, Erziehung und zunehmendes Wissen über die Bedeutung der frühen Kindheit wissen junge Eltern heutzutage häufig mehr als ihre Eltern damals. Vielleicht vertreten Ihre Kinder mit Nachdruck Vorstellungen, die mit Ihren Überzeugungen kollidieren.

Das kann zu vielen Konflikten führen. Aber es ist nie gut, mit Ihrem Kind wegen Ihres Enkels in einen Machtkampf zu geraten. Es kann manchmal schwer fallen, starke Gefühle und eigene Meinungen nicht zu äußern. Aber es kann zu einem Desaster führen, wenn Sie nicht eine gewisse Zurückhaltung an den Tag legen. Hier ein paar Beispiele für Entfremdung durch bekannte und allgemein übliche Äußerungen:

- Das würde ich *meinem* Kind niemals erlauben
- *Ich* bin aber ganz anders aufgewachsen
- Meine Eltern hätten das *niemals* gutgeheißen
- *Dir* haben wir das nie erlaubt
- Sollte er nicht längst
  - krabbeln
  - schlafen
  - gehen
  - reden?
- Wenn Du so weitermachst, verdirbst Du ihn
- Dein Vater und ich haben immer versucht, das Richtige zu tun
  - Am Ende wird sie völlig die Kontrolle verlieren
  - Wenn Du nicht strenger bist, verweichlicht er noch
  - Ein Mädchen macht so was nicht
  - Ein Junge macht so was nicht
  - Solltest Du nicht lieber ______________?
  - Du musst nicht so viel Zeit mit ihm / ihr verbringen
  - Er / sie sollte alles aufessen, ob es ihm / ihr nun schmeckt oder nicht.

Wenn Sie sich als Großmutter oder Großvater bei derlei Aussagen ertappen, ist es an der Zeit zu stricken oder Patiencen zu legen, denn niemand wird gesteigerten Wert auf Ihre Anwesenheit legen.

Wie wir zu großartigen Großeltern werden

Sprechen Sie während der gesamten Schwangerschaft mit Ihrem Kind. Lassen Sie es wissen, in welchem Ausmaß Sie zur Verfügung stehen und dass Sie es auf jede erdenkliche Art unterstützen möchten. Ihr Kind, das nun selbst Vater oder Mutter wird, hat Hoffnungen und Ängste in Bezug auf sein Baby. Sie haben ebenfalls Hoffnungen und Ängste, oft auch bezüglich Ihrer eigenen Person.
Es ist sehr wichtig zu wissen, was man von Ihnen erwarten kann und welche Hilfe man Ihrerseits benötigt, wenn das Baby da ist. Obwohl es den eigenen Kindern vielleicht schwer fällt, aufrichtig zu sein, ist es noch wichtiger zu wissen, wovor diese sich in Bezug auf Sie als Großelternteil fürchten. Wo bestehen Ängste, dass Sie etwas Bestimmtes tun oder nicht tun? Wenn Sie meinen, dass Sie es aushalten, dann bitten Sie Ihr Kind, Ihnen ehrlich seine Hoffnungen und Ängste mitzuteilen. Wenn es Ihnen genügend Vertrauen entgegen bringen, werden Sie vermutlich etwas über sich selbst erfahren. Vielleicht hören Sie sogar etwas, das Sie noch nicht wussten und nun ändern können. Weiter hinten finden Sie ein Formular. Füllen Sie es aus und bitten Sie Ihr Kind, auch seine Version einzutragen. Es ist eine große Chance, sich zu entwickeln und Dinge abzuschließen. Am besten fängt man damit an, lange bevor das Baby zur Welt kommt. Denn nach der Geburt wird in der Familie sehr vieles anders sein.

Respektieren Sie auch die Situation der anderen Verwandten, so gut Sie können. Vielleicht haben Sie einen Schwiegersohn oder eine Schwiegertochter als Hauptbezugsperson sowie drei weitere Großeltern, die alle auf ihre Weise teilhaben wollen. Aber auch Sie haben eine wichtige und zentrale Rolle in der neuen Familienstruktur. Großeltern zu sein ist ein großes Privileg und, wie ich meine, eine große Verantwortung.

Eine stabile Grundlage für Großelternschaft

Wenn man ein besonders guter Großvater oder eine einzigartige Großmutter sein möchte, dann muss man schon lange, bevor das Baby da ist, damit beginnen. Nach der Geburt ist das eigene Kind überwältigt, erschöpft und hat gar keine Zeit mehr. Wenn das Neugeborene einmal da ist, kann es sein, dass es keinen Raum mehr gibt für ein herzliches Gespräch oder sogar für ein Hilfsangebot.

Sobald Sie erfahren, dass Sie Großmutter oder Großvater werden könnten, ist es an der Zeit, sich an die Arbeit zu machen und sich auf das Großelternsein einzustellen. Sie bekommen eine vielversprechende Möglichkeit, alte Verletzungen zu heilen, Bindungen zu bestätigen und aus sich selbst einen (noch) besseren Menschen zu machen.

Am besten beginnen Sie damit, sich so detailliert wie möglich daran zu erinnern, wie es für Sie selbst als junger Vater oder junge Mutter war. Sprechen Sie, wenn möglich, mit Ihrem Lebensgefährten oder Ihrer Lebensgefährtin darüber und konzentrieren Sie sich vor allem auf den emotionalen Hintergrund der Familie. Die emotionale Umgebung bildet das Fundament der Entwicklung unserer Kinder. Natürlich sind auch gute Ernährung, Kleidung, ein geregelter Tagesablauf und Wertvorstellungen wichtig. Die meisten Kinder werden heute ernährt, gewickelt und bekommen genügend Schlaf. Was aber prägt das Leben von Menschen? Nicht die persönlichen Einstellungen der Großeltern, auch nicht, wieviel Geld Sie auf dem Konto haben: Es ist die emotionale Umgebung, in der das Kind vom ersten Moment an aufwächst. Vielleicht ist es ein merkwürdiger Gedanke, aber unsere Gefühle steuern unser gesamtes Leben. Wie beeinflusst unser Bedürfnis, frei, mächtig und geliebt zu sein, unser gesamtes Verhalten? Wieviel sind wir bereit zu tun, um ein erfülltes Leben führen zu können? Was sind wir bereit zu opfern und weshalb? Wir denken gern, dass unser Verstand die wichtigen Entscheidungen in unserem Leben trifft. Aber in Wirklichkeit dient der Verstand unseren Gefühlen!

Im Folgenden finden Sie Aspekte und Tugenden als Mutter oder Vater, die Sie anschauen und nach einigen guten, ausführlichen Gesprächen mit Ihrem Lebensgefährten und einigem Nachdenken bewerten können. Beurteilen Sie sich selbst auf einer Skala von eins (sehr unzufrieden) bis zehn (sehr zufrieden).

Tätigkeit	Bewertung Großeltern	Bewertung Eltern
Zuneigung		
Geduld		
Toleranz		
Strenge		
Lob		
Bestrafung		
Spiel		
Die Kinder in Hausarbeit einbinden		
Diskussionen über die Gegebenheiten des Leben führen		
Vorbild sein für eine gute Beziehung		
Vorbild sein in Bezug auf Finanzielles		
Vorbildfunktion für die Prioritäten im Leben		
Liebe zeigen		
Über Biologie sprechen (wie Menstruation)		
Zeit mit der Familie verbringen		
Den Kindern etwas beibringen (Krabbeln, Gehen, Essen, Lesen, Radfahren, Skifahren, Zelten, Spiele … usw.)		
Ratschläge geben		

Nachdem Sie sich selbst bewertet haben, ist es *fast* soweit, dass Sie mit Ihrem Kind sprechen können, um zu erfahren, wie es Sie bewertet. Fertigen Sie aber zunächst, abermals nach ernsthaftem Nachdenken und guten Gesprächen, eine detaillierte Liste all jener Verhaltensweisen an, die Sie aus heutiger Sicht gerne anders an den Tag gelegt hätten. Wie hätten Sie mit alldem, was Sie heute wissen, Ihr einstiges Elternsein anders gestaltet? Was würden Sie tun, was Sie damals nicht getan haben (mindestens fünf bis zehn Punkte)? Und was hätten Sie am liebsten niemals getan (mindestens fünf bis zehn Punkte)? Diesen Teil der Übung müssen Sie Ihren Kindern nicht unbedingt mitteilen, aber es verschafft Ihnen selbst Klarheit darüber, welche guten Entscheidungen Sie würdigen und wertschätzen können. Und Sie gestehen sich ein, wie viele Dinge es gibt, die Sie gerne anders gemacht hätten. Dies ist die wichtigste Voraussetzung und eine feine Grundlage für gute Großeltern. Die Übung bereitet Sie darauf vor, offen zu sein für Anregungen der eigenen Kinder. Sie macht aufnahmebereit und empfänglich dafür, wirklich gut zuhören zu können, vielleicht sogar besser als je zuvor.

Wenn Sie Ihre Fehler einsehen und bereit sind, diese eher neugierig als beschämt zu betrachten, entsteht eine gewisse Verletzlichkeit, aber auch eine ganz eigene, anmutige Güte. Und es ist nie zu spät, sich zu ändern! Sie können anfangen, Ihre Kinder verstärkt so zu umsorgen, wie Sie selbst es sich gewünscht hätten. Sie können auch damit beginnen, sie so zu behandeln, wie sie es sich wünschen. Natürlich können Sie nicht ganz von vorne beginnen und Dinge ungeschehen machen. Aber Sie können ab jetzt im Leben Ihrer Kinder und Enkelkinder ein paar wesentliche Dinge verändern. Vielleicht benötigen sie mehr Kontakt, vielleicht weniger. Eventuell möchten sie in manchen Lebensbereichen Ratschläge, in anderen jedoch kein einziges Wort von Ihnen hören. Es ist jetzt Zeit, das herauszufinden.

Erzählen Sie Ihrem Kind, dass Sie dieses Kapitel gelesen haben, um bestmöglich Großmutter oder Großvater sein zu können, und dass es Ihnen einen großen Gefallen tun würde, wenn es Ihnen zu Ihrem Elternsein etwas sagen würde. Für Ihr Kind ist es ebenfalls hilfreich, weil es wahrscheinlich auf einer tieferen, differenzierten Ebene beginnt, darüber nachzudenken, wie es selbst als Elternteil sein möchte. Denken Sie über all das lange vor der Geburt nach, weil nach der Geburt für klare Gedanken und Erinnerungen wahrscheinlich nicht mehr sehr viel Raum sein wird.

Sie möchten von Ihrem Kind wirklich ehrliche und offene Antworten erhalten. Je nachdem, wie gut Ihre Beziehung ist, können Sie die Auswertung auch persönlich vornehmen. Falls Sie meinen, dass Ihr Kind ehrlicher sein kann, wenn Sie nicht dabei sind, können Sie es auch telefonisch oder schriftlich befragen und dann eine Auswertung vornehmen. Ist Ihre Beziehung nicht so gut oder Ihr Kind verweigert die Teilnahme, können Sie mutmaßen, in welchen Bereichen Ihre Ansichten sich wohl am meisten voneinander unterscheiden. Sie können sich dann auch nur über ein oder zwei Themen austauschen.

Wenn Sie die Auswertung zurück bekommen haben, ist es wieder Zeit zu innerer Einkehr. Natürlich müssen Sie sich vor allem mit den Themen auseinandersetzen, bei denen sich Ihre Bewertungen von denen Ihres Kindes am stärksten unterscheiden. Sie werden vermutlich etwas Wichtiges über sich selbst erfahren, und das Wichtigste dabei ist: Seien Sie nicht zu defensiv! Wenn Sie sich wirklich nicht vorstellen können, warum Sie in einem der unterschiedlich bewerteten Bereiche so weit auseinander liegen, bedeutet es, dass Sie einen blinden Fleck haben. Versuchen Sie nicht, sich zu verteidigen, Entschuldigungen zu finden oder Ihren blinden Fleck bzw. das Thema, bei dem Ihr Kind Ihnen eine niedrigere Note gegeben hat, zu rechtfertigen. Was Sie tun sollen, ist klar und deutlich hinzusehen und zu sagen: „Aha, so wurde ich also wahrgenommen. Was kann ich heute tun, um die Verletzungen von damals zu heilen?" Was nicht funktioniert ist, zu einem anderen Ihrer Kinder, einem Bruder oder einer Schwester, zu gehen und zu sagen, „Sag mal, ich war doch nicht *wirklich* so, oder ?" Damit würden Sie lediglich versuchen, Ihre Wahrnehmung von sich durch ein anderes Kind bestätigen zu lassen. Nehmen Sie die Wahrheit Ihres Kindes über sich an, auch wenn es schmerzt. So wurden Sie nun einmal wahrgenommen. Das bedeutet, dass ein wenig Arbeit auf Sie wartet, wenn Sie Ihr Kind lieben und den Weg freimachen möchten für eine möglichst gesunde emotionale Umgebung für Ihr Enkelkind. Übrigens, jedes Kind in jeder Familie kann seine Eltern völlig unterschiedlich wahrnehmen.

Erinnerungsschreien und Traumalösung mit Enkelkindern

Wenn Sie nicht zu den Großeltern gehören, die in alten Zeiten hängen geblieben sind, in denen „Kinder gesehen und nicht gehört werden sollten" oder wo galt: „Wer mit der Rute spart, verzieht das Kind", dann ist es für Sie meist einfacher als für die frischgebackenen Eltern, Ihre Enkelbabys schreien zu lassen. Dafür gibt es mehrere Gründe: Sie sind nicht andauernd mit dem Baby zusammen; Sie hören es nicht so oft schreien; Sie haben ausreichend geschlafen und Ihre Hormone sind nicht so eng an die Empfindsamkeit des Babys gekoppelt, wie es bei seinen Eltern der Fall ist. Es gibt jedoch noch einen Grund, und das ist der Wichtigste: Sie sind in der Lage, Ihrem Enkel gegenüber viel geduldiger, neugieriger und objektiver zu sein, als dessen Eltern es können.

Natürlich möchten Sie Ihr Enkelkind beruhigen, wenn es schreit. Wie bei den Eltern ist es auch für Großeltern das Beste, genau auf das Bedürfnisschreien des Babys zu hören. Ist es hungrig? Braucht es ein Bäuerchen? Unterschiedliche Nuancen in Stimme, Lautstärke und Atemmuster können auf verschiedene Bedürfnisse hinweisen. Sobald Sie das identifiziert haben, ist es ein Vergnügen, zu helfen. Aber was geschieht, wenn Ihr Enkelkind erinnerungsschreien möchte?

Wenn Ihr Kind dieses Buch gelesen hat und seinem Baby erinnerungsschreien ermöglicht, dann hatten Sie vielleicht bereits das Glück, bei einer Sitzung anwesend sein zu können. Wenn das so ist, dann wissen Sie, worum es geht. Mit der Erlaubnis Ihres Kindes können Sie auf großartige Weise Ihr Enkelkind beim Erinnerungsschreien begleiten. Wenn Sie noch nicht dabei waren, dann fragen Sie Ihr Kind, ob Sie dabei sein dürfen, um ein Gefühl dafür zu bekommen. Seien Sie nicht überrascht, wenn auch Ihnen die Tränen kommen.

Wenn Sie gebeten wurden, über Nacht bei Ihrem Enkel zu bleiben oder zu babysitten, dann fragen Sie Ihr Kind, ob es ihm recht ist, wenn Sie Ihren Enkel beim Erinnerungsschreien begleiten, wenn das ansteht, und respektieren Sie seine Wünsche. Ihr Enkelbaby könnte genau spüren, ob Sie offen und bereit sind, für es da zu sein, wenn es sich auf diese Weise mitteilen möchte. Seien Sie, wenn Sie dafür offen sind, nicht überrascht, wenn das Baby einfach loslegt.

Sie sollten niemals mit einem Enkelbaby erinnerungsschreien, wenn Sie keine Erlaubnis dafür haben oder sogar ausdrücklich gebeten wurden, es nicht zu tun. Auch wenn Sie meinen, dass es dem Baby gut täte: Es wäre ein Vertrauensbruch gegenüber Ihrem Kind, der auf jeden Fall Konsequenzen nach sich zöge. Was Sie aber auf jeden Fall tun können, ist Ihr Enkelkind zu spiegeln. Wenn all seine Bedürfnisse befriedigt sind und es dennoch anfängt zu schreien, können Sie eine Wette darauf abschließen, dass sich dahinter Gefühle verbergen. Versuchen Sie, das Gefühl zu erraten: Wütend, traurig, ängstlich? Wenn Sie vermuten, was es sein könnte, spiegeln Sie es Ihrem Baby: „Ach mein Liebling, Du bist *traurig* und *ängstlich*, weil Deine Eltern weg gegangen sind und Dich mit mir alleine gelassen haben. Und ich kenne Deine Bedürfnisse noch nicht so gut wie sie." Sie können auch die Gefühle des Bedürfnisschreiens spiegeln: „Oh Süßes, Du bist wirklich *wütend*, weil Du so hungrig bist und ich nicht so schnell bin, Dich zu füttern, wie Deine Mutter es kann." Wenn Sie Ihr Enkelkind besser kennen lernen, werden Sie wissen, was es empfindet und können es ihm spiegeln, während Sie es beruhigen. Die Tür zur genauen Einfühlung sollte jedoch nicht allzu weit geöffnet werden, wenn Erinnerungsschreien nicht angebracht ist.

Enkel können wirklich spüren, wie einfühlend Sie sind, und Einfühlung ist ein großes Geschenk für sie. Großeltern fällt es oft leicht, außerordentlich einfühlend mit ihren Enkelkindern zu sein und sie fragen sich: „Warum konnte ich mit meinen eigenen Kindern nicht so sein?" Nun: Sie waren damals sehr viel jünger, viel beschäftigter und viel überwältigter. Großeltern können nicht nur objektiver und einfühlender sein, sie befinden sich meistens in einer gefestigten Phase ihres Lebens als zu der Zeit, als sie selbst junge Eltern waren. Ein wunderbarer Nebeneffekt dieser Gelassenheit ist die daraus resultierende, kraftvolle Quelle innerer Ruhe und Geduld, welche das Leben des Babys sehr bereichern kann.

Die verborgene Stärke der Großeltern

Wenn Sie sich mit Ihrem Kind darüber verständigen, welche Rolle Sie als Großmutter oder Großvater einnehmen möchten, ist es das Beste, wenn Sie freimütig erklären, was Sie vorhaben. Sie hören sich die elterlichen Wünsche an und geben Ihr Bestes, um diese zu erfüllen, vorausgesetzt, dass das auch willkommen ist. Sie versuchen, das Beziehungsfeld der Familie zu verbessern, um die bestmögliche emotionale Umgebung für das Baby, das auf diese Welt gekommen ist, zu verbessern. Sie wissen, dass die Welt dadurch für das Baby ein besserer Ort wird und sich jede diesbezügliche Anstrengung wirklich lohnt. Wenn Sie offen genug sind, um wahrzunehmen, wann Sie nicht gebraucht werden, wann Ihr Rat nicht gefragt ist, dann werden Sie öfter gebraucht und um Rat gefragt werden. Wenn Sie sich erlauben, offen und verletzlich zu sein, um Ihre eigenen Schwächen als Eltern und Großeltern wahrzunehmen und zu verstehen, dann ergibt sich daraus eine großartige Möglichkeit für eine persönliche Entwicklung, die dem gesamten Familiensystem, das nach Ihnen kommt und weiter kommen wird, gut tun wird.

Wenn wir an große Führungspersönlichkeiten, große Matriarchinnen oder Patriarchen denken, so bestanden deren die Zeiten überdauernde Qualitäten nicht darin, wie viel Reichtum sie angehäuft hatten oder wie ihr Wort Gesetz war, sondern darin, wie viel Liebe sie haben geben können und wie sie geliebt wurden. Letztendlich geht es in Familien immer um Liebe. Auch diejenigen, die in den frühen Tagen ihrer Elternschaft zahlreiche Fehler gemacht haben, können sich zu bewussten und liebevollen Eltern und Großeltern entwickeln. In jedem Familienstammbaum gibt es zumeist zwei bis drei Seelen, die anerkannt und verehrt wurden - wegen der Liebe und Güte, die sie ihren Kindern und Enkelkindern entgegenbrachten - wie ein gesegneter Regen, der auf fruchtbaren Grund fiel. Sie könnten solch eine verehrte Seele sein.

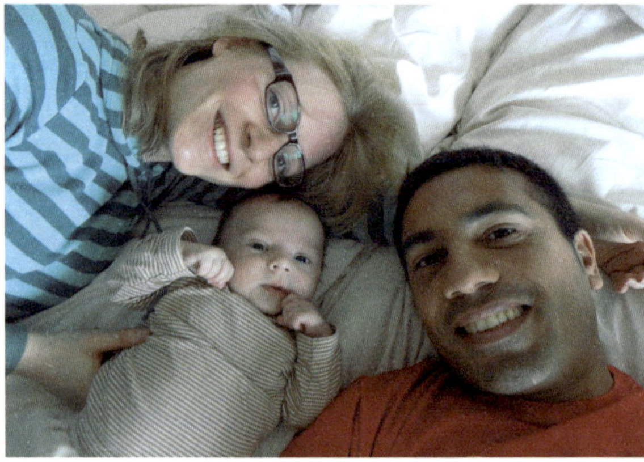

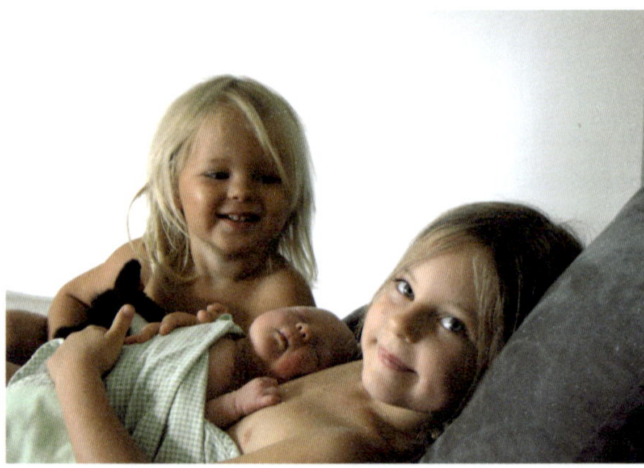

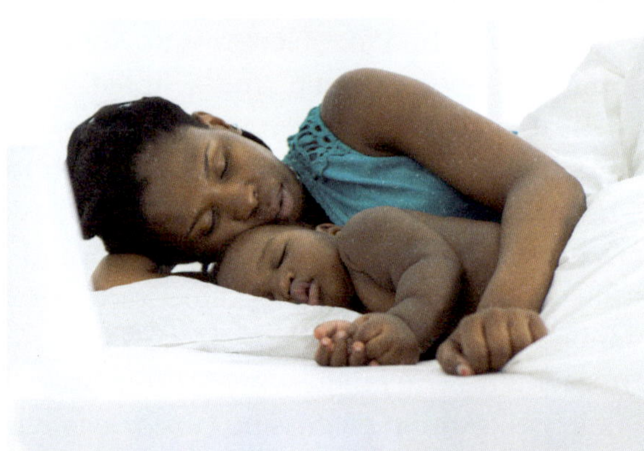

Gemeinsames Schlafen kann freudvoll und entspannend für die gesamte Familie sein

NACHWORT

Dieses Buch mit dem so eingängigen und doch zugleich herausfordernden Titel "Vom Schreien zum Schmusen, vom Weinen zur Wonne" ist eine Einführung in die neuen Möglichkeiten des Verstehens von Babys, indem man sich auf deren ganz eigenen Ausdrucksmöglichkeiten einstellt. Das klingt zunächst leicht, haben Eltern ihre Babys nicht immer schon verstanden? Das ist zum Teil richtig, aber heute haben sich durch die Fortschritte in der Psychotherapie ganz neue Verstehensmöglichkeiten für das vorsprachliche Erleben ergeben.

Diese neuen Möglichkeiten, auch vorsprachliches Erleben wirklich zu verstehen, sind das Ergebnis einer jahrzehntelangen intensiven Arbeit und ausgedehnter Beobachtungen in der Arbeit mit Patienten (Kindern, Jugendlichen und Erwachsenen), deren Symptome mit überfordernden Belastungen am Lebensanfang in Zusammenhang standen. Dazu kommen ebenso die Beobachtungen aus Selbsterfahrungsgruppen, in denen sich die Therapeuten mit ihrer eigenen Zeit vor der Geburt und der Geburt selbst auseinandergesetzt haben.

Karlton Terry ist ein Pionier in diesem Gebiet und hat diese Erschließung neuer Verstehensmöglichkeiten von früher und frühester Erfahrung seit vielen Jahren mit vorangetrieben und ist mit allen Aspekten in diesem Forschungsfeld aufs innigste vertraut. Auf diesem Hintergrund war er in der Lage, das komplexe Wissen aus den Beobachtungen in der Psychotherapie und den Selbsterfahrungen in einer stimmigen Weise zu verdichten und zu vereinfachen, damit es auch für Eltern ohne besondere Vorkenntnisse nachvollziehbar ist und für die Begleitung ihrer Babys nutzbar gemacht werden kann.

Das setzt jedoch voraus, dass sich die Eltern in die Erlebnisweisen ihres Babys einfühlen, und das kann auch heißen, sich noch einmal neu mit der eigenen Babyzeit, der Geburt und der vorgeburtlichen Zeit auseinander zu setzen. Wie habe ich mich im Bauch meiner Mutter gefühlt, wie habe ich diese merkwürdige Unterwasserwelt erlebt und was hat es für mich bedeutet, in der

Geburt den Wechsel von der einen Welt in die andere Welt zu realisieren und mich in dieser neuen Welt zurechtzufinden? Das sind alles Fragen, die sich frühere Generationen nicht gestellt haben und auch nicht stellen konnten, die aber heute sehr viel Sinn machen, um mein Einfühlungspotenzial als Mutter oder Vater auch wirklich zu realisieren. Darin liegen große Chancen zu einer Vertiefung der Beziehung mit dem Baby und einer tieferen Bindung von Anfang an.

So kann gerade die Not mit dem Schreien meines Babys zu einer Chance werden, mich selbst und überhaupt menschliche Beziehungen tiefer zu verstehen. Ein zentraler Gedanke des Buches ist, dass hinter einem Schreien die Aktivierung einer ganz frühen-Überforderungssituation stehen kann, die nicht verarbeitet werden konnte und darum danach verlangt, nachträglich verarbeitet und in das eigene Erleben hineingenommen zu werden. Was sich als störendes Schreien zeigt, kann so verstanden werden als die Kontaktsuche einer vergangenen Not, die verstanden werden will, weil sie hierdurch aufgelöst werden kann. Und zwar brauchen wir hierzu den verstehenden Anderen, der sich uns wirklich zuwendet und uns in dieser Zuwendung mit trägt. Hieraus gewinnen wir die Kraft, auch scheinbar Überforderndes nachträglich zu integrieren. Diese basalen Zusammenhänge gelten nicht nur für Beziehungen mit Babys, sondern für menschliche Beziehungen überhaupt, insbesondere für Liebesbeziehungen. In der Beziehung zum Baby werden sie nur so überaus deutlich und hier können wir, wenn wir uns der Herausforderung stellen, unsere Beziehungsmöglichkeiten entwickeln, erweitern und vertiefen.

Hierzu will das Buch eine Anregung und Anleitung sein, die sicher auch eine große Herausforderung ist. Das gilt nicht nur für die Eltern, sondern auch für alle, die im Bereich der Frühen Hilfen arbeiten und für Therapeuten, die junge Eltern unterstützen möchten. Hier kann dieses Buch eine, wie ich meine, unschätzbare Hilfe bei der Unterstützung junger Eltern sein, weil es ein Wissen zur Verfügung stellt, das es bisher so nicht gab. Das gilt in gleicher Weise auch für Psychotherapeuten mit älteren Kindern und Erwachsenen, für die dieses Buch elementare Anregungen bereithält, gerade weil es um so elementare Situationen in der frühen Eltern-Kind-Beziehung geht. Bisher scheuten viele vor der Einfühlung in das ganz frühe Erleben zurück, weil das auch etwas Unheimliches haben konnte. Hier kann dieses Buch den Weg bahnen, den tiefen intuitiven Möglichkeiten, die wir als Menschen haben, zu vertrauen und uns ermutigen, diese auch in unseren Beziehungen zu nutzen.

In diesem Sinne wünsche ich dem Buch eine Verbreitung bei den Eltern und auch weit über den Kreis der Eltern hinaus. Es hat das Potenzial, die Friedensfähigkeit in unserer Welt zu stärken.

Ludwig Janus, Heidelberg im November 2013

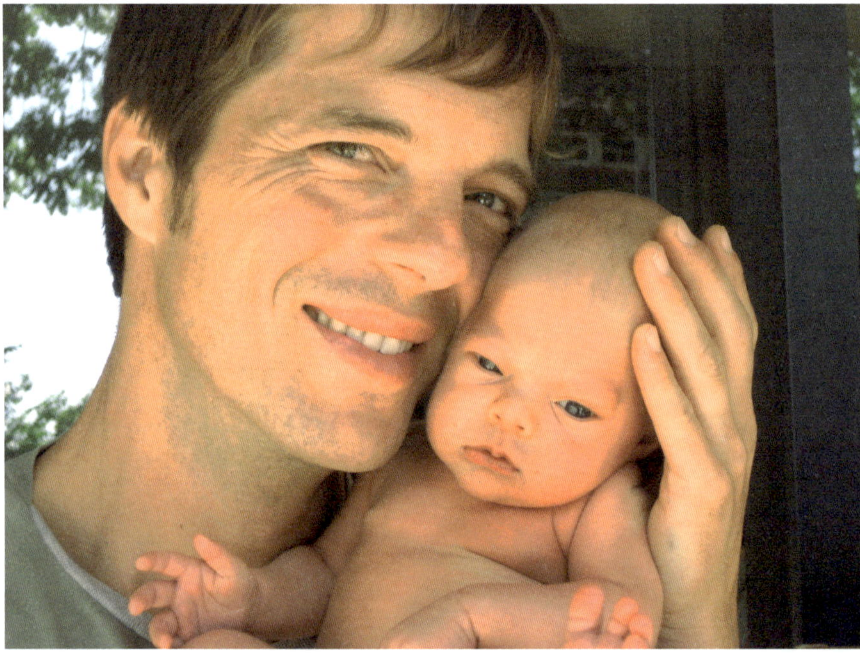

Please, never let your baby cry alone.

Always check to make sure your baby doesn't have any needs before memory crying.

If you can't tell whether your baby is memory crying or present moment crying, comfort your baby and help it learn to calm itself down.

Please don't attempt memory crying with your baby if you are tired, insecure, or dissociated.

And please remember, you are trying to be the best parent you can!

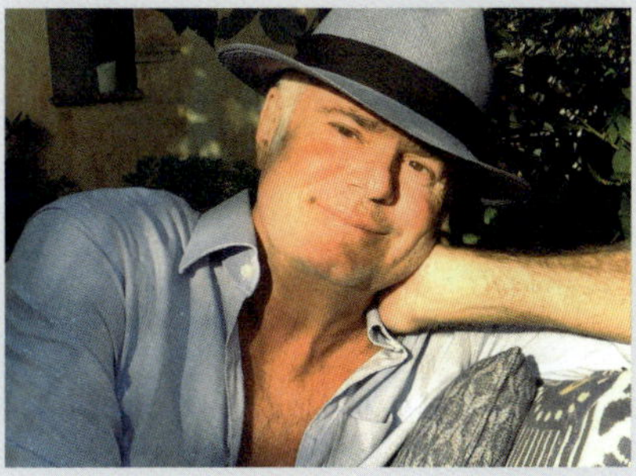

KARLTON TERRY

Karlton Terry, Vater von zwei Kindern, Alexandra und Oliver, gründete in den USA das IPPE, Institute for Pre and Perinatal Education. Er veröffentlichte viele Artikel über die Auswirkungen der Geburt und der pränatalen Zeit, darüber wie Schwangerschaft und Geburt unseren Charakter und den unserer Kinder zutiefst prägen. Die geburtlichen und vorgeburtlichen Erfahrungen erzeugen eine Grundprägung in unserer Persönlichkeit und bewirken, dass wir nicht unser volles Potenzial entfalten können. Karlton Terry leistet Pionierarbeit in der prä- und perinatalen Psychologie und unterrichtet in Europa sowie in den USA. Zur Zeit schreibt er an seinem zweiten wichtigen Buch, über den Beziehungsaufbau nach Kaiserschnittgeburt. Der englische Titel lautet: „How to love your C-Section Baby“. Karlton Terry lebt in New Mexico und Santa Barbara mit seiner Frau, Kathryn, und ihren beiden Hunden.